护理学专业器官系统教学系列教材

泌尿和生殖系统

主　　编　李伟红　叶丽平

副 主 编　宝东艳　张　萍

编　　者　（按姓氏笔画排序）

王寒明　叶丽平　田　鹤　代春美

杨　静　李伟红　张海龙　张　萍

陈学军　宝东艳　薛占瑞

科学出版社

北　京

内 容 简 介

本书分两篇,共九章。第一篇为泌尿系统,第二篇为生殖系统。第一篇分为五章,分别介绍泌尿系统的形态结构、微细结构、尿的生成和排出、泌尿系统疾病和作用于泌尿系统的药物;第二篇分为四章,分别介绍男性和女性生殖系统的形态结构、微细结构、男性和女性生殖功能与性生理,生殖系统和乳腺疾病病理及作用于生殖系统的药物。

本书是辽宁医学院组织编写的"以人体器官系统为中心的基础医学教材"的一个分册,供从事护理学专业的教师、护理人员和学生使用。

图书在版编目(CIP)数据

泌尿和生殖系统 / 李伟红,叶丽平主编. —北京:科学出版社,2015.4

ISBN 978-7-03-043471-5

Ⅰ.①泌… Ⅱ.①李… ②叶… Ⅲ.①泌尿生殖系统-泌尿系统疾病-高等学校-教材　Ⅳ.①R69

中国版本图书馆 CIP 数据核字(2015)第 038402 号

责任编辑:朱 华 杨鹏远 / 责任校对:蒋 萍
责任印制:李 彤 / 封面设计:范璧合

科 学 出 版 社 出版

北京东黄城根北街 16 号
邮政编码:100717
http://www.sciencep.com

北京凌奇印刷有限责任公司 印刷

科学出版社发行　各地新华书店经销

*

2015 年 4 月第 一 版　　开本:787×1092　1/16
2023 年 2 月第四次印刷　　印张:10　插页:12
字数:232 000

定价:75.00元

(如有印装质量问题,我社负责调换)

前　言

我校护理专业自 1999 年起实施"以器官系统为中心"的医学基础课程模式改革，并编写了《现代医学基础》，共 6 册教材，并正式出版发行。该套教材打破了原有的学科界限，开创了具有中国特色的医学教育课程新模式。该项改革项目曾获得国家级教学成果二等奖。

经过 15 年的教学实践，在充分论证的基础上，我们总结了《现代医学基础》教材在编写和应用过程中的经验与不足，在原有机能与形态、微观与宏观、生理与病理融合的基础上，实现基础与临床的对接。按照护理专业培养目标的要求，结合现代医学新进展，增加学生必须掌握的知识点，重新组合成新的基础医学教材共 8 个分册，即《人体基本形态与结构》、《细胞与分子生物学》、《免疫与病原生物学》、《病理学与药理学基础》、《血液、循环和呼吸系统》、《消化和内分泌系统》、《泌尿和生殖系统》、《皮肤、感觉器官和神经系统》。同时对护理专业课程的基础护理学、内科护理学、外科护理学、妇产科护理学、儿科护理学、急救护理学、五官科护理学、精神护理学等 8 门课程按人体器官系统进行整合，将不宜纳入器官系统的内容独立成册，重新组合成新的护理学教材共 7 个分册，即《护理基本技术》、《急危重症护理》、《血液、循环和呼吸系统疾病护理》、《消化、代谢和内分泌系统及风湿免疫性疾病护理》、《泌尿和生殖系统疾病护理》、《皮肤、感觉器官、神经精神和运动系统疾病护理》和《传染病护理》。本套教材是供护理专业"以器官系统为中心"课程模式使用的全新教材。

教材编写中各位专家教授不辞辛苦，夜以继日，查阅了大量文献资料，并结合多年教学和临床实践，梳理教材内容，完善编写思路，反复讨论修改，高质量地完成了编写任务。

在本套教材出版之际，我们特别感谢国家教育部、卫生和计划生育委员会、科学出版社等单位领导的关心和支持。感谢学校各级领导和老师的大力支持与帮助。感谢各位编委的辛勤工作。

限于编者水平，教材中难免有不足之处，恳请同行和专家批评指正。

刘学政

2015 年 1 月 12 日

目　　录

第一篇　泌尿系统

第一章　泌尿系统的形态结构

泌尿系统（urinary system）由肾、输尿管、膀胱和尿道四部分组成（图 1-1）。

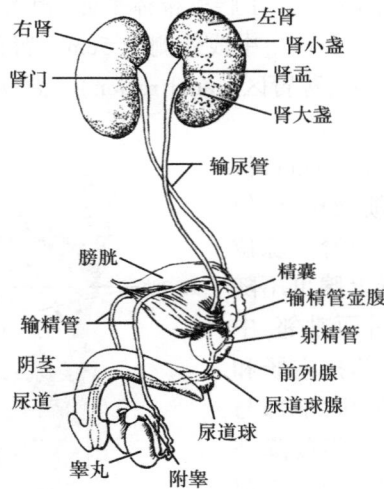

图 1-1　泌尿系统全貌

第一节　肾　　脏

一、肾　的　形　态

肾（kidney）是成对的红褐色实质性器官，左、右各一，位于腹后壁，形似蚕豆。因受肝的挤压，右肾低于左肾 1~2cm。肾分内、外侧两缘，前、后两面及上、下两端。内侧缘中部呈四边形的凹陷称肾门（renal hilum），为肾的血管、神经、淋巴管及肾盂（renal pelvis）出入的门户。出入肾门的这些结构为结缔组织所包裹，称肾蒂（renal pedicle）。肾蒂内各结构的排列关系，自前向后顺序为肾静脉、肾动脉和肾盂末端；自上向下顺序为肾动脉、肾静脉和肾盂。由肾门伸入肾实质的凹陷称肾窦（renal sinus），为肾血管、肾小盏、肾大盏、肾盂和脂肪等所占据。肾窦是肾门的延续，肾门是肾窦的开口。肾的前面凸向前外侧，后面紧贴腹后壁，上端宽而薄，下端窄而厚，肾长约 11.5cm，宽 5.5cm，厚 3~4cm，重量120~150g（图 1-2）。

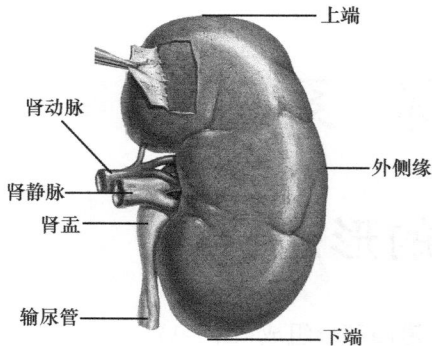

图 1-2　左肾与左输尿管（前面）

上端

肾动脉

肾静脉

肾盂

输尿管

外侧缘

下端

二、肾的位置和毗邻

肾位于脊柱两侧，腹膜后方，为腹膜外位器官。肾的高度：左肾在第 11 胸椎椎体下缘至第 2~3 腰椎椎间盘之间；右肾则在第 12 胸椎椎体上缘至第 3 腰椎椎体下缘之间。两肾上端相距较近，距正中线平均为 3.8cm；下端相距较远，距正中线平均为 7.2cm。左、右两侧的第 12 肋分别斜过左肾后面中部和右肾后面上部（图 1-3，彩图-1）。肾门约在第 1 腰椎椎体平面，相当于第 9 肋软骨前端高度，在正中线外侧约 5cm。肾门的体表投影点位于腰背部竖脊肌外侧缘与第 12 肋的夹角处，称肾区（renal region）。肾病患者触压或叩击该处可引起疼痛。

肾的毗邻：肾上腺（suprarenal gland）位于两肾的上方，二者虽均为肾筋膜包绕，但其间被疏松的结缔组织分隔。故肾上腺位于肾纤维膜之外，肾下垂时，肾上腺可不随肾下降。左肾前上部与胃底后面毗邻，中部与胰尾和脾血管接触，下部邻接空肠和结肠左曲。右肾前上部与肝毗邻，下部与结肠右曲相接触，内侧缘与十二指肠降部相邻。两肾后面的上 1/3 与膈相邻，下部自内侧向外侧分别与腰大肌、腰方肌及腹横肌相毗邻（图 1-4，彩图-2）。

三、肾 的 被 膜

肾皮质表面覆盖着平滑肌纤维和结缔组织构成的肌织膜（muscular tunica），

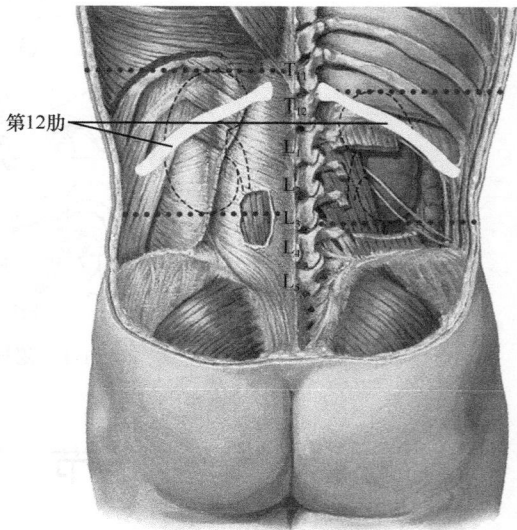

第12肋

图 1-3　肾的位置（后面）

它与肾实质紧密粘连，不可分离，进入肾窦，衬覆于肾乳头以外的窦壁上。除肌织膜外，通常将肾的被膜分为三层，由内向外依次为纤维囊、脂肪囊与肾筋膜（图 1-5，图 1-6）。

（一）纤维囊

纤维囊（fibrous capsule）为坚韧而致密的、包裹于肾实质表面的薄层结缔组织膜，由致密结缔组织和弹性纤维构成。肾破裂或部分切除时需缝合此膜。在肾门处，纤维膜分两层，外层贴于肌织膜外面，内层包被肾窦内的结构表面。纤维囊与肌织膜连结疏松，易于剥离，如剥离困难即为病理现象。

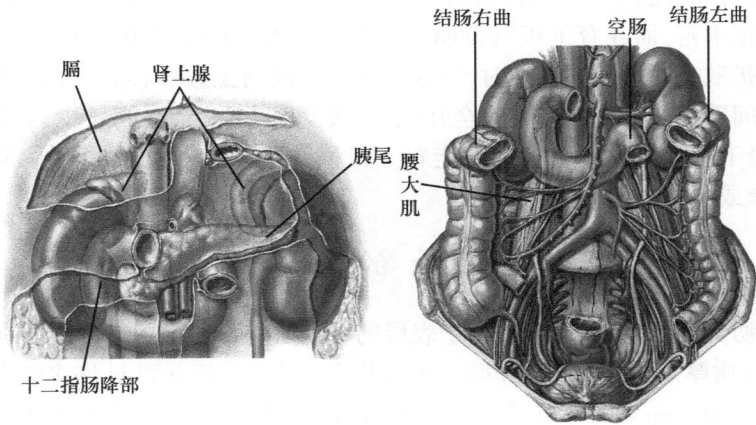

图 1-4　肾的毗邻

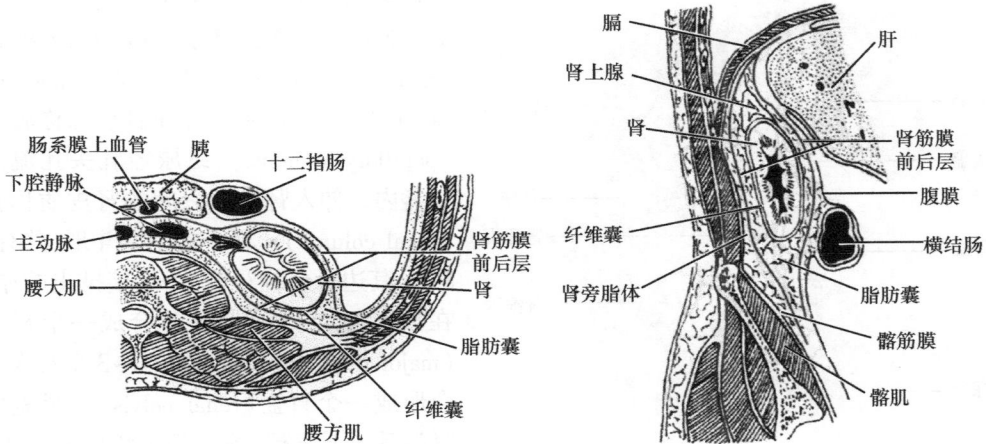

图 1-5　肾的被膜(水平切面)

图 1-6　肾的被膜(矢状切面)

(二) 脂肪囊

脂肪囊(fatty renal capsule)又称肾床,位于纤维囊外周、紧密包裹肾脏的脂肪层。肾的边缘部脂肪丰富,经由肾门进入肾窦。临床上的肾囊封闭,就是将药液注入肾脂肪囊内。

(三) 肾筋膜

肾筋膜(renal fascia)位于脂肪囊的外面,包被肾上腺和肾的周围,由它发出的一些结缔组织小梁穿过脂肪囊与纤维囊相连,具有固定肾脏的功能。位于肾前、后面的肾筋膜分别称为肾前筋膜(prerenal fascia)和肾后筋膜(retrorenal fascia),二者在肾上腺的上方和肾外侧缘处均互相愈着,在肾的下方则互相分离,并分别与腹膜外组织和髂筋膜相移行,其间有输尿管通过。在肾的内侧,肾前筋膜包被肾血管的表面,并与腹主动脉和下腔静脉表面的结缔组织及对侧的肾前筋膜相移行。肾后筋膜向内侧经肾血管和输尿管的后方,与腰大肌及其筋膜汇合并向内侧附着于椎体筋膜。肾周间隙位于肾前、后筋膜之间,间隙内有肾、肾上腺、脂肪及营养肾周脂肪的肾包膜血管。肾间隙内不同平面脂肪含量的多寡不同,通常在肾门水平脂肪很丰富,而在肾下极背侧脂肪含量少。肾脏感染常局限在肾周间隙内,有时可沿肾筋膜面扩散。肾周间隙积液时,可推挤肾脏向前内上移位,向下可流至盆腔,还可扩散至对侧肾周间隙。因肾筋膜下方完全开放,当腹壁肌力弱、肾周脂肪少、肾的固定结构薄弱时,可产生肾下垂(nephroptosis)或游走肾。肾积脓或肾周围炎症时,脓液可沿肾筋膜向下蔓延,达髂窝或大腿根部。

四、肾的结构

肾的冠状切面观,肾实质可分为位于表层的肾皮质(renal cortex)和深层的肾髓质(renal medulla)。肾皮质厚1~1.5cm,新鲜标本为红褐色,富含血管并可见许多红色点状细小颗粒,由肾小体(renal corpuscles)与肾小管(renal tubulus)组成。肾髓质色淡红,约占肾实质厚度的2/3。可见15~20个呈圆锥形、底朝皮质、尖向肾窦的肾锥体(renal pyramid),其光泽

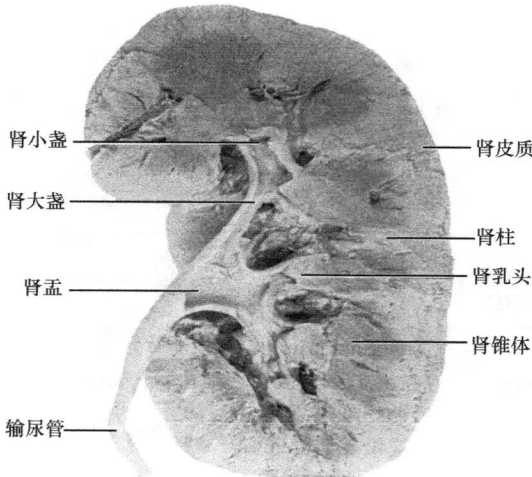

致密、有许多颜色较深的放射状条纹。肾锥体的条纹由肾直小管和血管平行排列形成。2~3个肾锥体尖端合并成肾乳头(renal papillae),突入肾小盏(minor renal calices),肾乳头顶端有许多小孔称乳头孔(papillary foramina),终尿经乳头孔流入肾小盏内。伸入肾锥体之间的肾皮质称肾柱(renal column)。肾小盏呈漏斗形,共有7~8个,其边缘包绕肾乳头,承接排出的尿液。在肾窦内,2~3个肾小盏合成一个肾大盏(major renal calices),再由2~3个肾大盏汇合形成一个肾盂(renal pelvis)。肾盂离开肾门后向下弯行,约在第2腰椎上缘水平,逐渐变细与输尿管相移行。成人肾盂容积3~10ml,平均7.5ml(图1-7)。

图1-7 肾的结构

肾小盏
肾大盏
肾盂
输尿管
肾皮质
肾柱
肾乳头
肾锥体

五、肾段血管与肾段

肾动脉(renal artery)的第一级分支在肾门处常分两支,即前支和后支。前支较粗,再分出4个二级分支,与后支一起进入肾实质内。肾动脉的5个二级分支在肾内呈节段性分布,称肾段动脉(segmental artery)。每支肾段动脉分布到一定区域的肾实质,称为肾段(renal segment)。每个肾有5个肾段,即上段、上前段、下前段、下段和后段。各肾段由其同名动脉供应,各肾段间被少血管的段间组织所分隔,称乏血管带(zone devoid of vessel)。肾段动脉阻塞可导致肾坏死。肾内静脉无一定节段性,互相间有丰富的吻合支(图1-8,彩图-3)。

六、肾的畸形与异常

在发育过程中,肾可出现畸形或位置与数量的异常,包括以下几种类型。

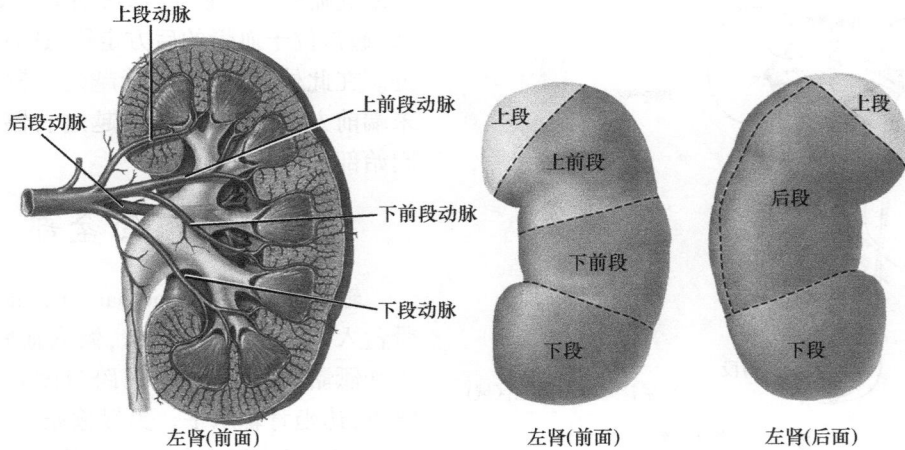

图 1-8　肾的血管与肾段

(一) 马蹄肾

马蹄肾为两侧肾的下端互相连接呈马蹄铁形,出现率为 1%~3%。易引起肾盂积水、感染或结石。

(二) 多囊肾

多囊肾为胚胎时肾小管与集合管不交通,致使肾小管分泌物排出困难,引起肾小管膨大成囊状。随着囊肿的增大,肾组织会逐渐萎缩、坏死,最终发生肾衰竭。

(三) 双肾盂及双输尿管

双肾盂及双输尿管由输尿管芽反复分支形成。

(四) 单肾

单肾为肾一侧发育不全或缺如,国人以右侧为多。先天性单肾发生率约为 0.5‰。

(五) 低位肾

低位肾一侧者多见,两侧者少见,多因胚胎期的肾上升受影响所致。因输尿管短而变形,常易引起肾盂积水、感染或结石。

第二节　输　尿　管

输尿管(ureter)是位于腹膜外位的肌性管道。平第 2 腰椎上缘,起自肾盂末端,终于膀胱。长 20~30cm,管径平均 0.5~1.0cm,最窄处口径只有 0.2~0.3cm。全长可分为输尿管腹部、输尿管盆部和输尿管壁内部(图 1-9)。

一、输尿管腹部

输尿管腹部(abdominal part of ureter)起自肾盂下端,经腰大肌前面下行至其中点附近,

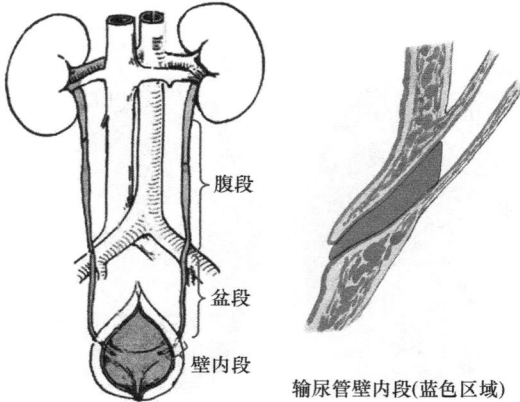

输尿管壁内段(蓝色区域)

图 1-9 输尿管走行

与睾丸血管(男性)或卵巢血管(女性)交叉,通常位于血管的后方走行,达骨盆入口处。在此处,左侧输尿管越过左髂总动脉末端前方,右侧输尿管则越过右髂外动脉起始部的前方。

二、输尿管盆部

输尿管盆部(pelvic part of ureter)自小骨盆入口处,经盆腔侧壁,髂内血管、腰骶干和骶髂关节前方下行,跨过闭孔神经血管束,达坐骨棘水平。男性输尿管走向前、内、下方,经直肠前外侧壁与膀胱后壁之间

下行,在输精管后外方与之交叉,从膀胱底外上角向内下斜穿膀胱壁。两侧输尿管达膀胱后壁处相距约 5cm。女性输尿管经子宫颈外侧约 2.5cm 处,从子宫动脉后下方绕过,行向下内至膀胱底穿入膀胱壁内。

三、输尿管壁内部

输尿管壁内部(intramural part of the ureter)是位于膀胱壁内,长约 1.5cm 斜行的输尿管部分。在膀胱空虚时,膀胱三角区的两输尿管口间距约 2.5cm。当膀胱充盈时,膀胱内压的升高能使引起壁内部的管腔闭合,从而阻止尿液由膀胱向输尿管反流。

输尿管全程有三处狭窄:①上狭窄(superior stricture)位于肾盂输尿管移行处;②中狭窄(middle stricture)位于小骨盆上口,输尿管跨过髂血管处;③下狭窄(inferior stricture)位于输尿管的壁内部。狭窄处口径只有 0.2~0.3cm。

第三节 膀 胱

膀胱(urinary bladder)是储存尿液的肌性囊状器官,其形状、大小、位置和壁的厚度随尿液充盈程度而异。通常正常成年人的膀胱容量平均为 350~500ml,超过 500ml 时,因膀胱壁张力过大而产生疼痛。膀胱的最大容量约为 800ml,新生儿膀胱容量约为成人的 1/10,女性的容量小于男性,老年人因膀胱肌张力低而容量增大。

一、膀胱的形态

空虚的膀胱呈三棱锥体形,分尖、体、底和颈四部。膀胱尖(apex of bladder)朝向前上方,由此沿腹前壁至脐之间有一皱襞为脐正中韧带(median umbilical ligament)。膀胱的后面朝向后下方,呈三角形,称膀胱底(fundus of bladder)。膀胱尖与底之间为膀胱体(body of bladder)。膀胱的最下部称膀胱颈(neck of bladder),与男性的前列腺底和女性的盆膈相毗邻(图 1-10)。

二、膀胱的内面结构

膀胱内面被覆黏膜,当膀胱收缩时,黏膜聚集成皱襞称膀胱襞(vesical plica)。而在膀胱底内面,有一个呈三角形的区域,位于左、右输尿管口(ureteric orifice)和尿道内口(internal orifice of urethra)之间,此处膀胱黏膜与肌层紧密连接,缺少黏膜下层组织,无论膀胱扩张或收缩,始终保持平滑,称膀胱三角(trigone of bladder)。膀胱三角是肿瘤、结核和炎症的好发部位,膀胱镜检查时应特别注意。两个输尿管口之间的皱襞称输尿管间襞(interureteric fold),膀胱镜下所见为一苍白带,是临床寻找输尿管口的标志。在男性尿道内口后方的膀胱三角处,受前列腺中叶推挤形成纵嵴状隆起处称膀胱垂(vesical uvula)(图1-11,彩图-4)。

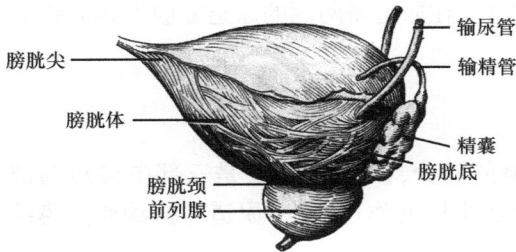

图 1-10　膀胱侧面观

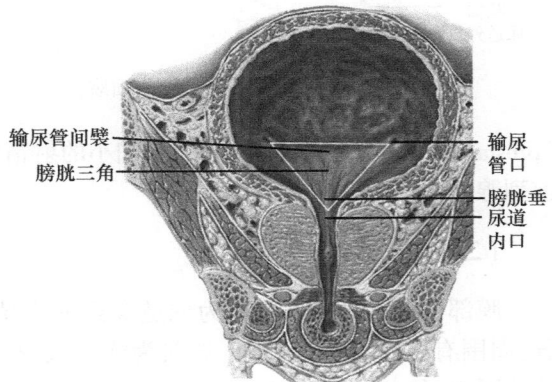

图 1-11　膀胱冠状切面前面观(男性)

三、膀胱的位置与毗邻

膀胱前方为耻骨联合,二者之间称膀胱前隙(prevesical space)或耻骨后间隙,在此间隙内,男性有耻骨前列腺韧带(pubicoprostatic ligament);女性有耻骨膀胱韧带,该韧带是女性在耻骨后面和盆筋膜腱弓前部与膀胱颈之间相连的两条结缔组织索。此外,间隙中还有丰富的结缔组织与静脉丛(venous plexus)。男性膀胱的后方与精囊、输精管壶腹和直肠相毗邻;女性膀胱的后方与子宫和阴道相毗邻;男性两侧输精管壶腹间之间的区域称输精管壶腹三角,借结缔组织连接直肠壶腹,称直肠膀胱筋膜。空虚时膀胱全部位于盆腔内,充盈时膀胱腹膜返折线可上移至耻骨联合上方,此时,可在耻骨联合上方施行穿刺术,不会伤及腹膜和污染腹膜腔。新生儿膀胱的位置高于成年人,尿道内口在耻骨联合上缘水平。老年人的膀胱位置较低。耻骨前列腺韧带和耻骨膀胱韧带,以及脐正中襞与脐外侧襞等结构,将膀胱固定于盆腔(pelvic cavity)。这些结构的发育不良是膀胱脱垂(cystoptosis)与女性尿失禁(urinary incontinence)的重要原因。

第四节　尿　　道

一、男　性　尿　道

男性尿道(male urethra)兼有排尿和排精的功能,起自尿道内口,止于尿道外口,长16～

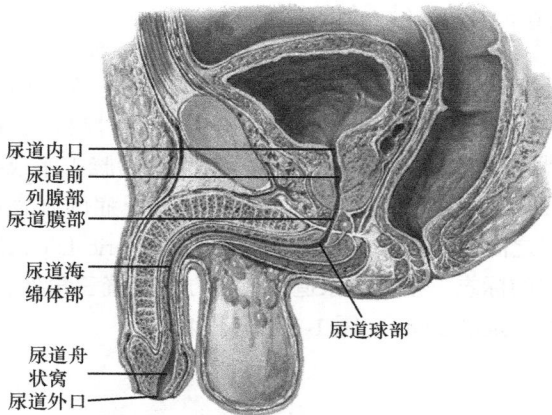

图 1-12 膀胱和男性尿道(侧面观)

22cm,管径 5~7mm。其可分为前列腺部、膜部和海绵体部三部分,临床上把海绵体部称为前尿道(anterior urethra),前列腺部和膜部统称为后尿道(posterior urethra)(图 1-12,彩图-5)。

(一) 前列腺部

前列腺部(prostatic part)为尿道穿经前列腺的部分,长约 3cm,是尿道中最宽的部分。该部尿道后壁上有一纵行隆起,称为尿道嵴(urethral crest),嵴中部有一隆起小丘称为精阜(seminal colliculus)。精阜中央小凹陷称前列腺小囊(prostatic utricle),囊两侧各有一个细小的射精管口。在尿道嵴两侧的尿道黏膜上还有许多前列腺排泄管的开口,较细小。

(二) 膜部

膜部(membranous part)为尿道穿经尿生殖膈的部分,长约 1.5cm,是三部中最短的部分,周围有尿道括约肌环绕,该肌为横纹肌,有控制排尿的作用,又称尿道外括约肌。膜部位置固定,骨盆骨折时,易伤及此处。

(三) 海绵体部

海绵体部(cavernous part)为尿道穿经尿道海绵体的部分,是尿道最长的一段,长 12~17cm。尿道球内的尿道称尿道球部,较宽,尿道球腺开口于此。阴茎头内的尿道扩大成尿道舟状窝(navicular fossa of urethra)。尿道的黏膜下层有许多黏液腺,称尿道腺,其排泄管开口于尿道黏膜。

男性尿道粗细不均,有三个狭窄、三个扩大和两个弯曲。三个狭窄:尿道内口、尿道膜部和尿道外口,以外口最窄。尿道结石易嵌顿在这些狭窄部位。三个扩大:尿道前列腺部、尿道球部和尿道舟状窝。两个弯曲:凸向下后方的耻骨下弯和凸向上前方的耻骨前弯。耻骨下弯(subpubic curvature)位于耻骨联合下方约 2cm 处,包括尿道的前列腺部、膜部和海绵体部的起始段,此弯曲恒定。耻骨前弯(prepubic curvature)位于耻骨联合前下方,阴茎根与阴茎体之间,阴茎勃起或将阴茎向上提起时,此弯曲即可变直,便于向尿道内插入医疗器械。

二、女性尿道

女性尿道(female urethra)平均长 3~5cm,直径约 0.6cm,较男性尿道短、宽而直。尿道内口约平耻骨联合后面中央或上部,女性低于男性。其走行向前下方,穿过尿生殖膈,开口于阴道前庭的尿道外口。尿道内口(internal urethral orifice)周围为平滑肌组成的膀胱括约肌所环绕。穿过尿生殖膈处则被由横纹肌形成的尿道阴道括约肌所环绕。尿道外口(external urethral orifice)位于阴道口的前方、阴蒂的后方 2~2.5cm 处,被尿道阴道括约肌环绕。在尿道下端有尿道旁腺(skeins gland),其导管开口于尿道周围。尿道旁腺发生感染时可形成囊肿,并可压迫尿道,引起尿路不畅(图 1-13,彩图-6)。

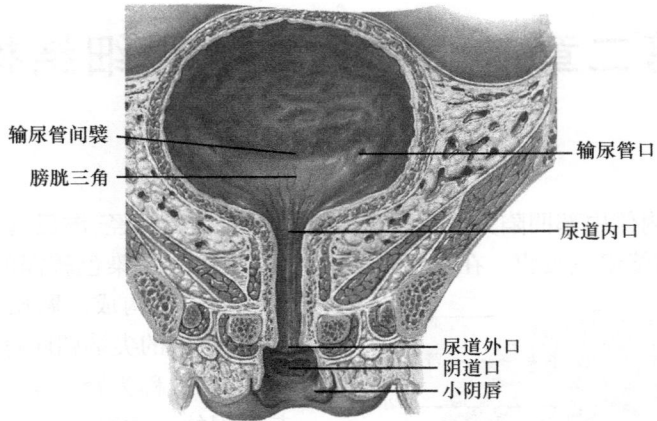

图 1-13　女性尿道

(张海龙)

第二章 泌尿系统的微细结构

第一节 肾

肾呈蚕豆形,内侧中部凹陷为肾门,有肾动脉、肾静脉及神经、淋巴管和输尿管等出入。肾表面包有致密结缔组织被膜。在冠状剖面上,肾实质由浅层染色较深的皮质和深层染色较浅的髓质构成。髓质含有 10 ~ 18 个肾锥体,锥体的尖端朝向肾门,顶部钝圆突入肾小盏内,称为肾乳头。每一个肾锥体与其周围的皮质组成一个肾叶,肾叶之间界限不清。锥体之间的皮质称为肾柱。从锥体底向皮质呈放射状走行的条纹称为髓放线(medullary ray)。髓放线之间的皮质称为皮质迷路(cortical labyrinth)。每条髓放线及周围的皮质迷路构成一个肾小叶(图 2-1,彩图-7)。

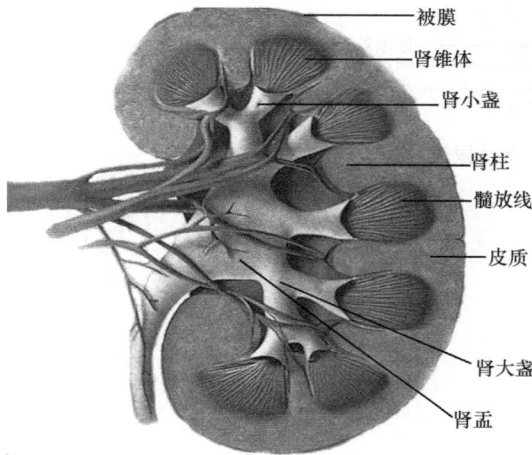

图 2-1 肾冠状剖面模式图

被膜
肾锥体
肾小盏
肾柱
髓放线
皮质
肾大盏
肾盂

肾实质由肾单位(nephron)和集合管(collecting duct)构成,其间是少量结缔组织等构成的间质。每个肾单位包括一个肾小体和一条与它相连的肾小管。肾小管汇入集合管,它们都是由单层上皮构成的管道,统称泌尿小管(uriniferous tubule)。肾单位和集合管在肾实质内的分布具有规律性(表 2-1)。

表 2-1 肾实质的组成和分布

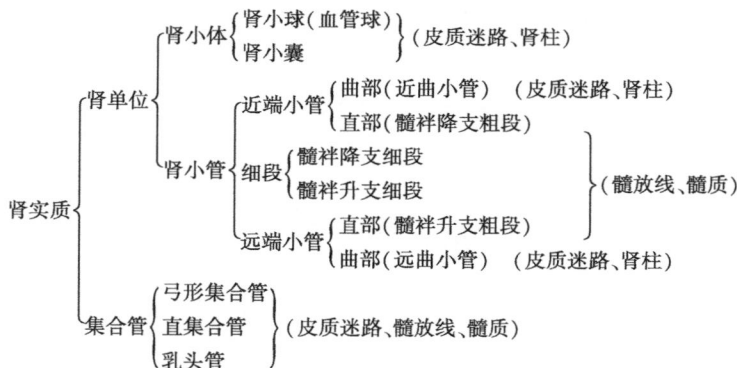

肾实质	肾单位	肾小体	肾小球(血管球)	(皮质迷路、肾柱)
			肾小囊	
		肾小管	近端小管 曲部(近曲小管) (皮质迷路、肾柱)	
			近端小管 直部(髓袢降支粗段)	
			细段 髓袢降支细段 髓袢升支细段	(髓放线、髓质)
			远端小管 直部(髓袢升支粗段)	
			远端小管 曲部(远曲小管) (皮质迷路、肾柱)	
	集合管	弓形集合管 直集合管 乳头管	(皮质迷路、髓放线、髓质)	

一、肾单位的结构和功能

肾单位是尿生成与排泄的基本结构和功能单位,由肾小体和肾小管组成。每个肾约有

100 万个以上的肾单位。根据肾小体在皮质内的位置可将肾单位分为近髓肾单位(juxt-amedullary nephron)和皮质肾单位(cortical nephron)。近髓肾单位的肾小体靠近髓质,数量少,发生较早,肾小体体积大,细段长,可伸入髓质深部。皮质肾单位位于皮质浅部,数量多,发生较晚,肾小体体积较小,细段短(图 2-2,彩图-8)。

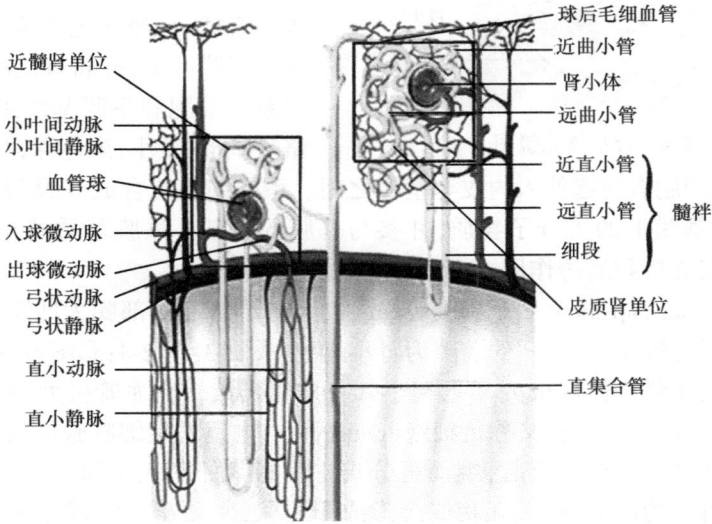

图 2-2 肾单位和集合管模式图

(一) 肾小体

肾小体呈球形,直径约 $200\mu m$,由血管球和肾小囊组成。肾小体有两个相对称的极,微动脉出入的一端为血管极,对侧与近曲小管相连的一端为尿极。

1. 血管球(glomerulus) 又称肾小球,血管球是肾小囊内盘曲成团的毛细血管(图 2-3,图 2-4;彩图-9,彩图-10)。一条入球微动脉由血管极进入肾小体,分为 3~5 条初级分支,每支再分成几条相互吻合的毛细血管袢。毛细血管最终汇合成一条出球微动脉,从血管极离

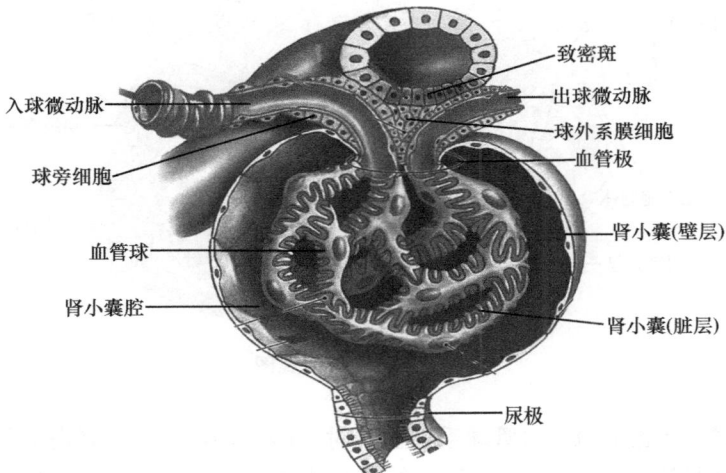

图 2-3 肾小体和球旁器结构模式图

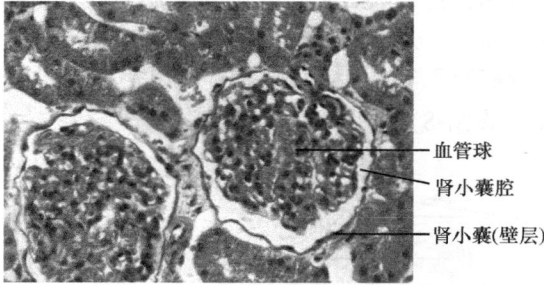

图 2-4 肾小体光镜图

（图中标注：血管球；肾小囊腔；肾小囊（壁层））

开肾小体。入球微动脉比出球微动脉粗，故血管球内的压力较高。电镜下血管球为有孔毛细血管，孔径为 50～100nm，没有隔膜。

血管极处有少量结缔组织，随血管进入血管球，分布于毛细血管袢之间，构成血管系膜（mesangium），也称为球内系膜，由系膜细胞和系膜基质组成。系膜细胞略呈星形，核小，染色深，与内皮细胞不易区分。电镜下见细胞有突起伸入内皮与基膜之间。系膜细胞能合成基膜和系膜基质成分，还可吞噬沉积在基膜上的大分子物质，并参与基膜的更新。系膜基质填充在系膜细胞之间，在血管球内起支持和通透作用。

2. 肾小囊（renal capsule） 又称 Bowman 囊，为肾小管起始部膨大凹陷而成的双层囊，外层为壁层，内层为脏层，两层间的腔隙为肾小囊腔（图 2-3，图 2-4；彩图-9，彩图-10）。壁层为单层扁平上皮，在肾小体尿极处与近端小管上皮相延续。在血管极处，壁层上皮向内折返为脏层上皮。脏层上皮细胞又称足细胞（podocyte），电镜下足细胞胞体较大，凸向肾小囊腔，从胞体伸出几个大的初级突起，继而再分出许多指状的次级突起。相邻足细胞的次级突起，或足细胞自身的次级突起，互相嵌合形成栅栏状，紧贴于血管球毛细血管基膜外面。突起间有宽约 25nm 的裂孔（slit pore），孔上覆有一层薄膜，称为裂孔膜（slit membrane）。足细胞突起内有微丝，可调节裂孔的宽度（图 2-5，彩图-11）。

足细胞突起与毛细血管内皮细胞或与血管系膜之间有较厚且完整的基膜。光镜下基膜为均质状，电镜下基膜分三层，中间层为电子密度高的致密层，内、外两层为电子密度低的透明层，主要由胶原蛋白和糖胺多糖组成。基膜更新主要由足细胞完成。

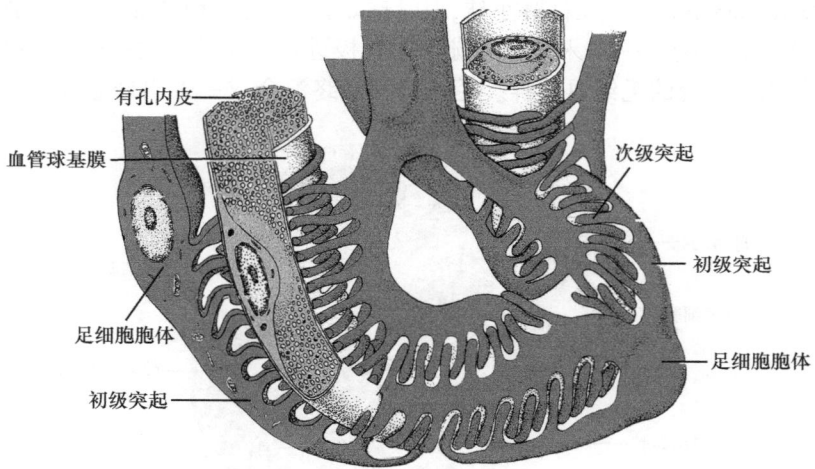

图 2-5 足细胞模式图

（图中标注：有孔内皮；血管球基膜；足细胞胞体；初级突起；次级突起；初级突起；足细胞胞体）

3. 滤过屏障 当血液流经血管球毛细血管时，管内压力较高，血浆内的某些物质经有孔内皮、基膜和裂孔膜滤入肾小囊腔，这三层结构称为滤过膜（filtration membrane）或滤过屏障（filtration barrier）（图 2-6）。滤过膜只能通过分子质量 70 000Da 以下的物质。滤过入肾小囊腔的液体称为原尿,原尿中除不含大分子的蛋白质外,其余成分与血浆基本相似。若滤过膜受损,则大分子蛋白质,甚至血细胞均可漏出,出现蛋白尿和血尿。

(二) 肾小管

肾小管是单层上皮性小管,有重吸收、分泌和排泄功能。包括近端小管、细段和远端小管。近端小管与肾小囊相连,远端小管连接集合管。

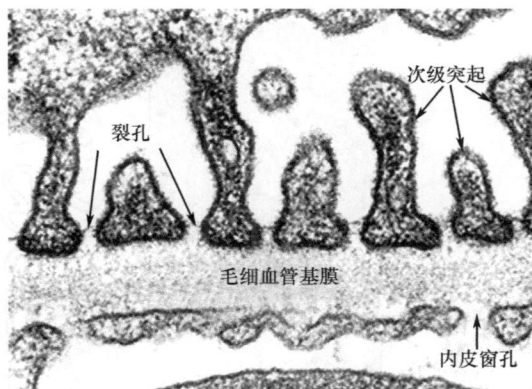

图 2-6　足细胞电镜图

1. 近端小管(proximal tubule)　是肾单位中最长最粗的一段,直径 50~60μm,长约 14mm,分曲部和直部。近曲小管管壁厚,由单层立方上皮或锥体形细胞围成。光镜下细胞界限不清,胞质嗜酸性,游离面有刷状缘,基底部有纵纹。电镜下可见刷状缘为大量密集且排列整齐的微绒毛,使细胞游离面表面积明显扩大,组织化学方法证明此处有较强的碱性磷酸酶和 ATP 酶等。微绒毛基部的细胞膜内陷形成小泡,是近曲小管重吸收蛋白质的一种形式。胞质顶端含有许多具有细胞膜结构的顶端致密小管,是重吸收过程中细胞膜循环再利用的结构。细胞质内各级溶酶体较多。细胞侧面伸出许多侧突,相邻细胞的侧突互相嵌合,故光镜下细胞界限不清。细胞基部质膜内褶发达,形成光镜下的纵纹。细胞基部和侧面细胞膜上有丰富的 Na^+-K^+-ATP 酶,在重吸收过程中起着主要的作用(图 2-7,图 2-8;彩图-12,彩图-13)。近端小管直部的结构与曲部相似,但质膜内褶和微绒毛等结构不如曲部发达。

近端小管有较强的重吸收作用和分泌功能。原尿中的全部葡萄糖、氨基酸、蛋白质、65% 的钠离子、50% 的尿素和 85% 的水分都在此段重吸收。近端小管还向腔内分泌氢离子、马尿酸和肌酐等。

2. 细段(thin segment)　直径 12~15μm,管壁薄,由单层扁平上皮围成。细胞含核部分突向管腔,胞质着色较浅,无刷状缘。电镜下,游离面有少量短微绒毛,基底面质膜内褶少。极薄的管壁有利于水和离子的透过(图 2-8,彩图-13)。

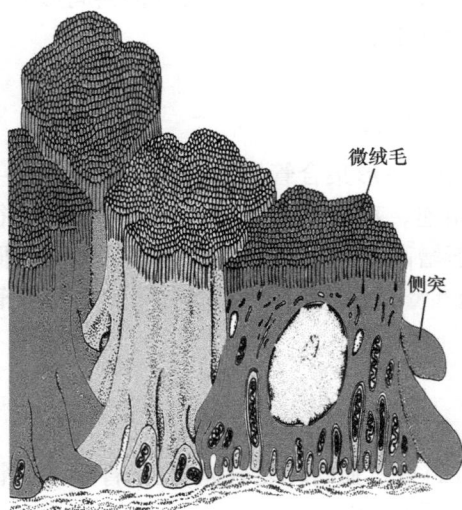

图 2-7　近端小管上皮细胞超微结构模式图

3. 远端小管(distal tubule)　分直部和曲部。直部管腔大而规则,管壁上皮细胞为立方形,着色浅。细胞表面无刷状缘,基底部可见纵纹。电镜下,细胞游离面有少量微绒毛,基部质膜内褶发达,伸达细胞顶部,质膜内褶上有钠泵,能主动泵出钠离子(图 2-8,彩图-13)。小管游离面和侧面的细胞膜上存在着能阻止水分子通过的酸性蛋白,称为 T-H 蛋白。该蛋白呈凝胶状,致使管壁对水不能通透,单纯重吸收盐,因而造成从锥体底至肾乳头间质内的渗透压逐步增高,有利于集合管对水的重吸收。

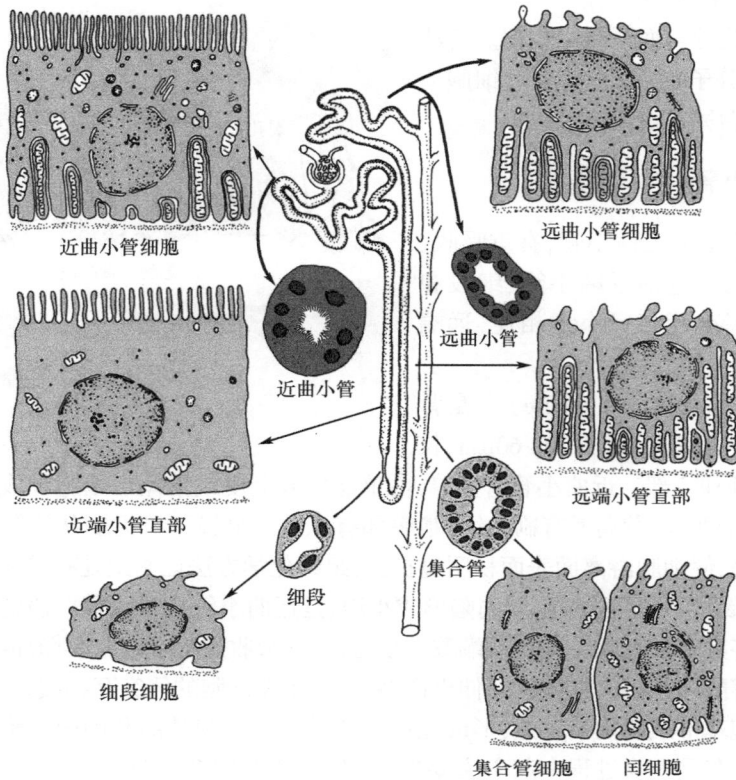

图 2-8　肾小管和集合管上皮细胞超微结构模式图

　　远曲小管的结构与直部相似。远曲小管是离子交换的重要部位,在醛固酮的调节下有吸收钠和排除钾的作用。还可以分泌氢离子和氨,对维持体液酸碱平衡有重要意义。在抗利尿激素影响下,还继续吸收原尿中的水分。

　　髓祥(medullary loop)又称 Henle 祥,由近端小管直部、细段和远端小管直部共同形成的 U 形祥状结构。髓祥吸收水分和离子,在泌尿过程中起重要作用。

二、集　合　管

　　集合管分弓形集合管、直集合管和乳头管三部分。弓形集合管短,位于皮质迷路内,一端连接远曲小管,呈弓形弯入髓放线,与直集合管相连。直集合管在髓放线和锥体内下行至肾乳头处改为乳头管。管壁上皮由单层立方逐渐增高为单层柱状,细胞界限清晰,核圆形,着色较深,胞质色淡而清亮,细胞器少,游离面有少量微绒毛(图 2-8,彩图-13)。集合管也受抗利尿激素的调节,有重吸收水分的功能。

三、球　旁　器

　　球旁器,也称球旁复合体(juxtaglomerular complex)或近血管球复合体,位于肾小体血管极,由球旁细胞、致密斑和球外系膜细胞组成(图 2-3,彩图-9)。

（一）球旁细胞

球旁细胞（juxtaglomerular cell）也称为近血管球细胞或颗粒细胞，是入球微动脉靠近血管极处管壁平滑肌细胞演变成的上皮样细胞。细胞体积大，胞质呈弱嗜碱性，内含 PAS 反应阳性的分泌颗粒。电镜下，细胞内肌丝少，粗面内质网和核糖体多，高尔基复合体发达，含有大量的膜包分泌颗粒，内含肾素（renin）。肾素可激活血管紧张素，促进醛固酮的分泌。球旁细胞还能产生红细胞生成素，是红细胞生成的诱导因子。

（二）致密斑

致密斑（macula densa）为远端小管靠近血管极侧的上皮细胞变高，密集排列而形成的椭圆形结构（图 2-9，彩图-14）。细胞核椭圆形，位于细胞顶部，细胞基底面有指状突起伸至球旁细胞，二者之间的基膜常不完整。致密斑是离子感受器，感受远端小管内钠离子浓度的变化，将信息传递给球旁细胞。当原尿中钠离子浓度降低时，则促使球旁细胞分泌肾素。反之，肾素分泌减少。

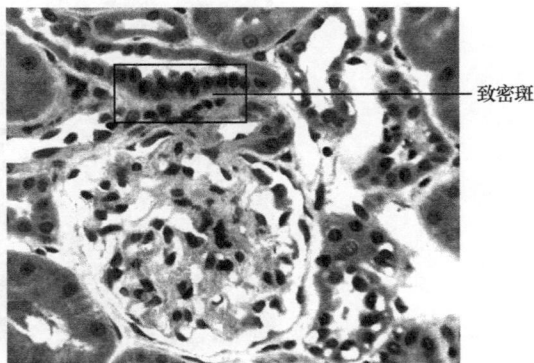

致密斑

图 2-9 致密斑光镜图

（三）球外系膜细胞

球外系膜细胞又称极垫细胞（polar cushion cell），是位于入、出球微动脉与致密斑之间三角区的细胞团，结构与球内系膜细胞相似。球外系膜细胞与球旁细胞之间有缝隙连接，在球旁复合体功能活动中，可能起信息传递作用。

四、肾 间 质

肾间质为肾内的结缔组织。从皮质到乳头的间质成分逐渐增多，除一般的结缔组织细胞外，还有一种特殊的间质细胞，呈星形，有较长的突起。细胞的长轴与肾小管及直小动脉、静脉垂直排列，形如"梯架"样。电镜下，胞质中含有丰富的内质网，发达的高尔基复合体和大量脂滴，除形成基质外，还可分泌前列腺素 E_2，有降低血压的作用。

第二节 排尿器官

排尿器官包括肾盏、肾盂、输尿管、膀胱和尿道等。其基本结构相似，管壁都分三层，即黏膜、肌层和外膜。

1. 黏膜 黏膜由变移上皮和固有层构成。固有层为富有弹性纤维的细密结缔组织（图 2-10，彩图-15）。

2. 肌层 肌层一般为内纵、外环两层平滑肌，从输尿管下 1/3 至膀胱，为内纵、中环、外纵三层平滑肌。在膀胱尿道内口周围的环形平滑肌形成膀胱括约肌。

3. 外膜　外膜大多为疏松结缔组织,仅在膀胱顶部为浆膜。

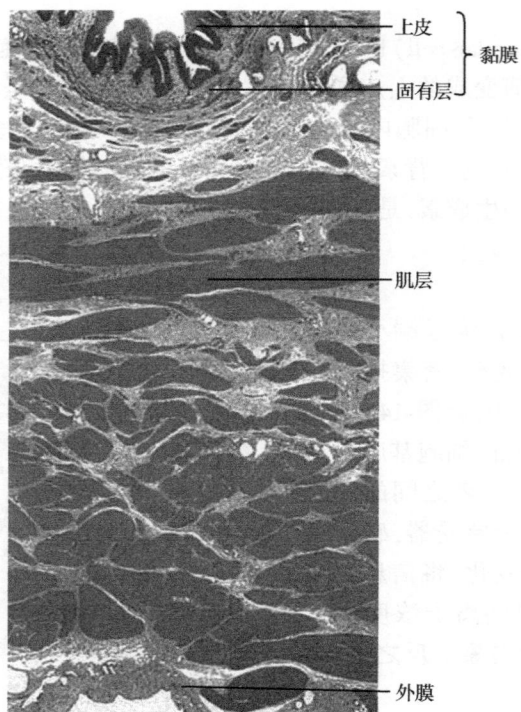

图 2-10　膀胱光镜图

（田　鹤）

第三章　尿的生成和排出

第一节　概　　述

肾脏是机体最重要的排泄器官,通过尿的生成和排出,可以排出机体的大部分代谢终产物及进入体内的异物;调节细胞外液量和渗透压;保留体液中的重要电解质如钠、钾、碳酸氢盐等,排出氢离子,维持酸碱平衡。此外,肾脏也是一个内分泌器官,能合成和释放肾素,参与动脉血压的调节;合成和释放促红细胞生成素,调节骨髓红细胞的生成;还能生成激肽和前列腺素,调节局部及全身血管活性。

一、排泄的概念和途径

排泄是指机体将物质代谢终产物、进入体内的异物(包括药物等物质)和过剩的物质经血液循环由排泄器官排出体外的过程。

人体的排泄途径有肺脏、消化道、皮肤和肾脏。肺脏可通过呼吸排出 CO_2 和水分。经肝脏排出的胆色素及大肠排出的代谢废物可经直肠排出体外。通过皮肤排汗可排出水分、NaCl、尿素等。肾脏是主要的排泄器官,可根据机体的需要调整排泄的质和量,参与调节机体的水平衡、电解质平衡、酸碱平衡和渗透压平衡,在维持内环境稳态中极为重要。

二、尿液的成分及尿液的理化性质

(一) 尿量

正常人每天排出的尿量为 1000~2000ml。因为正常人每天有 35~50g 的代谢产物和盐类等需通过肾脏以尿的形式排出体外,溶解这些固体物质最低水量需要 500ml 左右,故每个人每日至少要排出 500ml 尿。当一个人每日的尿量超过 2500ml 时称为多尿;当每日尿量在100~500ml 时,称为少尿;当每日尿量少于 100ml 时称为无尿。少尿或无尿会使代谢终产物在体内积聚,导致尿毒症;多尿则可能导致机体脱水。

(二) 尿液的成分

尿液中水分约占 95%,固体物质约占 5%,其中大约 2% 是尿素,1% 为氯化钠,还有少量的尿酸、肌酐、草酸、硫酸盐、磷酸盐、钾和氨等。

(三) 尿液的理化性质

尿液呈淡黄色。当尿液浓缩时,颜色较深。正常人的尿液一般呈酸性,pH 一般为 5.0~7.0,最大变动范围为 4.5~8.0。尿液的 pH 主要受食物性质的影响。尿液的比重一般为1.015~1.025。比重高低与进水量有关,进水多则比重低。

三、肾脏的血流量特点

（一）肾的血流量丰富

肾的血流量大,肾脏仅占体重的 0.5% 左右,而血流量占心输出量的 20%～25%。在安静状态下,健康成年人安静时每分钟两肾的血流量约 1200ml,因此,肾是供血量最丰富的器官。不同部位的供血不均,约 94% 的血流供应肾皮质,约 5% 供应外髓部,剩余不到 1% 供应内髓部。

（二）肾内有两套毛细血管网

肾血液循环形成了两套毛细血管网:入球小动脉形成肾小球毛细血管网,此处毛细血管血压较高,有利于血浆的滤过;出球小动脉形成肾小管周围毛细血管网,此处毛细血管内的血浆胶体渗透压较高,有利于肾小管的重吸收。另外,近髓肾单位的直小血管呈 U 形,并与髓袢并行,有利于肾髓质高渗透压状态的维持。

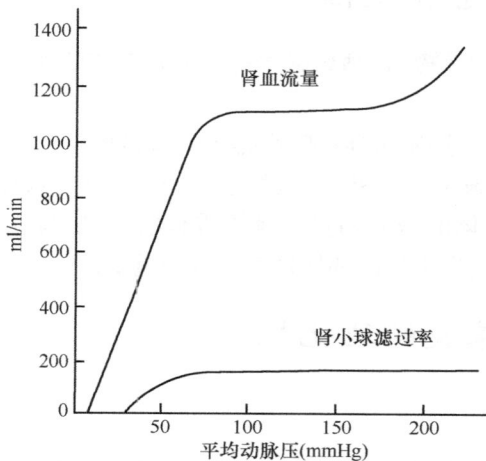

图 3-1　肾血流量的自身调节

（三）肾血流量的自身调节

在切断支配肾脏的神经或离体灌注实验中证明,当肾动脉灌注压在 80～160mmHg 范围内变动时,肾血流量能够保持相对稳定,同时,肾小球滤过率也无明显变化。当肾动脉灌注压超出或低于上述范围时,肾血流量将随灌注压的改变而发生相应的变化(图 3-1)。动脉血压在一定范围内(80～160mmHg)变动时,肾血流量保持不变的现象,称为肾血流量的自身调节。其产生机制有肌源性机制和管-球反馈两种学说。肾血流量的自身调节保证了肾脏排尿活动在一定范围内不受动脉血压变化的影响,维持了肾血流量的稳定,从而保证了肾脏的泌尿功能。

第二节　尿生成的过程

尿的生成是一个连续、复杂的过程,其基本过程包括三部分:①肾小球的滤过;②肾小管和集合管的选择性重吸收;③肾小管和集合管的分泌,最后形成终尿排出体外。

一、肾小球的滤过功能

循环血液经过肾小球毛细血管时,血浆中的水和小分子溶质,包括少量分子质量较小的血浆蛋白,可以滤入肾小囊的囊腔而形成滤过液。用微穿刺法实验证明,肾小球的滤过液就是血浆的超滤液,也称原尿。

微穿刺法是利用显微操纵仪将外径为 6~10μm 的微细玻璃管插入肾小囊腔中。用微细玻璃管直接抽取囊腔中的液体进行微量化学分析(图 3-2)。分析表明,肾小囊滤液中除了蛋白质含量甚少之外,各种物质如葡萄糖、氯化物、无机磷酸盐、尿素、尿酸和肌酐等的浓度都与血浆中的非常接近(表 3-1),而且渗透压及酸碱度也与血浆的相似,由此证明囊内液确实是血浆的超滤液,而不是分泌物。

单位时间内(每分钟)两肾生成的超滤液量即称为肾小球滤过率(glomerular filtration rate,

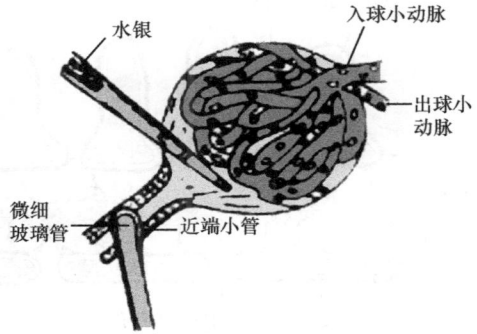

图 3-2　肾小囊微穿刺示意图

GFR)。GFR 可通过对菊粉清除率的测定而获得,正常成年人的 GFR 平均值为 125ml/min,依此计算,两侧肾每昼夜从肾小球滤出的液体总量可达 180L,约为体重的 3 倍。GFR 在不同个体之间存在差异,与基础代谢率、心输出量一样,与体表面积呈一定的比例,当用单位体表面积(m^2)的 GFR 比较时,个体差异明显减小。

表 3-1　血浆、滤液和终尿成分比较(g/L)

成分	血浆	滤液	终尿
蛋白质	80	0.3	0
葡萄糖	1	1	0
Na^+	3.3	3.3	3.5
K^+	0.2	0.2	1.5
Cl^-	3.7	3.7	6
HPO_4^{2-}、$H_2PO_4^-$	0.04	0.04	1.5
尿素	0.3	0.3	8
尿酸	0.04	0.04	0.5
肌酐	0.01	0.01	1.5
氨	0.001	0.001	0.4

血液在流经肾小球时,并非所有血浆都滤过到肾小囊内,肾小球滤过率与肾血浆流量(renal plasma flow,RPF)的比值称为滤过分数(filtration fraction,FF)。根据肾血流量和血细胞比容可计算肾血浆流量。若肾血流量为 1200ml/min,血细胞比容为 45%,则肾血浆流量为 660ml/min[1200×(1-45%)];若肾小球滤过率为 125ml/min,则滤过分数为 19%(125/660×100%)。此值表明,流经肾的血浆中约有 1/5 由肾小球滤出到肾小囊腔中。临床上发生急性肾小球肾炎时,肾血浆流量变化不大,而肾小球滤过率却因炎症而明显降低,因此滤过分数减小;发生心力衰竭时,肾血浆流量明显减少,而肾小球滤过率变化却不大,因此滤过分数增大。肾小球滤过率和滤过分数都可作为衡量肾功能的重要指标。

(一) 滤过膜及其通透性

肾小球毛细血管内的血浆要通过滤过膜滤过进入肾小囊。毛细血管与肾小囊之间的结构称为滤过膜,由毛细血管内皮细胞、基膜和裂孔膜构成(图 3-3)。滤过膜的内层是毛细

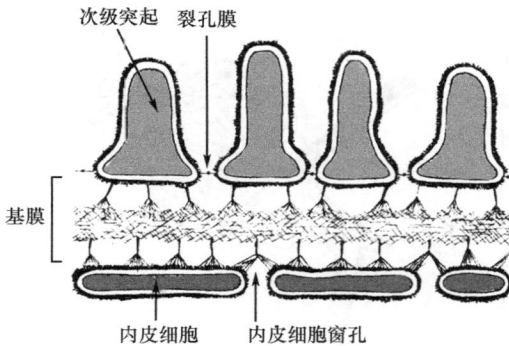

图 3-3 肾小球滤过膜示意图

血管内皮细胞,细胞上有许多直径为 70~90nm 的小孔,称为窗孔,小分子溶质以及小分子质量的蛋白质可自由通过滤过膜,但血细胞不能通过;内皮细胞表面富含带负电荷的糖蛋白,可阻碍带负电荷的蛋白质通过。基膜上有直径为 2~8nm 的多角形网孔,网孔的大小决定了大小不同的溶质是否可以通过,它也是阻碍血浆蛋白滤过的一个重要屏障。滤过膜的外层是肾小囊脏层足细胞,细胞上有很长的突起,相互交错对插,在突起之间形成滤过裂隙膜,膜上有直径4~11nm的小孔,是滤过膜的最后一道屏障。

正常成年人两肾脏全部肾小球的总滤过面积达1.5m² 左右,且保持相对稳定。不同物质通过滤过膜的能力取决于被滤过物质分子的大小及其所带的电荷。一般来说,分子有效半径小于 2.0nm 的中性物质可自由滤过,如葡萄糖;有效半径大于 4.2nm 的物质则不能滤过;而有效半径在 2.0~4.2nm 之间的各种物质,随有效半径的增加而滤过量逐渐减少。然而有效半径为 3.6nm 的血浆白蛋白(分子量为 96 000)却很难滤过,因为白蛋白带负电荷。因此,滤过膜的通透性不仅依赖于滤过膜孔的大小,还取决于滤过膜所带的电荷。在病理情况下,滤过膜的面积和通透性如发生变化,都会影响到肾小球的滤过。

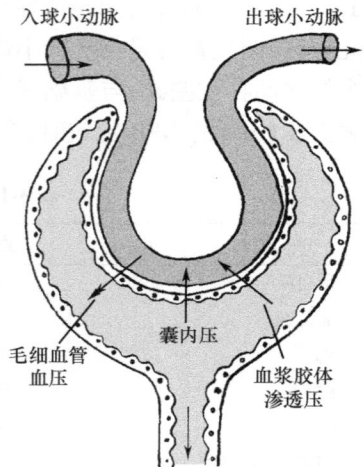

图 3-4 肾小球的有效滤过压示意图

(二) 有效滤过压

在肾小球滤过过程中,有效滤过压是肾小球滤过的动力(图 3-4)。肾小球有效滤过压的形成取决于滤过膜两侧促进超滤的动力与对抗超滤的阻力之间的代数和。促进超滤的动力包括肾小球毛细血管静水压和肾小囊内超滤液胶体渗透压;对抗超滤的阻力包括肾小球毛细血管内的血浆胶体渗透压和肾小囊内的静水压。所以肾小球有效滤过压可通过下式计算:

肾小球有效滤过压=(肾小球毛细血管静水压+囊内液胶体渗透压)-
(血浆胶体渗透压+肾小囊内压)

正常情况下,肾小球毛细血管静水压等于肾小球毛细血管血压,由肾小球毛细血管的入球端到出球端,肾小球毛细血管血压下降不多,两端的血压几乎相等,约为 45mmHg,较其他器官的毛细血管血压高。这主要是因为入球小动脉口径大,血流阻力小,而出球小动脉口径小,血流阻力大。肾小囊超滤液中的蛋白质浓度极低,所以其胶体渗透压可忽略不计。肾小囊内压比较恒定,约为 10mmHg。入球小动脉端的血浆胶体渗透压约为 25mmHg。根据上述数值可算出:

入球小动脉端有效滤过压=45mmHg-(25mmHg+10mmHg)=10mmHg

肾小球毛细血管不同部位的有效滤过压并不相同,越靠近入球小动脉端,有效滤过压越高,这主要是因为血液流经肾小球毛细血管时不断生成超滤液,血液中的血浆蛋白质浓度不断增加,血浆胶体渗透压也随之升高,有效滤过压逐渐下降。当有效滤过压下降到零时,就达到滤过平衡(filtration equilibrium),滤过就停止了。由此可见,并不是肾小球毛细血管全段都有滤过作用,只有从入球小动脉端到滤过平衡这一段才有滤过作用。滤过平衡越靠近入球小动脉端,有效滤过的毛细血管长度就越短,肾小球滤过率就越低。反之,滤过平衡靠近出球小动脉端,有效滤过的毛细血管长度越长,肾小球滤过率就会越高。如果出球小动脉端也达不到滤过平衡,那么全段毛细血管都有滤过作用。一般认为,对于正常成人来说,全段肾小球毛细血管都有滤过功能(图3-5)。

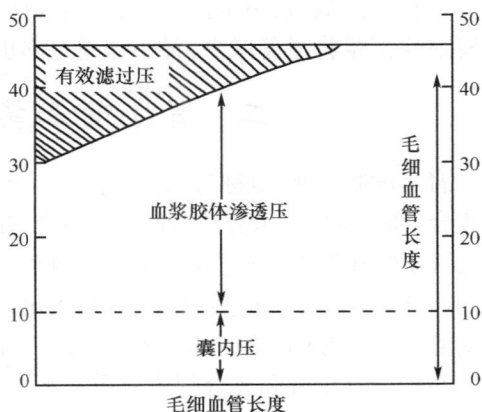

图 3-5　肾小球毛细血管血压、血浆胶体渗透压和囊内压对肾小球滤过压的影响

(三) 影响肾小球滤过的因素

1. 肾小球毛细血管血压　当动脉血压在 80~160mmHg 范围内变动时,肾血流量可通过自身调节维持相对恒定,此时肾小球毛细血管血压也能保持相对恒定,因而有效滤过压无明显改变。如超出此自身调节的范围,肾小球毛细血管血压,有效滤过压,肾小球滤过率都将相应改变。如出现循环血量减少、剧烈运动或情绪激动等情况下,交感神经活动将加强,入球小动脉强烈收缩,使肾血流量减少,肾小球毛细血管血压下降,肾小球滤过率下降。如动脉血压降到 80mmHg 以下时,肾小球毛细血管血压将相应下降,于是有效滤过压降低,因而肾小球滤过率也减少。当动脉血压降至 40~50mmHg 时,肾小球滤过率将降到零,因而无尿。

2. 囊内压　正常情况下囊内压是比较稳定的。如囊内压升高,可使有效滤过压降低,因而肾小球滤过率减少。如肾盂结石或输尿管结石、肿瘤压迫等都可导致输尿管阻塞,肾盂积水,囊内压升高。有些药物如磺胺类药浓度过高,可在肾小管的酸性环境中析出结晶;某些疾病时出现溶血过多,血红蛋白可阻塞肾小管,这些情况都会导致囊内压升高而影响肾小球滤过率。

3. 血浆胶体渗透压　正常情况下血浆胶体渗透压不会有很大变动。但若全身血浆蛋白的浓度明显降低时,血浆胶体渗透压将降低,有效滤过压增加,肾小球滤过率也增加。例如,由静脉快速注入生理盐水使血浆蛋白被稀释,或在某些病理情况下肝功能严重受损,血浆蛋白合成减少,或因肾脏疾病肾脏毛细血管通透性增大,大量血浆蛋白被滤过流失,均可导致肾小球滤过率增加,尿量增多。

4. 滤过系数　滤过系数(filtration coefficient, K_f)是指在单位有效滤过压的驱动下,单位时间内生成的滤液量。它是滤过膜的有效通透系数(k)和滤过面积(s)的乘积。凡能影响有效通透系数和滤过面积的因素都可影响肾小球滤过率。如急性肾小球肾炎时,肾小球毛细血管管腔变得狭窄甚至阻塞,以至有滤过功能的肾小球数量减少,有效滤过面积也减少,肾小球滤过率降低,出现少尿以至无尿。当炎症引起肾小球滤过膜损伤时,则红细胞也能滤过形成血尿。

5. 肾血浆流量　肾血浆流量对肾小球滤过率有很大影响,主要影响滤过平衡的位置,而不是影响有效滤过压。如果肾血浆流量增大,肾小球毛细血管内血浆胶体渗透压的上升速度减慢,滤过平衡靠近出球小动脉端,肾小球滤过率将随之增加。如果肾血浆流量进一步增加,血浆胶体渗透压上升速度就进一步减慢,肾小球毛细血管的全长都达不到滤过平衡,全长都有滤过,肾小球滤过率就进一步增加;反之,如果肾血浆流量减少,肾小球毛细血管内血浆胶体渗透压的上升速度加快,滤过平衡靠近入球小动脉端,肾小球滤过率将随之减少。在严重缺氧、中毒性休克、剧烈运动、大失血等情况下,由于交感神经兴奋,肾血流量和肾血浆流量将显著减少,肾小球滤过率也因而显著减少。

二、肾小管和集合管的重吸收功能

肾小球滤过液(也称为原尿)进入肾小管后称为小管液(tubule fluid)。小管液流经肾小管和集合管时,其中的水分和各种溶质将全部或部分被肾小管上皮细胞重吸收回血液,这个过程称为肾小管和集合管的重吸收。小管液经一系列处理后形成终尿。从表3-1可知,终尿和原尿的成分和量发生了很多变化。正常人每天两肾生成的原尿达180L,而终尿仅为1.5L左右。表明滤过液中约99%的水被肾小管(renal tubule)和集合管重吸收,只有约1%被排出体外。

在各段肾小管和集合管中溶质和水的转运方式各不相同,以下分别讲述肾小管和集合管对几种重要物质的转运。

(一)肾小管和集合管的物质转运方式

肾小管和集合管的物质转运方式包括被动转运、主动转运和入胞。被动转运是指溶质顺电化学梯度通过肾小管上皮细胞的过程,包括扩散、渗透和易化扩散。当水分子通过渗透被重吸收时有些溶质可随水分子一起被转运,这种转运方式称为溶剂拖曳。溶质逆电化学梯度通过肾小管上皮细胞的过程是主动转运。主动转运分为原发性主动转运和继发性主动转运,需要消耗能量。前者如钠泵和钙泵等;后者包括 Na^+-氨基酸同向转运、Na^+-葡萄糖同向转运、Na^+-K^+-$2Cl^-$同向转运、Na^+-H^+交换、Na^+-K^+交换等。此外,大分子物质和小分子蛋白质也可以通过入胞的方式进入肾小管上皮细胞。

(二)肾小管和集合管中各种物质的重吸收

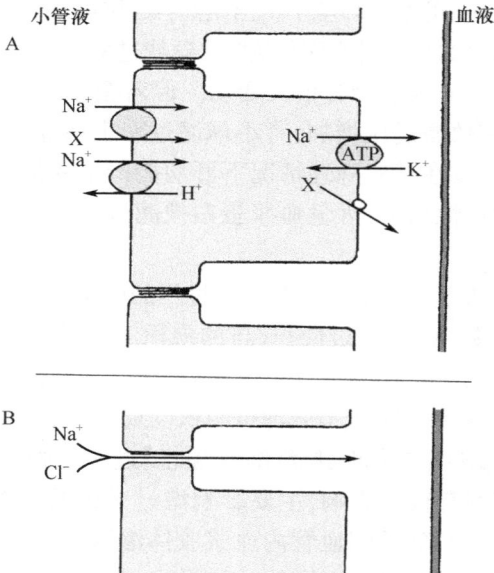

图 3-6　近端小管的物质转运示意图

A. 近端小管前半段经跨细胞途径重吸收;X 代表氨基酸、葡萄糖等;B. 近端小管后半段经细胞旁途径重吸收

1. Na^+和 Cl^-重吸收　肾小球每天滤过的 Na^+约99%被肾小管和集合管重吸收。哺乳动物的各段肾小管和集合管对 Na^+的重吸收率不同,机制也不同。

(1)近端小管:肾小球滤过液流经近端小管后,65%～70% 的 Na^+和 Cl^-被重吸收。近端小管前半段和后半段对 Na^+的重吸收机制不同。其中约2/3在近端小管前半段经跨细胞途径被重吸收,Na^+主要和 HCO_3^-、葡萄糖和氨基酸一起被重吸收,约1/3在近端小管后半段经细胞旁途径被重吸收,Na^+主要和 Cl^-一起被重吸收(图3-6)。

肾小管上皮细胞靠近细胞间液和血管的一侧膜称为基底侧膜,靠近肾小管腔一侧的膜称为顶端膜或管腔膜。在近端小管的前半段,Na^+进入上皮细胞与 H^+的分泌以及葡萄糖、氨基酸的转运相耦联。上皮细胞基底侧膜中钠泵的作用造成细胞内低 Na^+,小管液中的 Na^+ 和细胞内的 H^+ 由顶端膜的 Na^+-H^+ 交换体进行逆向转运,H^+ 被分泌到小管液中,而小管液中的 Na^+ 则顺浓度梯度进入上皮细胞内。小管液中的 Na^+ 还可由顶端膜中的 Na^+-葡萄糖(或氨基酸)同向转运体转运入细胞,Na^+ 顺电-化学梯度通过顶端膜进入细胞时,同时也将葡萄糖和氨基酸转运入细胞内。进入细胞内的 Na^+ 再经基底侧膜中的钠泵被泵出细胞,进入组织间液。进入细胞内的葡萄糖和氨基酸则通过易化扩散的方式通过基底侧膜离开上皮细胞进入血液循环。Na^+、葡萄糖和氨基酸等进入细胞间液,细胞间液的渗透压会升高,水便在渗透压的作用下进入细胞间液。

在近端小管的后半段,通过上皮细胞顶端膜中 Na^+-H^+ 交换体和 Cl^--HCO_3^- 交换体,使 Na^+ 和 Cl^- 进入上皮细胞内,H^+ 和 HCO_3^- 进入小管液,HCO_3^- 则以 CO_2 的形式重新进入细胞(见后文)。进入细胞内的 Cl^- 由基底侧膜中的 K^+-Cl^- 同向转运体转运至细胞间液,进一步再吸收入血。由于近端小管后半段小管液的 Cl^- 浓度较细胞间液中的 Cl^- 浓度高,Cl^- 便顺浓度梯度通过紧密连接进入细胞间液(即细胞旁途径)而被重吸收。小管液中的 Cl^- 扩散进入间隙后,小管液中正离子相对增多,管腔内带正电荷,也驱使小管液内的 Na^+ 顺电位梯度也通过细胞旁途径被动重吸收。

(2)髓袢:近端小管液流经髓袢过程中,约 20% 的 Na^+ 和 Cl^- 等物质被进一步重吸收。髓袢降支细段和髓袢升支细段对物质的通透性不同。髓袢降支细段的钠泵活性很低,对 Na^+ 也不通透,但对水通透性较高。所以小管液沿髓袢降支细段流动时,水被重吸收,小管液渗透压逐渐升高。髓袢升支细段对水不通透,而对 NaCl 却易通透,NaCl 不断扩散进入组织间液。所以,小管液在髓袢升支细段流动时,渗透压逐渐降低。

髓袢升支粗段是 NaCl 在髓袢重吸收的主要部位,并且是主动重吸收。Na^+ 通过顶端膜上的 Na^+-K^+-$2Cl^-$ 同向转运体顺浓度梯度进入细胞内,同时将 2 个 Cl^- 顺浓度梯度带入细胞内,而将 1 个 K^+ 逆浓度梯度带入细胞内。进入细胞内的 1 个 Na^+ 由 Na^+ 泵带进组织间液,2 个 Cl^- 经基底侧膜上 Cl^- 通道顺浓度梯度进入组织间液,而 1 个 K^+ 则经顶端膜回到管腔内,就是后面所说的分泌。用哇巴因抑制钠泵后,Na^+ 和 Cl^- 的重吸收明显减少,呋塞米和依他尼酸也能通过抑制 Na^+-K^+-$2Cl^-$ 同向转运体进而抑制髓袢对 Na^+ 和 Cl^- 的重吸收,干扰尿液浓缩,导致利尿。由于 K^+ 返回小管液内造成小管液呈正电位,这又使小管液中的正离子如 Ca^{2+}、Na^+、K^+ 被动重吸收。由于髓袢升支粗段对水不通透,故小管液在沿髓袢升支粗段流动时,由于很多物质被重吸收,渗透压逐渐降低,管外的渗透压却逐渐升高。

(3)远端小管和集合管:在远曲小管和集合管,大约 12% 的 Na^+ 和 Cl^- 在此被重吸收。NaCl 的重吸收可据体内的水、盐平衡的状况进行调节。

远曲小管始段能主动重吸收 NaCl,继续产生渗透压低的小管液。在此段,Na^+-Cl^- 同向转运体可将 Na^+ 转运入细胞,然后由 Na^+ 泵将 Na^+ 泵出细胞,主动重吸收回血。噻嗪类利尿药能抑制 Na^+-Cl^- 同向转运体。

远曲小管后段及集合管含有两类细胞:主细胞(principle cell)和闰细胞(intercalated cell)。主细胞能重吸收 Na^+ 和水,分泌 K^+。主细胞主要通过顶端膜上的 Na^+ 通道重吸收 Na^+。Na^+ 进入细胞后,通过细胞基底侧膜的 Na^+ 泵泵出,进而造成细胞内低 Na^+,管腔内的 Na^+ 顺电化学梯度通过顶端膜上的 Na^+ 通道进入细胞。Na^+ 重吸收的同时也使 Cl^- 通过细胞旁途径被动重吸收。利尿剂阿米洛利可抑制远曲小管和集合管上皮细胞顶端膜上的钠通道,所以阿米洛利既可减少 Na^+ 的重吸收,又能减少 Cl^- 经细胞旁途径的被动转运。而闰细胞主要分泌 H^+。

2. 水的重吸收　近端小管对水的重吸收是通过渗透作用进行的,水会向渗透压高的方向运动,物质被上皮细胞重吸收后会使小管液渗透压降低,上述物质进入细胞间液会使细胞间液渗透压升高。水就在渗透压差的作用下经跨细胞途径和细胞旁途径由小管液进入细胞间液,然后再进入管周的毛细血管。通过水的重吸收,最后小管液的渗透压不变。因此,近端小管中物质的重吸收为等渗重吸收,小管液为等渗液。

在远曲小管和集合管,其上皮细胞对水不易通透,这部分只有在抗利尿激素的作用下才能重吸收水,这是水的调节性重吸收。尿量的多少及尿液渗透压的高低,主要取决于水的调节性重吸收。

3. HCO_3^- 重吸收　一般膳食情况下,机体代谢产生的酸性物质多于碱性物质。肾脏通过重吸收 HCO_3^-,分泌 H^+ 和 NH_3,在维持机体的酸碱平衡中起重要作用。

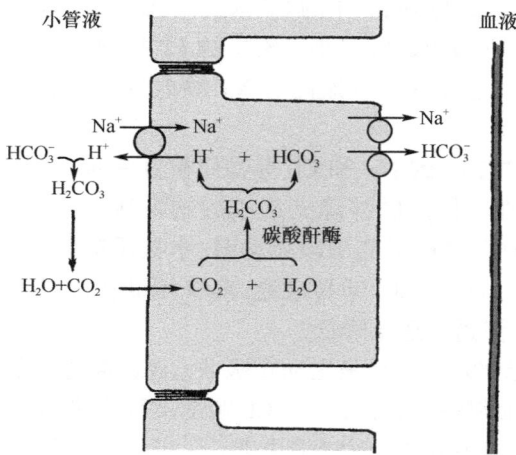

图 3-7　近端小管重吸收 HCO_3^- 的机制示意图

在正常情况下,从肾小球滤过的 HCO_3^- 几乎全部在肾小管和集合管重吸收,约80%的 HCO_3^- 由近端小管重吸收。HCO_3^- 的重吸收与小管上皮细胞顶端膜上的 Na^+-H^+ 交换关系密切(图3-7)。HCO_3^- 在血浆中是以 $NaHCO_3$ 的形式存在的,$NaHCO_3$ 滤入肾小囊后进入肾小管,解离成 Na^+ 和 HCO_3^-。通过 Na^+-H^+ 交换,Na^+ 进入细胞内,H^+ 分泌到小管液中。小管液中的 HCO_3^- 不易透过顶端膜,它与分泌的 H^+ 结合生成 H_2CO_3,在顶端膜表面上的碳酸酐酶(carbonic anhydrase)作用下,H_2CO_3 迅速分解为 CO_2 和 H_2O。CO_2 是高度脂溶性物质,能迅速通过顶端膜进入细胞内,进入细胞内的 CO_2 在细胞内碳酸酐酶作用下和 H_2O 结合生成 H_2CO_3,H_2CO_3 又解离出 H^+ 和 HCO_3^-。H^+ 可通过 Na^+-H^+ 交换分泌到小管液中,再次与 HCO_3^- 和 Na^+ 结合形成 $NaHCO_3$。进入细胞内的大部分 HCO_3^- 与其他离子以同向转运的方式进入细胞间液,小部分则通过 Cl^--HCO_3^- 交换的方式进入细胞间液。这两种转运方式均需钠泵供能。因此,肾小管重吸收 HCO_3^- 是以 CO_2 的形式进行的。如果滤过的 HCO_3^- 量超过了分泌的 H^+ 量,HCO_3^- 就不能全部被重吸收,由于其不易透过顶端膜,所以余下的 HCO_3^- 便随尿排出体外。碳酸酐酶在 HCO_3^- 重吸收过程中起重要的作用,碳酸酐酶抑制剂乙酰唑胺(acetazolamide)可抑制 H^+ 的分泌。

4. K^+ 的重吸收　肾小球每日滤过的 K^+ 总量约为36g,最终排泄量约为2.3g,重吸收量占总滤过量的94%左右。肾小球滤过的65%~70%左右的 K^+ 在近端小管被重吸收,25%~30%在髓袢被重吸收。小管液的 K^+ 逆浓度梯度和电位梯度主动转运进入细胞,然后扩散至管周组织液进入血液。余下部分在肾小管各段几乎全部重吸收进入血液。

5. 葡萄糖和氨基酸的重吸收　肾小球滤过液中的葡萄糖浓度与血中葡萄糖浓度基本相同,但尿中几乎不含葡萄糖,这说明葡萄糖全部被重吸收进入血液。微穿刺实验表明,重吸收葡萄糖的部位仅限于近端小管,并主要是近端小管的前半段。因此,如果在近端小管以后的小管液中仍含有葡萄糖,则尿中将出现葡萄糖。

葡萄糖的重吸收是典型的继发性主动重吸收,Na^+和葡萄糖通过顶端膜上的Na^+-葡萄糖同向转运体进入细胞内,Na^+被Na^+泵泵至细胞间隙,而葡萄糖则以经载体转运的易化扩散的方式转运到细胞间液。近端小管对葡萄糖的重吸收有一定限度,当血中葡萄糖浓度超过180mg/100ml时,有一部分肾小管对葡萄糖的重吸收已达到极限,尿中将开始出现葡萄糖。尿中刚开始出现葡萄糖时的血糖浓度称为肾糖阈(renal threshold for glucose)。如血糖浓度继续升高,尿中葡萄糖含量将随之增加,当血糖浓度达到300mg/100ml时,全部肾小管对葡萄糖的重吸收均已达到或超过近端小管对葡萄糖的最大转运率,全部肾小管对葡萄糖的吸收均已达到极限,此时每分钟葡萄糖的滤过量达葡萄糖重吸收极限(transport maximum,Tm)。正常人两肾的葡萄糖重吸收极限量,男性平均约为375mg/min,女性平均约为300mg/min。肾之所以存在葡萄糖吸收极限量,可能是由于顶端膜上Na^+-葡萄糖同向转运体的数目有限,当所有同向转运体都达到饱和时,葡萄糖的转运量就不能再增加了。

氨基酸的重吸收与葡萄糖的重吸收机制相同,也主要在近端小管被重吸收,也是通过继发性主动转运重吸收的。但是氨基酸转运体有多种类型。

6. 钙的重吸收　约50%的Ca^{2+}在血液中呈游离状态,其余部分与血浆蛋白结合。经肾小球滤过的Ca^{2+},约70%在近端小管重吸收,与Na^+的重吸收平行;20%在髓袢重吸收;9%在远端小管和集合管重吸收;小于1%的Ca^{2+}随尿排出体外。近端小管对Ca^{2+}的重吸收约80%是由溶剂拖曳的方式经细胞旁途径进入细胞间液,约20%是经跨细胞途径重吸收。

三、肾小管和集合管的分泌和排泄功能

(一) K^+的分泌

远端小管后半段和集合管约90%的上皮细胞是主细胞,主细胞能分泌K^+;远端小管后半段和集合管的闰细胞则可重吸收K^+,但其机制尚不十分清楚。由此可知,凡能影响主细胞基底侧膜中钠泵活动和顶端膜对Na^+、K^+通透性的因素,均可影响K^+的分泌。

K^+的分泌与Na^+的主动重吸收之间存在着密切的联系,在小管液中Na^+重吸收进入上皮细胞的同时,会促使K^+分泌到小管液内。这种Na^+的重吸收促使K^+分泌的现象称为Na^+-K^+交换。由于远端小管和集合管中K^+和H^+的分泌都可与Na^+交换,因此Na^+-H^+交换和Na^+-K^+交换之间存在着竞争性抑制现象。在人体酸中毒时,H^+生成增多,Na^+-H^+交换增强,以增加H^+的分泌和HCO_3^-的重吸收;而此时Na^+-K^+交换则减弱,K^+随尿排出减少,可导致高钾血症。在人体碱中毒时,Na^+-H^+交换减弱,Na^+-K^+交换增强,K^+随尿排出增多,可导致低钾血症。

体内的K^+主要由肾脏排泄。血K^+浓度过高或过低,都会对人体的功能尤其是神经和心肌的功能产生不利的影响。正常情况下,机体摄入的K^+和排出的K^+保持动态平衡。因此在临床上,对于不能进食的患者,为了维持体内的K^+平衡应考虑适当地补充K^+,以免引起血K^+降低。而肾功能不全的患者,排K^+功能受到影响,可能会发生高钾血症。

(二) H^+的分泌

HCO_3^-重吸收后在细胞内生成H_2CO_3,解离出H^+;细胞内的H^+通过顶端膜上的Na^+-H^+转运体被分泌到小管液,称为Na^+-H^+交换。H^+的分泌与HCO_3^-和Na^+的重吸收是同步的,每分泌 1 个 H^+，重吸收 1 个 Na^+ 和 1 个 HCO_3^-。

远曲小管和集合管的闰细胞可主动分泌 H^+。远曲小管和集合管的顶端膜中存在两种质子泵，一种是氢泵（H^+-ATP 酶），另一种为 H^+-K^+ 交换体（H^+-K^+-ATP 酶），两者均可将细胞内的 H^+ 泵入小管液中。泵入小管液中的 H^+ 可与 HCO_3^- 结合形成 H_2O 和 CO_2，也可与 HPO_4^{2-} 反应生成 $H_2PO_4^-$，同时还可与 NH_3 反应生成 NH_4^+，从而降低小管液中的 H^+ 浓度。

肾小管和集合管分泌的 H^+ 量与小管液的酸碱度有关，小管液 pH 降低时，H^+ 的分泌减少。闰细胞的质子泵可逆 1000 倍左右的 H^+ 浓度差将 H^+ 泵进小管液，当小管液 pH 降至 4.5 时，H^+ 的分泌便停止。肾小管和集合管上皮细胞的碳酸酐酶活性也受 pH 的影响，当 pH 降低时，其活性增加，可生成更多的 H^+，有利于肾的排酸保碱。

（三）NH_3 的分泌

在谷氨酰胺酶的作用下，近端小管、髓袢升支粗段和远端小管上皮细胞内的谷氨酰胺脱氨生成谷氨酸根和 NH_4^+。谷氨酸根在谷氨酸脱氢酶作用下可生成 α-酮戊二酸和 NH_4^+，其中 NH_4^+ 可离解为 H^+ 和 NH_3。

在上皮细胞内，NH_4^+ 与 NH_3 和 H^+ 两种形式处于一定的平衡状态（图 3-8）。NH_4^+ 可通过上皮细胞顶端膜上 Na^+-H^+ 交换体进入小管液（由 NH_4^+ 代替 H^+）；NH_3 是脂溶性分子，可通过单纯扩散的方式进入小管腔，也可通过基底侧膜进入细胞间液；分泌的 NH_3 与小管液中 H^+ 的结合生成 NH_4^+，NH_4^+ 与小管液中的强酸盐的负离子结合生成酸性铵盐（如 NH_4Cl），随尿排出。强酸盐中的 Na^+ 与 H^+ 交换进入上皮细胞，与 HCO_3^- 一起重吸收回血液。这一过程中，尿中每排出 1 个 NH_4^+，可有 1 个 HCO_3^- 被重吸收回血液。NH_3 的分泌与 H^+ 的分泌密切相关。如果集合管分泌 H^+ 被抑制，则尿中排出的 NH_4^+ 也会减少。

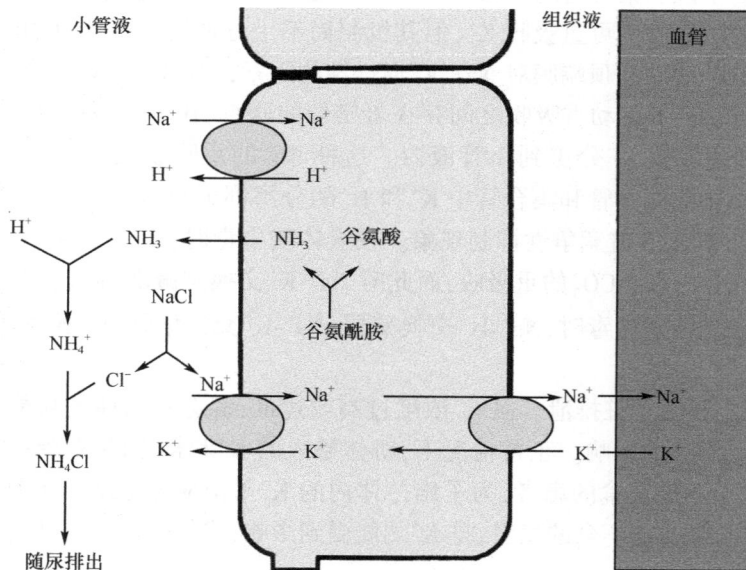

图 3-8 H^+、NH_3 和 K^+ 分泌关系示意图

（四）一些代谢产物和进入体内的异物的排泄

肌酐可通过肾小球被滤过,也可被肾小管和集合管分泌和重吸收;青霉素、酚红和一些利尿剂在血液中可与血浆蛋白结合,不能被肾小球滤过,在近端小管被主动分泌进入小管液中排出。如进入血液内的酚红,94%可由近端小管主动分泌进入小管液,并随尿液排出。因此,检测尿中酚红的排泄量可粗略判断近端小管排泄功能。肾小管和集合管对各类物质的重吸收和分泌情况(图 3-9)。

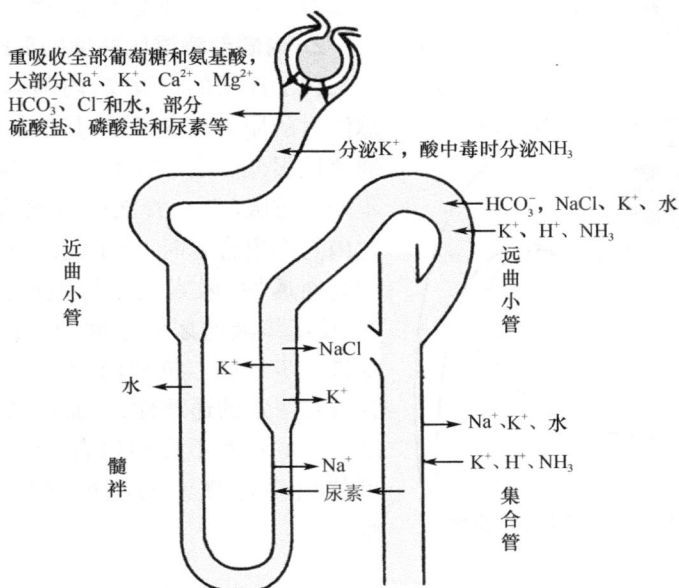

图 3-9　肾小管重吸收和分泌示意图

第三节　尿液的浓缩和稀释

一、尿液的渗透压

正常成年人体内缺水或水过剩时,血浆的渗透压可在 $50\sim1200mmol/L$ 范围内波动。当体内缺水时,机体将排出渗透浓度明显高于血浆渗透压的高渗尿,即尿液被浓缩;而体内水过剩时,将排出渗透浓度低于血浆渗透压的低渗尿,表示尿液被稀释。

二、尿液浓缩与稀释的机制

尿液的浓缩是由于小管液中的水被重吸收而溶质仍留在小管液中造成的。水的重吸收的动力来自于肾髓质渗透梯度的建立(图 3-10),即渗透浓度从髓质外层向乳头部不断升高。尿液的稀释是由于小管液中的溶质被重吸收而水不被重吸收造成的。这种情况主要发生在髓袢升支粗段,由于髓袢升支粗段对水不通透,但能主动重吸收 NaCl,使髓袢升支粗段小管液为低渗液。

肾髓质渗透梯度的形成

1. 外髓部渗透压梯度的形成 小管液经髓袢升支粗段向皮质方向流动时,由于该段上皮细胞主动重吸收 NaCl,对水却不通透,使小管液在向皮质方向流动时渗透浓度逐渐降低,而小管周围组织中由于重吸收 NaCl,渗透浓度逐渐升高,造成髓质高渗。所以外髓部组织高渗主要是由于 NaCl 主动重吸收造成的,同时该段对水不通透也促进了外髓质部高渗的形成(图 3-11)。

2. 内髓部渗透压梯度的形成

(1) 尿素的重吸收:内髓部集合管对从肾小球滤过的尿素高度通透,其他部位对其不通透或通透性很低。当小管液流至远端小管时,由于水不断被重吸收,小管液内尿素浓度逐渐升高,到达内髓部集合管时,由于此部位上皮细胞对尿素的高通透性,尿素从小管液向内髓部组织液扩散,使组织液的尿素浓度升高,内髓部的渗透浓度进一步升高。抗利尿激素可以增加内髓部集合管对尿素的通透性,从而增高内髓部的渗透浓度。严重营养不良的患者,体内尿素生成减少,可使内髓部高渗的程度降低,尿的浓缩功能减弱。

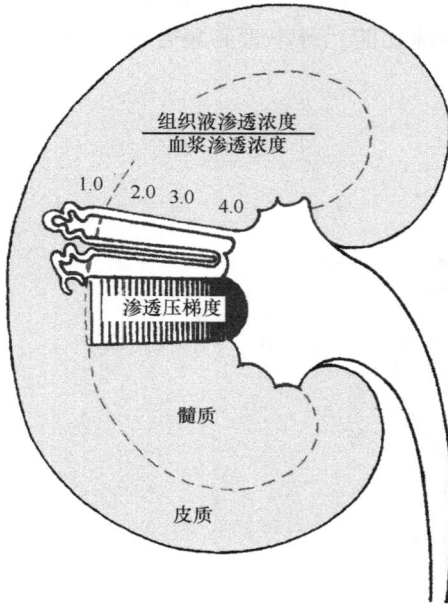

图 3-10 肾髓质渗透浓度梯度示意图

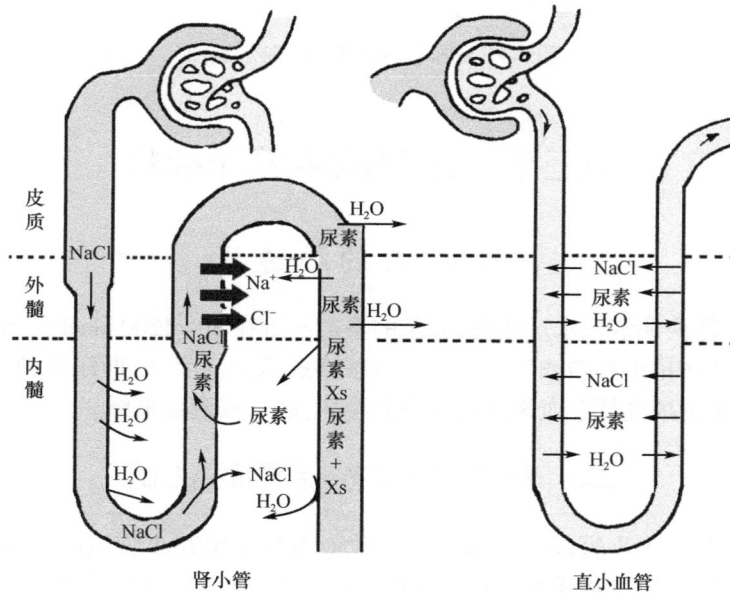

图 3-11 尿液浓缩机制示意图

粗箭头表示髓袢升支粗段主动重吸收 Na⁺ 和 Cl⁻,Xs 表示未被重吸收的溶质

由于髓袢升支细段对尿素有一定通透性,且此处小管液中尿素浓度比管外低,所以髓

质组织液中的尿素可扩散进入髓袢升支细段小管液,进而重新进入内髓集合管,再扩散进入内髓组织间液。这一循环过程称为尿素的再循环。

(2)氯化钠的重吸收:由于髓袢降支细段对水通透,而对 NaCl 和尿素相对不通透,所以当小管液从外髓部向内髓部方向流动时,水不断进入组织间隙,使小管液从上至下形成逐渐升高的渗透浓度梯度,至髓袢折返处渗透浓度达到峰值。

髓袢升支细段对水不通透,对 NaCl 通透。小管液从内髓部向皮质方向流动时,NaCl 不断向组织间液扩散,结果使小管液的 NaCl 浓度越来越低,小管外的组织间液 NaCl 浓度升高。等渗的近端小管液流入远端小管时变为低渗,而在髓质中则形成高渗液。

因而,NaCl 的主动重吸收造成外髓部组织液高渗、内髓部组织液高渗的状态是由 NaCl 和尿素共同构成的。

三、直小血管在维持肾髓质高渗中的作用

肾髓质高渗状态的建立,主要是由于 NaCl 和尿素在小管外组织间液中的积聚。这些物质之所以能持续滞留在该部位而不被循环血液带走,从而维持肾髓质的高渗环境,原因与直小血管所起的逆流交换作用密切相关。直小血管为袢状血管,其降支和升支构成一个逆流系统。该逆流系统位于肾髓质的高渗梯度环境中。直小血管壁对水和溶质都有很高的通透性。当血液在降支中向下流动时,由于血液中的溶质浓度低于同一水平髓质组织间液的溶质浓度,故组织间液中的溶质不断向直小血管内扩散,而血液中的水则扩散进入组织间液,使降支直小血管内渗透浓度逐渐升高。越向内髓部深入,直小血管中血浆渗透浓度越高。经过折返处后,血液在升支中流动时,血浆渗透压在升支的任一平面均高于同一水平的髓质组织间液,血液中的溶质向组织液进行扩散,而水又从组织间液渗透到血管中,使直小血管升支中的渗透浓度逐渐降低。这一逆流交换过程使肾髓质的渗透梯度得以维持,直小血管最后仅将髓质中多余的溶质和水带回循环血液中。

直小血管的这一作用与其血流量有关。血流量增加时,带走的肾髓质溶质增加,髓质部的渗透梯度将变小;反之,肾髓质的供氧量将降低,肾小管特别是髓袢升支粗段主动重吸收 NaCl 的能力减弱,髓质部的高渗梯度也不能维持。

第四节 尿生成的调节

尿的生成过程有赖于肾小球的滤过、肾小管和集合管的重吸收和分泌作用。机体对尿生成的调节也就是通过影响这三个基本过程来实现的。肾小球滤过作用的调节在前文已述,下面主要讨论肾小管和集合管的重吸收和分泌功能的调节,包括肾内自身调节、神经调节和体液调节。

一、肾内自身调节

(一) 小管液中溶质的浓度

小管液和上皮细胞之间的渗透压梯度是肾小管和集合管重吸收水的动力。如果小管液中某些溶质重吸收减少使其留在小管液中,小管液溶质浓度会升高,渗透压增大,就会妨碍对水的重吸收,尿量增多,这种现象称为渗透性利尿(osmotic diuresis)。

临床上给患者注射能被肾小球自由滤过但不易被肾小管重吸收的药物,如甘露醇(mannitol)、山梨醇等脱水药,通过提高小管液中溶质的浓度及渗透压,减少水的重吸收,达到利尿和消除水肿的目的,可用于脑水肿和青光眼的治疗中降低颅内压和眼内压。同理,体内的代谢产物如果超过了肾小管重吸收该物质极限,也会产生渗透性利尿效应。如糖尿病(diabetes mellitus)患者出现的多尿,就是由于小管液中葡萄糖含量增多,导致肾小管液渗透压增高,妨碍了水和 NaCl 的重吸收造成的。

(二) 球-管平衡

近端小管的重吸收率与肾小球滤过率保持着动态平衡。近端小管中 Na^+ 和水的重吸收率始终占肾小球滤过率的 65% ~ 70%,呈现为定比重吸收,这一现象称为球-管平衡。

定比重吸收主要与肾小管周围毛细血管的血浆胶体渗透压变化有关。如果肾血流量不变而肾小球滤过率增加(如出球小动脉阻力增加,入球小动脉阻力不变时),则流进近端小管周围毛细血管的血量就会减少,毛细血管血压会下降,而血浆胶体渗透压升高,这些改变都更有利于近端小管对 Na^+ 和水的重吸收;而当肾小球滤过率减少时则发生相反的变化,Na^+ 和水的重吸收量减少。在上述两种情况下,近端小管对 Na^+ 和水重吸收的百分率仍会保持在 65% ~ 70%。

球管平衡的意义在于保持尿量和尿钠的相对稳定。但球管平衡在某些情况下也可能会被打乱。例如,渗透性利尿时,近端小管重吸收量减少,而肾小球滤过率不受影响,重吸收率就会小于 65% ~ 70%,尿量和尿中 NaCl 排出量明显增多。

二、神 经 调 节

肾交感神经兴奋时主要释放去甲肾上腺素影响尿液生成。去甲肾上腺素的作用主要表现为以下几点:①通过与血管平滑肌上的 α 受体结合,使入球小动脉和出球小动脉收缩。由于前者收缩比后者更明显,肾小球毛细血管的血浆流量减少,肾小球毛细血管血压下降,肾小球有效滤过压下降,肾小球滤过率减少。②与 β 肾上腺素能受体结合,刺激球旁器的颗粒细胞释放肾素,导致血液中的血管紧张素 II 和醛固酮含量增加,Na^+ 的重吸收增加。③直接促进近端小管(主要)和髓袢对 NaCl 和水的重吸收。总之,肾交感神经兴奋时,尿量减少,NaCl 的排出减少。

三、体 液 调 节

(一) 抗利尿激素

1. 抗利尿激素的产生部位 抗利尿激素(antidiuretic hormone,ADH)又称血管升压素(vasopressin,VP),因其第八位氨基酸残基为精氨酸,故又称精氨酸血管升压素(arginine vasopressin,AVP),是下丘脑的视上核和室旁核的神经元分泌的一种激素。它在细胞体中合成后,经下丘脑-垂体束被运输到神经垂体储存。当神经元受到刺激,含有抗利尿激素的囊泡将抗利尿激素释放到周围的组织间液,抗利尿激素随后扩散到周围的毛细血管。

2. 抗利尿激素的作用 抗利尿激素的主要作用是提高远曲小管和集合管上皮细胞对水的通透性,增加水的重吸收,使尿液浓缩、尿量减少。另外,抗利尿激素能增加髓袢升支粗段对 NaCl 的通透性,NaCl 重吸收增多;还能增加内髓部集合管对尿素的通透性,提高髓质组织间液的渗透浓度,有利于尿液的浓缩。

3. 抗利尿激素分泌的调节　影响抗利尿激素释放的因素很多,其中最重要的因素是体液渗透压和循环血量。

体液渗透压的改变是调节抗利尿激素的最重要因素之一。当大量出汗、严重呕吐或严重腹泻时,机体失水多于溶质丧失,致使血浆晶体渗透压升高,刺激下丘脑的渗透压感受器,进而使抗利尿激素增多,尿量减少。相反,在大量饮水后,体液被稀释,血浆晶体渗透压降低,抗利尿激素释放减少或停止,尿液稀释,尿量增加。

饮用大量清水引起尿量增多的现象,称为水利尿(water diuresis)(图 3-12)。正常人一次饮用 1000ml 清水,约半小时后尿量开始增加,到第一小时末,尿量开始减少,约 2~3 小时后尿量恢复到原来水平。

当循环血量减少时,对心肺感受器的刺激减弱,经迷走神经传入至下丘脑的信号减少,抗利尿激素释放增加,尿量减少;反之,当循环血量增多时,抑制抗利尿激素释放,尿量增加。

动脉血压的改变也可以通过压力感受器对抗利尿激素的释放进行调节。当动脉血压在正常范围时(平均动脉血压为100mmHg),压力感受器传入冲动对抗利尿激素的释放起抑制作用。当动脉血压低于正常水平时,抗利尿激素释放增加。心肺容量感受器和压力感受器在调节抗利尿激素

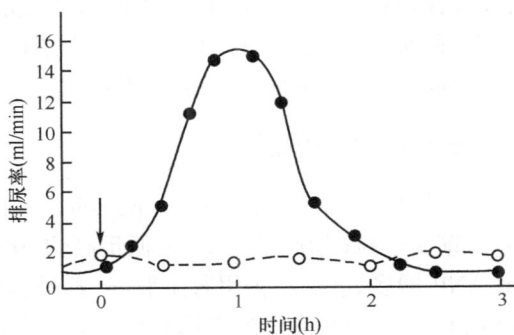

图 3-12　水利尿示意图
一次饮 1L 清水(实线)或 1L 生理盐水(虚线)后的尿量的变化

释放时,其敏感性比渗透压感受器要低一些,一般需要血容量或动脉血压降低 5%~10%时,才能刺激抗利尿激素释放。

(二)肾素-血管紧张素-醛固酮系统

肾素由肾脏的球旁细胞合成、储存和释放。肾素可作用于血管紧张素原,生成十肽的血管紧张素 Ⅰ(Ang Ⅰ),Ang Ⅰ 在血管紧张素转换酶(ACE)的作用下,生成血管紧张素 Ⅱ(Ang Ⅱ)。Ang Ⅱ 则可在相应的酶作用下,生成七肽的血管紧张素 Ⅲ(Ang Ⅲ)。Ang Ⅱ 和 Ang Ⅲ 均可刺激肾上腺皮质分泌醛固酮。

1. 肾素分泌的调节　以下三种因素能够影响肾素的释放:

(1)入球小动脉的牵张感受器和致密斑:当肾动脉灌注压降低,入球小动脉受牵拉的程度减小,刺激肾素释放;当肾小球滤过率减少或其他原因导致流经致密斑的小管液中 Na^+ 量减少时,肾素释放增加。

(2)神经机制:肾交感神经兴奋,通过颗粒细胞上的 β 肾上腺素能受体,促进肾素的释放。

(3)体液机制:循环血液中的儿茶酚胺,肾内生成的 PGE_2 和 PGI_2,均可刺激颗粒细胞释放肾素。

当由于出血等原因造成有效动脉血容量降低时,这三种因素共同作用引起肾素的释放

增加,使动脉有效循环血量恢复正常。所以这一调节属于负反馈调节。相反,如果有效动脉血容量升高则抑制肾素的释放。

2. 血管紧张素Ⅱ减少肾脏排钠 Ang Ⅱ可通过下列途径促进对 Na^+ 的重吸收:①改变肾血流动力学促进近端小管对 Na^+ 的重吸收;②促进肾上腺皮质合成和释放醛固酮;③促进肾小管上皮 Na^+-H^+ 交换而重吸收 Na^+;④作用于脑内室周器,刺激血管升压素释放,同时促使交感神经活性增强。

3. 醛固酮的作用及分泌调节 醛固酮是由肾上腺皮质球状带细胞合成并分泌的一种激素,作用于远曲小管和集合管的上皮细胞,可增加 K^+ 的排泄,促进 Na^+ 和水的重吸收。

醛固酮的分泌主要受肾素-血管紧张素系统以及血钾浓度和血钠浓度的调节。肾素-血管紧张素系统激活时,血管紧张素Ⅱ和血管紧张素Ⅲ可刺激肾上腺皮质球状带分泌醛固酮。血 K^+ 浓度增高和(或)血 Na^+ 浓度降低也可直接刺激肾上腺皮质球状带分泌醛固酮增加,导致保钠排钾;反之,血 K^+ 浓度降低和(或)血 Na^+ 浓度增高时,醛固酮的分泌减少,可保持血 K^+ 和血 Na^+ 浓度的相对稳定。醛固酮分泌量对血 K^+ 浓度依赖性很强,血 K^+ 仅增加 $0.5 \sim 1.0mmol/L$ 就能使醛固酮分泌增加。

(三) 心房钠尿肽

心房钠尿肽(atrial natriuretic peptide,ANP)是由心房肌细胞合成并释放的一种激素。当心房壁受牵拉(如血量过多、头低足高位、中心静脉压升高等)时,可刺激心房肌细胞使之释放 ANP 增多。此外,去甲肾上腺素、乙酰胆碱、降钙素基因相关肽、抗利尿激素也可刺激 ANP 的释放。ANP 的主要作用是促进血管平滑肌舒张,促进肾脏排钠、排水。

第五节 清 除 率

一、清除率的概念和计算方法

清除率(clearance,C)是衡量肾功能的重要指标,是指两肾脏在单位时间(一般为每分钟)内能将多少毫升血浆中的某一物质完全清除出去,这个被完全清除的某物质的血浆毫升数,就称为该物质的清除率。计算某物质 X 的清除率 C_X,需要测定三个数值:①单位时间内排出的尿量——$V(ml/min)$;②尿中所含某物质的浓度——$U_X(mg/dl)$;③物质在血浆中的浓度——$P_X(mg/dl)$。

每分钟该物质的排出量为 $U_X \times V(mg/min)$,因为尿中该物质完全来自血浆,所以:

$$C_X = U_X \times V/P_X(ml/min)$$

例如,Na^+ 清除率的计算方法为:如测得尿量 V 为 $1ml/min$,尿中的 Na^+ 浓度 U 为 $280mmol/L$,血浆 Na^+ 浓度 P 为 $140mmol/L$,算得 Na^+ 的清除率为 $2ml/min$,表示肾每分钟清除了 $2ml$ 血浆中所含的 Na^+。但是各种物质在肾脏的清除率并不一样。例如,葡萄糖和氨基酸的清除率为零,因为尿中不含葡萄糖和氨基酸;尿素清除率为 $70ml/min$。

必须指出,所谓每分钟被完全清除了某物质的血浆毫升数,仅是一个推算的数值。实际上,肾并不可能把这部分血浆中的某物质完全清除掉,而可能仅仅清除其中的一部分。但是,肾清除该物质的量可以相当于一定毫升血浆中所含的该物质的量。所以说,清除率所代表的血浆毫升数是一个相对量。清除率能反映肾对不同物质的排泄能力,是一个较好的肾功能测定方法。

二、测定清除率的意义

（一）可测定肾小球滤过率

已知肾每分钟排出某种物质 X 的量为 $U_X \times V$，如果该物质可经肾小球自由滤过进入小管液，又可被肾小管和集合管重吸收和分泌，则每分钟排出的该物质的量应是每分钟肾小球滤过量、重吸收量（R_X）和分泌量（S_X）的代数和，而每分钟该物质通过肾小球滤过的量为肾小球滤过率（GFR）和该物质血浆浓度（P_X）的乘积，因此每分钟该物质的排出量为：

$$U_X \times V = GFR \times P_X - R_X + S_X$$

肾小球滤过率可通过测定菊粉（inulin）清除率和内生肌酐清除率等方法来测定。

1. 菊粉清除率　如果某种物质可自由通过肾小球滤过膜，则该物质在肾小囊超滤液中的浓度与血浆浓度相同。如果该物质在肾小管和集合管中既不被重吸收又不被分泌，由上式可知，单位时间内该物质在肾小球滤过的量应等于从尿中排出该物质的量，因此该物质的清除率就等于肾小球滤过率。菊粉是符合这个条件的物质，所以它的清除率可用来代替肾小球滤过率，即：

$$U_{菊粉} \times V = GFR \times P_{菊粉}$$

$$C_{菊粉} = GFR = U_{菊粉} \times V / P_{菊粉}$$

其中，$C_{菊粉}$ 代表的是菊粉的清除率，$U_{菊粉}$ 和 $P_{菊粉}$ 分别代表尿中和血浆中菊粉的浓度。如果血浆菊粉浓度维持在 1mg/100ml，测得尿量是 1ml/min，尿菊粉浓度是 125mg/100ml，则菊粉清除率是 $C_{菊粉} = U_{菊粉} \times V / P_{菊粉} = 125ml/min$，因此肾小球滤过率是 125ml/min。

2. 内生肌酐清除率　由于菊粉实验操作繁杂，所以临床上常用较为简单的内生肌酐清除率来推测肾小球滤过率。所谓内生肌酐是指体内组织代谢所产生的肌酐，它的清除率在数值上较接近肾小球滤过率，因此能用来测定肾小球滤过率。临床上常用内生肌酐清除率来反映肾小球滤过率。但由于肉类食物中含肌酐，所以实验前 2~3 日，被试对象禁食肉类，以免从食物中摄入过多的外来肌酐。其他饮食照常，但要避免剧烈运动或体力活动，防止肌肉运动产生肌酐。这样，受试者血浆中的肌酐浓度以及在一昼夜内肌酐的尿中排出量都比较稳定。试验时，不必另给肌酐溶液，只需从第 3 天清晨起收集 24h 的尿，合并起来测定混合尿中的肌酐浓度，计算尿量，并测定血浆肌酐浓度，通过公式计算可得肌酐清除率。

由于肾小管和集合管能分泌少量肌酐，也能重吸收少量肌酐，因此内生肌酐清除率不能直接代替肾小球滤过率。

（二）可测定肾血流量

如果血浆在流经肾脏后，某种物质可通过滤过和分泌被完全清除掉，则该物质每分钟从尿中的排出量（$U_X \times V$）应等于每分钟肾血浆流量（RPF）与血浆中该物质浓度（P_X）的乘积，即：

$$U_X \times V = RPF \times P_X$$

碘锐特（diodrast）或对氨基马尿酸（para-aminohippuric acid，PAH）的钠盐符合上述条件，因此碘锐特或 PAH 的清除率可用来代表有效肾血浆流量（effective renal plasma flow），即每分钟流经两肾全部肾单位的血浆量。通过测定 PAH 清除率可以计算肾血浆流量。如

测得 PAH 清除率为 594ml/min,假定肾动脉血中的 PAH 有 90% 被肾脏清除,则

$$RPF = 594ml/min \div 90\% = 660ml/min$$

若已知 GFR,就可进一步计算出滤过分数。根据肾血浆流量和红细胞比容,还可计算出肾血流量(RBF)。若测得受试者的红细胞比容为 45%,肾血浆流量为 660ml/min,则

$$RBF = 660ml/min \div (1-45\%) = 1200ml/min$$

(三) 推测肾小管的功能

通过对各种物质清除率的测定,可以推测出哪些物质能被肾小管净重吸收,哪些物质能被肾小管净分泌,从而推测肾小管对不同物质的转运功能。例如,可以自由通过滤过膜的物质,如尿素和葡萄糖,它们的清除率均小于肾小球滤过率。说明该物质滤过之后被重吸收了,其清除率才能小于肾小球滤过率。但是,不能由此而推断该物质不会被分泌,因为只要重吸收量大于分泌量,其清除率仍可小于肾小球滤过率。如果一种物质的清除率大于肾小球滤过率,如肌酐的清除率可达 170ml/min,表明肾小管必定能分泌该物质。但是,不能由此推断说该物质不会被重吸收,因为只要分泌量大于重吸收量,其清除率仍可大于肾小球滤过率。

第六节　尿 的 排 放

尿液的生成是一个连续不断的过程。尿液经输尿管(ureters)到达膀胱(bladder),输尿管每分钟蠕动 1~5 次,将尿液从肾盂运送到膀胱。尿液在膀胱内储存并达到一定量时,才能引起反射性排尿,将尿液经尿道排出体外。

一、膀胱和尿道的神经支配

膀胱逼尿肌和内括约肌都受副交感和交感神经的双重支配(图 3-13)。副交感神经节前神经元的胞体位于脊髓第 2~4 骶段,节后纤维末梢释放的乙酰胆碱能激活逼尿肌上的 M

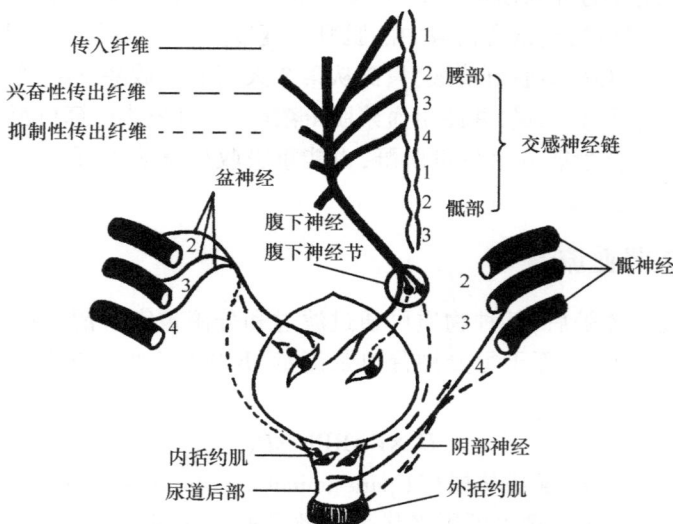

图 3-13　膀胱和尿道的神经支配

受体,使逼尿肌收缩。盆神经中也含感觉纤维,能感受膀胱壁被牵拉的程度。后尿道的牵张刺激是诱发排尿反射的主要信号。除盆神经外,阴部神经(pudendal nerve)也支配膀胱外括约肌。阴部神经为躯体运动神经,故膀胱外括约肌的活动可随意控制。阴部神经兴奋时,膀胱外括约肌收缩;反之则舒张。排尿反射可反射性抑制阴部神经的活动。刺激交感神经可使膀胱逼尿肌松弛,内括约肌和血管收缩。

二、排 尿 反 射

排尿反射是一种脊髓反射,即该反射在脊髓水平即可完成。但排尿反射在正常情况下又受脑的高级中枢控制,可根据当时所处环境有意识地加强或抑制其反射过程。

膀胱具有两个功能,一是储存尿液,二是在适当的时候排空尿液。当膀胱充盈时,它可以通过调节肌张力和容量使膀胱内压保持不变。膀胱外括约肌在阴部神经的支配下持续处于关闭状态。在正常成人,当膀胱内液体量达到100~150ml时,才有膀胱充盈的感觉;当尿液达到150~250ml时,有排尿的感觉;当膀胱内的尿液达到350~400ml,就会感觉非常不舒服,此时膀胱内压约为10cmH$_2$O。如果尿液再增加,膀胱内压力会陡增,可能是由于膀胱逼尿肌的反射性收缩所致。如果尿液增加到700ml,膀胱内压随之会增加到35cmH$_2$O,逼尿肌就会出现节律性收缩,排尿欲将明显增强,但此时还可有意识的排尿。当膀胱内压达到70cmH$_2$O,就会出现明显的痛感,以至于不得不排尿。

当膀胱尿量充盈到一定量(400~500ml)时,膀胱壁的牵张感受器受刺激后兴奋,冲动沿盆神经传入到达位于骶髓的排尿反射初级中枢;同时,冲动也到达脑干和大脑皮层的排尿反射高位中枢,并产生尿意。排尿反射进行时,冲动沿盆神经传出引起逼尿肌收缩,尿道内括约肌松弛,尿液进入后尿道。同时,尿液还可以刺激后尿道的感受器,冲动沿阴部神经再次传到脊髓初级排尿中枢,进一步加强排尿反射,使逼尿肌收缩、外括约肌开放,于是尿液被强大的膀胱内压(可高达150cmH$_2$O)驱出。这是一种正反馈,直至尿液排完为止。在排尿末期,尿道海绵体肌肉收缩,将残留于尿道的尿液排出体外。此外,在排尿时,腹肌和膈肌的收缩也产生较高的腹内压,克服阻力,协助排尿。

健康成人的排尿活动受意识的控制,但对于婴幼儿来说,大脑发育尚未完善,对初级排尿中枢的控制能力较弱,所以小儿排尿次数多,夜间易发生遗尿现象。

如果排尿反射的反射弧中的任何一个部位受损,或骶段脊髓排尿中枢与高位中枢失去联系,都将导致排尿异常。如膀胱的传入神经受损,膀胱充盈的传入信号不能传至骶段脊髓,则膀胱充盈时不能反射性引起张力增加,虽然膀胱充盈膨胀,但膀胱壁张力反而下降,称无张力膀胱。当膀胱过度充盈时,可出现从尿道溢出数滴尿液的现象,称为溢流性尿失禁。如果支配膀胱的传出神经(盆神经)或骶段脊髓受损,排尿反射将不能发生,膀胱变得松弛扩张,大量尿液不能及时排出而滞留在膀胱内,导致尿潴留。若高位脊髓受损,骶部排尿中枢的活动不能得到高位中枢的控制,虽然脊髓排尿反射的反射弧完好,但不可控制,此时可出现尿失禁,这种情况主要发生在脊休克恢复后。

(宝东艳)

第四章 泌尿系统疾病

第一节 肾小球肾炎

肾小球肾炎(glomerulonephritis,GN)简称肾炎,是一组以肾小球损害为主的疾病。肾小球肾炎分为原发性肾小球肾炎(primary glomerulonephritis)、继发性肾小球疾病(secondary glomerular diseases)及遗传性肾炎(hereditary nephritis)。原发性肾小球肾炎是指原发于肾脏的独立性疾病,肾脏为唯一或主要受累的脏器。继发性肾小球疾病是指一些全身性疾病引起的肾小球病变,如系统性红斑狼疮、高血压病、糖尿病、某些遗传性疾病等。遗传性肾炎指一组以肾小球改变为主的遗传性家族性肾脏疾病。

一、病因及发病机制

肾小球肾炎的确切病因和发病机制尚未完全清楚。大量的临床及实验研究表明大多数肾小球肾炎由免疫机制引起,主要机制为抗原抗体复合物沉积引起的变态反应。

引起肾小球肾炎的抗原有内源性和外源性两大类。内源性抗原包括肾小球性(足细胞的足突抗原、肾小球基膜抗原、内皮细胞和系膜细胞的膜抗原等)和非肾小球性(核抗原、DNA、免疫球蛋白、甲状腺球蛋白和肿瘤抗原等);外源性抗原包括生物性病原体(细菌、病毒、寄生虫、真菌和螺旋体等)感染的产物、药物、外源性凝集素和异种血清等。

抗原抗体复合物沉积引起肾小球损伤主要有以下两种机制:①可溶性免疫复合物在肾小球内沉积引起损伤;②抗体在肾小球内与抗原结合,形成原位免疫复合物。此外,其他与肾炎发生有关的免疫机制包括细胞免疫、补体的激活和细胞毒反应等。

(一) 循环免疫复合物沉积

抗体与非肾小球性的可溶性抗原结合,形成免疫复合物,随血液流经肾脏时,沉积在肾小球内与补体结合,引起肾小球的损伤,属于Ⅲ型超敏反应。免疫复合物在电镜下表现为高电子密度的致密物,可分别定位于系膜区、内皮细胞与基膜之间、基膜与足细胞之间。有些沉积物可同时出现在其中一个以上的部位。免疫荧光检查可显示沉积物内的免疫球蛋白或补体。

循环免疫复合物是否能在肾小球内沉积受多种因素影响,其中两个重要的因素是复合物分子大小和溶解度。当抗原明显多于抗体时,可形成小分子可溶性免疫复合物,易通过肾小球滤出,不引起肾小球损伤。当抗体明显多于抗原时,可形成大分子不溶性免疫复合物,常被单核巨噬细胞清除,很少沉积于肾小球。只有当抗原稍多于抗体或抗原与抗体等量时,所形成的免疫复合物在血液中能保存较长时间,沉积于肾小球,引起肾小球的损伤。

(二) 原位免疫复合物形成

抗体直接与肾小球本身的抗原成分或经血液循环植入肾小球的抗原反应,形成的复合物称原位免疫复合物(in situ immune complex)。

由原位免疫复合物沉积引起的肾炎,已建立了两个经典的动物模型,分别叙述如下。①抗肾小球基膜肾炎:由抗体直接与肾小球基膜本身的抗原成分发生反应而引起。将大鼠肾皮质匀浆注入兔后,提取抗肾小球基膜抗体,将该抗体注入健康大鼠体内引起肾炎。在实验动物中,抗肾小球基膜抗体由外源性肾脏抗原引起,而人类抗肾小球基膜肾炎由抗肾小球基膜的自身抗体引起。肾小球基膜抗原性的形成,可能与感染或其他因素使基膜结构发生改变或某些病原微生物与肾小球基膜具有共同抗原性而引起的交叉反应有关。抗肾小球基膜肾炎在人类肾炎中占 1% ~5% 。免疫荧光检查显示抗体沿基膜沉积。② Heymann肾炎:是研究人类原发性膜性肾小球肾炎的经典动物模型。以近曲小管刷状缘成分为抗原免疫大鼠,诱发与人膜性肾小球肾炎相似的病变。刷状缘与足突膜具有共同抗原性,抗体在肾小球基膜外侧足突膜处与抗原结合,并激活补体,形成典型的上皮下沉积物。电镜检查显示足细胞与毛细血管基膜之间有许多小块状电子致密沉积物。免疫荧光检查显示沿基膜弥漫分布颗粒状的免疫球蛋白或沉积的补体。

(三) 细胞免疫在肾小球肾炎发生中的作用

研究表明,细胞免疫产生的致敏 T 细胞在肾小球肾炎的发生中起重要作用。在实验动物模型中,将其体内的致敏 T 细胞输入另一个体,引起肾小球肾炎。细胞免疫可能是引起未发现免疫复合物沉积的肾炎发病的主要机制。

(四) 肾小球肾炎发生中的炎症介质

参与肾小球肾炎形成的炎症介质有以下几种:

(1) 肾小球固有细胞及其产物:肾小球固有细胞(内皮细胞、系膜细胞和上皮细胞)受炎症刺激后,可分泌多种炎症介质,如白细胞介素-1 等细胞因子、转化生长因子、上皮细胞生长因子、血小板衍生生长因子、胰岛素样生长因子、花生酸衍生物、内皮素和一氧化氮等。

(2) 补体的激活:个别类型的肾炎可由补体替代途径激活,可不伴有免疫复合物的沉积。

(3) 炎细胞及其产物:单核巨噬细胞、中性粒细胞、淋巴细胞、自然杀伤细胞等在参与抗体和细胞介导的免疫反应时浸润至肾小球,释放大量生物活性因子,参与炎性病变。

二、基本病理变化

肾穿刺进行肾组织的病理学检查在肾小球疾病的诊断方面具有非常重要的作用。常规病理学检查方法包括光镜法、免疫荧光法和电镜法。组织切片除常规苏木素-伊红(HE)染色外,常用的特殊染色技术包括过碘酸-Schiff(PAS)和 Masson 三色和过碘酸六胺银(PASM)等特殊染色。基本病理变化如下。

1. 肾小球细胞增生 发生增生性肾小球肾炎时,肾小球系膜细胞、内皮细胞和上皮细胞增生,肾小球体积增大,细胞数量增多。

2. 基膜增厚和系膜基质增多 基膜的改变可以是自身的增厚,也可以由内皮下、上皮下或基膜内免疫复合物沉积引起。病变累及系膜时系膜细胞增生,系膜基质增多,严重时可导致肾小球硬化。

3. 炎性渗出和坏死 发生肾炎时,肾小球内可有中性粒细胞、单核/巨噬细胞及淋巴细胞浸润和纤维素渗出,毛细血管壁发生纤维素样坏死,可伴有血栓形成。

4. 玻璃样变和硬化 肾小球内有大量均质的嗜酸性物质沉积,其成分为血浆蛋白、增厚的系膜和增生的系膜基质。玻璃样变导致肾小球内细胞减少或消失,毛细血管管腔闭塞,胶原纤维增加,形成节段性或整个肾小球硬化。

5. 肾小管和间质的病变 肾小管上皮细胞可以发生变性,管腔内可以出现由蛋白质、细胞或细胞碎片浓缩聚积形成的管型。当肾小球发生玻璃样变和硬化时,肾小管可以萎缩、消失;间质可充血、水肿,伴炎细胞浸润或纤维化。

三、临 床 表 现

肾小球肾炎患者临床上有不同的症状和体征,可形成具有结构和功能相互联系的症状组合,即肾炎综合征(syndrome)。肾炎的主要临床表现分以下八个类型:

1. 急性肾炎综合征(acute nephritic syndrome) 起病急,常表现为血尿、轻到中度蛋白尿,常伴轻度水肿和高血压。重症患者可出现氮质血症或肾功能不全。

2. 快速进行性肾炎综合征(rapidly progressive nephritic syndrome) 起病急,表现为血尿、蛋白尿,迅速出现少尿或无尿,伴氮质血症,导致急性肾衰竭。

3. 肾病综合征(nephrotic syndrome) 主要表现为大量蛋白尿、高度水肿、低蛋白血症和高脂血症。

4. 慢性肾炎综合征(chronic nephritic syndrome) 主要表现为多尿、夜尿、低比重尿、高血压、贫血、氮质血症和尿毒症。

5. 无症状性血尿或蛋白尿(asymptomatic hematuria or proteinuria) 持续或复发性镜下或肉眼血尿,可伴有轻度蛋白尿。

6. 隐匿性肾炎综合征 患者无症状,仅有镜下血尿或蛋白尿。

7. 肾衰竭(renal failure) 临床表现为少尿、无尿或多尿,高血压,血肌酐和尿素氮升高,分为急性和慢性肾衰竭,各型肾炎终末阶段都可导致肾衰竭。

8. 尿毒症(uremia) 是肾衰竭晚期所出现的一系列自体中毒的症状和体征。由于体内毒性物质的刺激和水电解质平衡失调,出现胃肠道、神经、肌肉和心血管等多个系统的病变,电解质紊乱和代谢紊乱可导致肾性贫血和肾性骨病。

四、病 理 类 型

肾小球的病变根据其分布特点描述为弥漫性(diffuse)、局灶性(focal)、球性(global)和节段性(segmental)。弥漫性指病变累及肾小球全部或大部分(50%以上);局灶性指病变累及少数肾小球(50%以下);球性指病变累及整个或几乎整个肾小球;节段性指病变仅累及肾小球的一部分。

原发性肾小球肾炎可分为以下几类:

(1)弥漫性毛细血管内增生性肾小球肾炎;

(2)快速进行性肾小球肾炎;

(3)膜性肾小球肾炎;

(4)轻微病变性肾小球肾炎;

(5)局灶性节段性肾小球硬化;

（6）膜增生性肾小球肾炎；

（7）系膜增生性肾小球肾炎；

（8）IgA 肾病；

（9）慢性肾小球肾炎。

（一）弥漫性毛细血管内增生性肾小球肾炎

弥漫性毛细血管内增生性肾小球肾炎（acute diffuse proliferative glomerulonephritis）多在扁桃体炎等上呼吸道或皮肤感染 1~4 周后发病，其发病多与 A 组乙型溶血性链球菌感染有关，又称链球菌感染后肾小球肾炎（post- streptococcal，GN）。本型多见于儿童和青少年，成人亦可发生，为临床最常见的类型，主要表现为急性肾炎综合征。

肉眼观，双侧肾脏轻到中度肿大，被膜紧张，表面充血，色较红，称为大红肾。部分病例肾脏表面和切面可见散在粟粒大小的出血点，亦称为"蚤咬肾"。

光镜下，弥漫性肾小球体积增大，内皮细胞和系膜细胞增生，早期可见中性粒细胞和单核细胞浸润（图 4-1，彩图-16）。有时伴有壁层上皮细胞的增生。增生的细胞使毛细血管腔狭窄甚至闭塞，流经肾小球的血量减少。病变严重时毛细血管壁发生节段性纤维素样坏死，血管破裂、出血。

肾小管上皮细胞发生水样变性、玻璃样变及脂肪变性等，管腔内可出现蛋白管型、红细胞管型、白细胞管型及颗粒管型等。肾间质充血、水肿，伴少量中性粒细胞和淋巴细胞浸润。

免疫荧光显示，免疫球蛋白 IgG 和补体 C3 呈颗粒状沉积于肾小球基膜和系膜区。

电镜下，脏层上皮细胞和基膜之间可见高密度电子致密物沉积，呈驼峰状突起。

临床常表现为急性肾炎综合征。多数儿童患者预后好，但有不到 1% 的患儿症状无改善，并转变为快速进行性肾小球肾

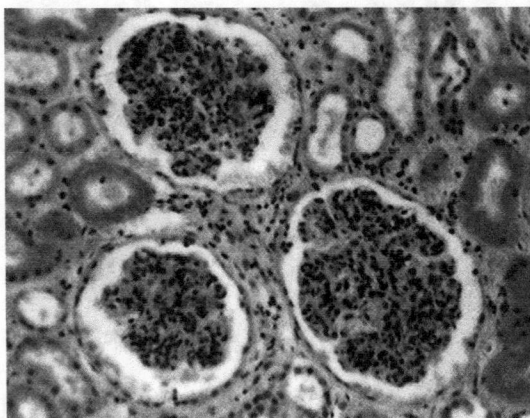

图 4-1　弥漫性毛细血管内增生性肾小球肾炎

炎。另外有 1%~2% 的患儿病变缓慢进展，转为慢性肾炎。持续大量蛋白尿和肾小球滤过率下降提示预后不佳。成人患者预后较差，15%~50% 的患者转为慢性，可在几年或几十年内发展为终末期肾病。

（二）快速进行性肾小球肾炎

快速进行性肾小球肾炎（rapidly progressive glomerulonephritis，RPGN）为一组病情急速发展的肾小球肾炎，患者临床上由蛋白尿、血尿等症状迅速发展为严重的少尿和无尿，进行性肾衰竭，如不及时治疗，常在数周至数月内因急性肾衰竭而死亡。病理学特征是大量（50% 以上）肾小球内新月体形成，故又称新月体性肾小球肾炎。

根据免疫学和病理学检查的结果可分为三个类型：

（1）Ⅰ型：抗肾小球基膜肾炎。免疫荧光显示肾小球基膜内出现 IgG 和 C3 的线状沉

积。部分患者体内有抗肾小球基膜抗体,可与肺泡基膜发生交叉反应,引起肺出血,伴有血尿、蛋白尿和高血压等肾炎症状,常发展为肾衰竭,此类病例称为肺出血-肾炎综合征(goodpasture syndrome)。

(2)Ⅱ型:免疫复合物性肾炎。我国较常见。本型病理学特征是免疫复合物沉积和大量新月体形成。免疫荧光显示颗粒状荧光,电镜见电子致密沉积物。

(3)Ⅲ型:免疫反应缺乏型。抗肾小球基膜抗体或抗原抗体复合物均阴性。一些患者血清内有抗中性粒细胞胞质抗体,该抗体与某些血管炎有关。

肉眼观,双侧肾脏肿大,颜色苍白,皮质表面常有点状出血,皮质切面增厚。

光镜下,病变特征为多数(通常在50%以上)肾小球内有新月体形成。构成新月体的成分是增生的壁层上皮细胞和渗出的单核巨噬细胞,有时有中性粒细胞和淋巴细胞,在毛细血管球外侧呈新月状或环状分布。早期新月体以细胞成分为主,为细胞性新月体(cellular crescent)(图4-2,彩图-17);后期纤维成分增多,形成纤维-细胞性新月体;最终新月体纤维化,成为纤维性新月体。新月体形成使肾小球囊腔变窄或闭塞,并压迫毛细血管丛,使肾小球功能丧失。

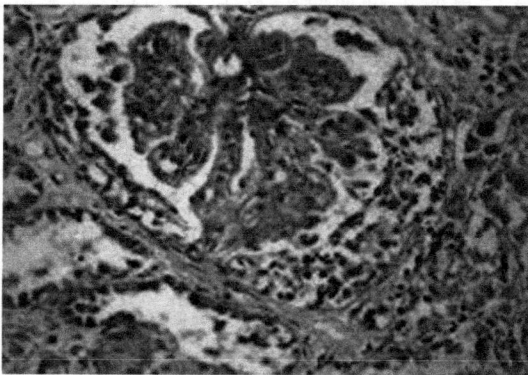
图4-2 肾小球囊壁层上皮细胞增生形成细胞性新月体

肾小管上皮细胞玻璃样变性,病变肾单位所属肾小管上皮细胞萎缩甚至消失。肾间质水肿,炎细胞浸润,后期纤维化。

免疫荧光显示,Ⅰ型显示IgG和C3沿肾小球毛细血管壁呈线状沉积;Ⅱ型显示不同的免疫球蛋白和C3在肾小球不同部位呈颗粒状沉积;Ⅲ型显示IgG和C3阴性。

电镜下,肾小球基膜缺损、断裂,新月体形成。Ⅱ型可见电子致密物沉积。

临床表现为快速进行性肾炎综合征,随病变进展,最终导致肾衰竭。

此型肾炎预后较差,与新月体形成的比例相关。形成新月体的肾小球比例小于80%的患者预后稍好于比例更高者。

(三)肾病综合征及相关的肾炎类型

1. 微小病变性肾小球肾炎(minimal change glomerulonephritis) 是引起儿童肾病综合征的常见原因,病变特点是光镜下肾小球无明显变化,而肾小管上皮细胞内有大量脂质沉积,又称脂性肾病(lipoid nephrosis)。

肉眼观,肾脏体积增大,颜色苍白,切面皮质因肾小管上皮细胞内脂质沉着而出现黄白色条纹。

光镜下,肾小球无病变或仅见局灶节段性轻度异常。近曲小管上皮细胞内出现大量脂滴和玻璃样小体。

免疫荧光显示,肾小球内无免疫球蛋白或补体沉积。

电镜下,基膜形态正常,无沉积物。肾小球弥漫性脏层上皮细胞足突融合,称为足突病(foot process disease)。

临床上表现为肾病综合征。尿内蛋白成分主要是小分子白蛋白,属选择性蛋白尿。通常无血尿及高血压,肾功能无损害。此病多发生于 2~6 岁的儿童,皮质类固醇治疗对 90% 以上的儿童患者疗效好,但部分患者可能复发。不到 5% 的儿童最终发生慢性肾衰竭。成人患者对皮质类固醇治疗反应缓慢或不明显,慢性肾衰竭发生率较高。

2. 局灶性节段性肾小球硬化(focal segmental glomerulosclerosis) 病变特征是部分肾小球硬化呈局灶性或节段性。临床上主要表现为肾病综合征。

光镜下,病变呈局灶性分布,早期仅累及皮髓质交界处的肾小球,以后逐渐波及皮质全层。病变肾小球内部分小叶和毛细血管袢内系膜基质增多,血管塌陷,透明物质沉积。病变持续发展可引起肾小球硬化,并出现肾小管基膜增厚、细胞萎缩和间质纤维化。

免疫荧光显示,肾小球硬化区有 IgM 和补体 C3 沉积。

电镜下,系膜基质增多,肾小球基膜增厚,脏层上皮细胞足突融合。

大部分患者临床表现为肾病综合征,少数表现为蛋白尿。此病是引起儿童肾病综合征的常见原因,同时引起成人肾病综合征的数量也有所增加。本型预后差,约半数患者在十年内发展至肾衰竭。成人预后较儿童更差。

3. 膜性肾小球肾炎(membranous glomerulonephritis) 是引起成人肾病综合征最常见的原因。多见于中老年人,40 岁以上为发病高峰期。病变特征是上皮下电子致密物沉积,导致弥漫性毛细血管壁增厚。

肉眼观,双侧肾脏肿大,颜色苍白,故称"大白肾"(图 4-3,彩图-18)。

光镜下,早期改变不明显,毛细血管管腔无显著变化,后期出现基膜弥漫性增厚,毛细血管管腔变狭窄。上皮下免疫复合物沉积,免疫复合物之间出现新生的基膜样物质并形成钉状突起。

免疫荧光显示,IgG、C3 在基膜呈颗粒状沉积,偶见 IgM 的沉积。

电镜下,上皮细胞肿胀,足突消失,上皮下电子致密物沉积,电子致密物之间新生基膜样物质形成钉状突起,银染色显示钉突与基膜垂直相连,形如梳齿。随着病情进展,钉突向沉积物表面延伸,覆盖沉积物,基膜增厚,其中的沉积物部分溶解消失,不规则增厚的基膜呈虫蚀状。虫蚀状空隙逐渐由基膜物质充填。

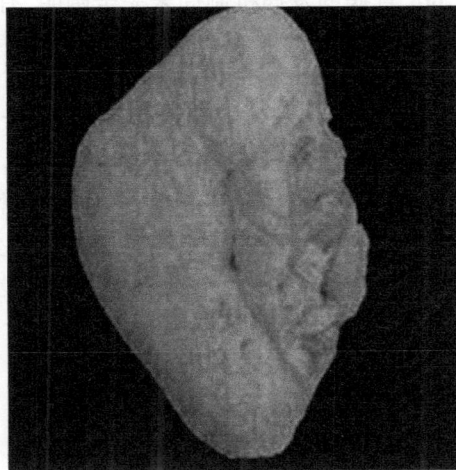

图 4-3 膜性肾小球肾炎

临床主要表现为肾病综合征,由于基膜严重损伤,通透性明显增高,大量血浆蛋白(大、小分子蛋白)经肾小球滤过,表现为严重的非选择性蛋白尿。病程较长,对肾上腺皮质激素不敏感。部分患者病情可缓解或得到控制,25%~40% 患者发病后十年左右进展至慢性肾衰竭。

4. 系膜增生性肾小球肾炎(mesangial proliferative glomerulonephritis) 病变特征是弥漫性肾小球系膜细胞增生和系膜基质增多。此病在我国和亚太地区很常见,欧美少见。

镜下观,弥漫性系膜细胞增生伴基质增多。早期以系膜细胞增生为主,后期系膜基质逐渐增多。毛细血管壁无明显变化。有时伴有局灶性节段性肾小球硬化。

免疫荧光显示,IgG 及 C3 在系膜区沉积,有时可见 IgM 沉积。

电镜下,系膜细胞和系膜基质增生,部分病例系膜区有电子致密物沉积。

此型肾炎多见于青少年,男性多于女性。临床表现具有多样性,可表现为隐匿性肾炎综合征,可部分表现为无症状的蛋白尿和(或)血尿,也可表现为慢性肾炎综合征。病变轻者预后较好,但可复发。病变重者可伴节段性硬化,严重者出现肾衰竭,预后较差。

5. 膜增生性肾小球肾炎(membranoproliferative glomerulonephritis) 病变特征是系膜细胞增生、系膜基质增多和肾小球基膜增厚。根据超微结构和免疫荧光特点分为两个亚型:Ⅰ型多见(90%),称为系膜毛细血管性肾小球肾炎;Ⅱ型少见(10%),称为致密沉积物病。

光镜下,肾小球体积增大,系膜细胞增多,部分病例有浸润的白细胞和脏层上皮细胞参与。由于增生的系膜细胞和系膜基质使血管球呈分叶状外观,肾小球基膜明显增厚,系膜细胞突起插入邻近毛细血管袢并形成系膜基质,致使基膜分离,六胺银和PASM染色显示增厚的基膜呈双轨状或多层状改变。

此病主要见于青少年,临床表现为肾病综合征或慢性肾炎综合征,有些患者仅出现血尿或蛋白尿,50%~70%的患者在10年内进展至慢性肾衰竭。Ⅱ型预后较Ⅰ型差,肾移植后常有复发倾向。

(四) IgA 肾病

IgA肾病是全球范围内最常见的一类肾炎,此病在亚洲和太平洋地区高发。到目前为止,IgA肾病的发病机制尚未完全阐明,有证据表明此病与IgA的产生和清除异常有关。

IgA肾病的组织学改变差异很大,主要表现为系膜细胞增生和系膜基质增多,也可表现为局灶性节段性增生或硬化性改变,偶有新月体形成。

免疫荧光显示系膜区有IgA沉积,常伴有C3和备解素沉积,IgG和IgM较少。电镜显示大多数病例系膜区有电子致密沉积物。

此病多发生于儿童和青年,发病前常有上呼吸道、泌尿道或消化道感染。患儿的主要症状是复发性血尿,有时伴轻度蛋白尿,少数患者出现急性肾炎综合征或肾病综合征。虽然病情开始多表现为良性经过,但可缓慢进展。25%~50%的患者在20年内出现慢性肾衰竭。发病年龄大、大量蛋白尿、高血压、肾活检时发现血管硬化或新月体形成均是预后较差的原因。

(五) 慢性肾小球肾炎

慢性肾小球肾炎(chronic glomerulonephritis)是各种类型肾小球肾炎发展的终末阶段,又称为终末期肾病(end-stage kidney)。病变特点是大量肾小球发生玻璃样变和硬化,故又有慢性硬化性肾小球肾炎(chronic sclerosing glomerulonephritis)之称。

肉眼观,双侧肾脏对称性缩小,表面呈弥漫性细颗粒状。切面皮质变薄,皮髓质分界不清晰,肾盂周围脂肪增多,小动脉壁增厚、变硬,断面呈哆开状(图4-4,彩图-19)。慢性肾小球肾炎的大体病变称为继发性颗粒性固缩肾,区别于高血压的原发性颗粒性固缩肾。

镜下,大部分肾小球(超过全部肾小球的50%)纤维化、玻璃样变,所属的肾小管萎缩、消失、间质纤维化使玻璃样变的肾小球相互靠拢。残留的肾单位常呈代偿性改变,肾小球体积增大,肾小管扩张,可见各种管型。间质纤维组织增生伴大量淋巴细胞、浆细胞浸润,小动脉硬化、管壁增厚、管腔狭窄(图4-5,彩图-20)。

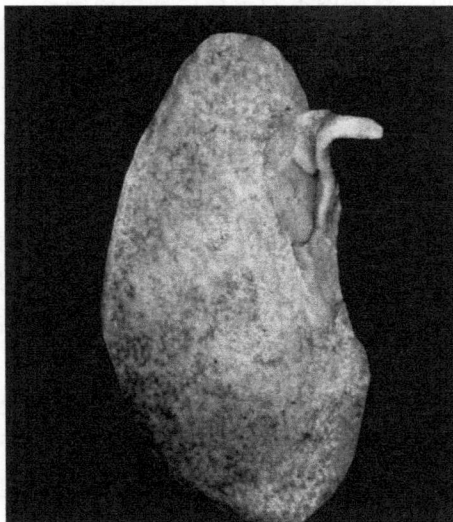

图4-4　慢性肾小球肾炎　　　　　　图4-5　慢性肾小球肾炎

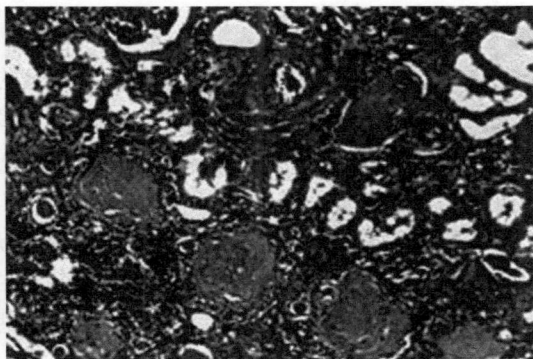

临床上患者主要表现为慢性肾炎综合征,出现多尿、夜尿、低比重尿、高血压、贫血、氮质血症和尿毒症。多尿、夜尿和低比重尿主要由于大量肾单位受损、功能丧失,血液流经残留肾单位时速度加快,肾小球滤过率增加,但肾小管重吸收功能有限,尿浓缩功能降低。高血压是由于肾小球硬化,部分肾单位严重缺血,肾素分泌增加,导致细小动脉硬化,肾缺血加重,血压持续增高。贫血是由于肾组织破坏,促红细胞生成素分泌减少。大量肾单位的病变使肾脏功能障碍,代谢产物不能及时排出,水、电解质和酸碱平衡失调,出现氮质血症和尿毒症。

慢性肾炎病情进展的速度有很大差异,但预后均极差。患者常因尿毒症或高血压引起的心力衰竭或脑出血而死亡。有效的治疗方法是及时进行血液透析或肾移植。

第二节　肾盂肾炎

肾盂肾炎(pyelonephritis)是累及肾盂、肾间质和肾小管的化脓性炎症,是肾脏的常见疾病。肾盂肾炎分为急性和慢性两类。

一、急性肾盂肾炎

急性肾盂肾炎(acute pyelonephritis)是由细菌感染引起的肾盂、肾小管和肾间质出现的化脓性炎症,是泌尿系统常见的感染性疾病。包括下行性感染和上行性感染,此病常由上行性感染引起。

(一)病因和发病机制

急性肾盂肾炎主要通过两种感染途径发生:

(1)下行性(血源性)感染(hematogenous or descending infection):为少见的途径,发生

感染性心内膜炎或败血症时,细菌随血流进入肾脏,栓塞于肾小球或肾小管周围毛细血管网,引起局部组织化脓性病变。病变多累及双侧肾脏。致病菌常为金黄色葡萄球菌。

（2）上行性感染(ascending infection)：是主要的感染途径。发生尿道炎或膀胱炎时,细菌沿输尿管或输尿管周围淋巴管上行到肾盂、肾盏和肾间质。致病菌多为革兰阴性菌,大肠杆菌占绝大多数。病变可为单侧或双侧性。

（二）病理变化

肉眼观,肾脏肿大,表面可见散在、稍隆起的黄白色脓肿,周围是红色的充血带。病灶可弥漫性分布,也可局限于肾脏的某一区域。多个病灶可相互融合,形成大的脓肿。切面肾髓质内有黄色条纹,并向皮质延伸。条纹融合处有脓肿形成。肾盂黏膜充血,水肿,黏膜表面可有脓性渗出物。严重时,肾盂内可有积脓。

镜下特征为灶状的间质性化脓性炎或脓肿形成。上行性感染引起的病变首先累及肾盂间质,局部黏膜充血水肿伴大量中性粒细胞浸润和脓肿形成。早期化脓性改变局限于肾间质,逐渐累及肾小管,管内充满大量中性粒细胞,可形成白细胞管型,肾小管上皮细胞变性、坏死。通常很少累及肾小球。

（三）并发症

在某些情况下,此病可出现以下并发症：

1. 急性坏死性乳头炎(necrotizing papillitis) 糖尿病或有严重尿路阻塞的患者易合并肾乳头坏死。肉眼观,肾锥体乳头侧 2/3 区域内有境界清楚的灰白或灰黄色的坏死灶,可累及单个、数个或所有的乳头。镜下见肾乳头发生凝固性坏死,病灶周围有大量中性粒细胞浸润。

2. 肾盂积脓(pyonephrosis) 严重尿路阻塞,特别是伴有输尿管高位尿路阻塞时,脓性渗出物不能排出,大量淤积在肾盂、肾盏及输尿管内。

3. 肾周围脓肿(perinephric abscess) 病变严重者,化脓性病变穿破肾包膜,扩展至肾周围组织形成脓肿。

由于抗生素的应用,并发症已少见。

（四）临床病理联系

急性肾盂肾炎起病急,常出现发热、寒战、白细胞增多等全身症状。肾脏肿大,被膜紧张,引起腰痛和肾区叩痛。化脓性病灶破入肾小管,可出现脓尿、蛋白尿、菌尿和管型尿等,也可出现血尿。在泌尿道不同部位感染时均可形成脓尿,但白细胞管型的出现提示病变累及肾脏,对肾盂肾炎的临床诊断有重要意义。由于炎症对膀胱和尿道黏膜的刺激,还可出现尿频、尿急、尿痛等膀胱刺激症状。尿内病原体的培养有助于确定诊断。肾盂肾炎一般不出现高血压、氮质血症和肾功能障碍。

急性肾盂肾炎如无并发症,预后一般较好,绝大部分患者可在短期内治愈。如治疗不彻底,易反复发作而转为慢性。如尿路阻塞不能缓解,或伴有糖尿病或免疫障碍,病情常较严重,可导致败血症,如并发肾乳头坏死则可引起急性肾衰竭。

二、慢性肾盂肾炎

慢性肾盂肾炎(chronic pyelonephritis)的病变特点是慢性肾间质炎症,纤维化和瘢痕形成,并伴有明显的肾盂和肾盏的纤维化和变形。慢性肾盂肾炎是慢性肾衰竭的重要原因之一。

根据慢性肾盂肾炎发生机制可分为两种类型:

1. 慢性阻塞性肾盂肾炎(chronic obstructive pyelonephritis)　由于尿路阻塞使感染反复发作,伴大量瘢痕形成,病变累及双侧或单侧肾脏。

2. 慢性反流性肾盂肾炎(chronic reflux pyelonephritis)　具有先天性膀胱输尿管反流或肾内反流的患者常反复发生感染,病变累及一侧或双侧肾脏。

(一) 病理变化

肉眼观,肾脏体积缩小、变硬,表面高低不平,有不规则的瘢痕。病变可为单侧或双侧性,如为双侧性,两侧改变不对称。切面肾被膜增厚,皮、髓质界限不清,肾乳头萎缩,肾盏和肾盂因瘢痕收缩而变形,肾盂黏膜增厚、粗糙。肾脏瘢痕数量多少不等,多见于肾的上、下极,与这些部位易发生肾内反流有关。

镜下,肾间质纤维化伴淋巴细胞、浆细胞等炎细胞浸润。部分肾小管萎缩,部分肾小管扩张,管腔内充满均质红染的胶样管型。早期肾小球无明显改变,仅见肾小球周围发生纤维化。后期肾小球可发生纤维化和玻璃样变。慢性肾盂肾炎急性发作时,可见大量中性粒细胞浸润,并有脓肿形成。

(二) 临床病理联系

慢性肾盂肾炎表现为间歇性无症状性菌尿,或反复发作的急性肾盂肾炎症状。部分患者发病隐匿,常表现为缓慢发生的肾功能不全和高血压,也可在常规检查时发现脓尿或菌尿。因肾小管严重受损,浓缩功能降低,导致多尿、夜尿。电解质丧失过多,可引起低钾、低钠和酸中毒。晚期肾组织纤维化和小血管硬化引起肾组织缺血,肾素分泌增加,导致高血压,最后发生肾衰竭。肾盂造影检查显示肾脏体积不对称缩小,伴有局限性的粗糙瘢痕和肾盏变形。

慢性肾盂肾炎病程较长,反复发作。如能及时治疗并消除诱发因素,病情可被控制。如病变严重且广泛,患者可发生尿毒症,也可因高血压导致心力衰竭而危及生命。有的患者发病数年后出现局灶性节段性肾小球硬化,伴有严重的蛋白尿,预后较差。

第三节　肾和膀胱常见肿瘤

一、肾细胞癌

肾细胞癌(renal cell carcinoma)是最常见的肾脏恶性肿瘤,占成人肾脏恶性肿瘤的90%以上,发病率在40岁后稳步上升,男性发病率是女性的2~3倍。

吸烟是引起肾癌的主要病因,其他危险因素包括肥胖(特别是女性)、多次妊娠分娩、高血压、接触有害化学物质等。

（一）病理变化

肾细胞癌多为单发,球形,位于肾实质,多见于肾的两极（尤其是上极）。肿瘤与周围肾组织界限清楚,形成推压式边界和假包膜,弥漫浸润于肾脏者少见。切面可见肿瘤多为实性,因含有丰富脂质呈金黄色,常见囊腔、坏死、出血和钙化,呈多彩性外观。

光镜下,癌细胞排列成巢状和腺泡状,肿瘤中有小的薄壁血管构成的网状间隔,偶见小管和乳头状结构。癌细胞呈圆形或多角形,胞质透明,细胞核大小一致,可见大小不等的核仁。5%的病例可有肉瘤样结构,提示预后差。

（二）临床病理联系

血尿、腰部疼痛和季肋部包块是典型的三联征,约40%的患者只有其中部分症状,有时可出现全身症状,包括体重下降、腹部疼痛、厌食和发热。肿瘤可诱发副肿瘤综合征,如红细胞增多症、高钙血症、Cushing综合征和高血压等。

肾细胞癌常在局部症状和体征出现之前就已发生了播散。如肾细胞癌可直接波及肾盏、肾盂及输尿管,并常侵犯肾静脉。尽管可以有淋巴道转移,但是肾细胞癌主要通过腔静脉转移至肺,也可经椎旁静脉、肾内静脉、睾丸或卵巢静脉转移。

肾细胞癌的预后较差,平均5年生存率约为45%,无转移者可达70%。如肿瘤侵入肾静脉和肾周组织,5年生存率则降至15%~20%。治疗的关键是早期诊断并及时手术切除。

二、膀胱尿路上皮癌

膀胱尿路上皮癌(urothelial carcinoma the bladder)又称膀胱癌,是泌尿系统最常见的恶性肿瘤,多见于50~70岁,男性患者多于女性(男：女 = 3.5：1)。发病率最高的地区是西欧、北美和澳大利亚。膀胱癌的发生与职业接触化学性致癌物、吸烟、慢性感染和治疗用药有关。

（一）病理变化

肉眼观,尿路上皮癌的好发部位为膀胱侧壁和三角区近输尿管开口处。肿物可单发或多发,大小不等。分化较好者呈乳头状和息肉状,有蒂与膀胱黏膜相连。分化差者呈扁平状突起,基底宽,无蒂,可向深层浸润。肿物切面灰白色,可见坏死等改变。

镜下,浸润性尿路上皮癌分为高级别和低级别两种类型。瘤细胞具有丰富的胞质和明显的细胞核,核形状多样、数目不等,具有单个或多个小核仁或具有大的嗜酸性核仁,表现为浸润性、有黏附力的细胞巢。低级别乳头状尿路上皮癌结构较规则,细胞排列紧密,维持极性,小灶状核异型性,少量核分裂象和轻度核多形性。高级别乳头状尿路上皮癌,细胞排列紊乱,极性消失,部分细胞异型性明显,核分裂象较多,可有病理性核分裂象。间质纤维组织增生,伴不等的淋巴细胞、浆细胞浸润。

（二）临床病理联系

膀胱癌最常见的临床表现是无痛性肉眼血尿,占患者总数的85%,还可出现凝血块和尿痛。体积巨大的肿瘤压迫膀胱而引发尿频;位于膀胱颈的肿瘤可发生膀胱刺激症状,如尿频、尿急、排尿困难。如肿瘤阻塞输尿管开口,可引起肾盂积水,被认为是预后不良的指征。

膀胱癌主要经淋巴道转移到局部淋巴结,侵犯子宫旁、髂动脉旁和主动脉旁淋巴结。晚期发生血道转移,转移到肝、肺、骨髓、肾和肾上腺等。

(杨 静)

第四节 肾 衰 竭

任何原因引起肾功能严重障碍,会出现代谢废物和毒性物质不能排出体外,以致产生水、电解质和酸碱平衡紊乱,以及肾脏内分泌功能障碍的综合征称为肾功能不全(renal insufficiency)。肾衰竭(renal failure)是肾功能不全的晚期阶段,临床上两者属于同一概念而不加区别。

根据病程长短及发病的缓急,肾衰竭又分为急性和慢性两种。无论是急性肾衰竭还是慢性肾衰竭发展到严重阶段,均以尿毒症而告终。

一、急性肾衰竭

急性肾衰竭(acute renal failure,ARF)是指各种病因在短期内(通常数小时至数天)引起双肾泌尿功能急剧降低,导致机体内环境出现严重紊乱的病理过程。临床主要表现为氮质血症、水中毒、高钾血症和代谢性酸中毒等。多数患者伴有少尿(成人每日尿量<400ml)或无尿(成人每日尿量<100ml),即少尿型 ARF。少数患者尿量正常甚至多尿,仍出现氮质血症、高钾血症和代谢性酸中毒,故称非少尿型 ARF。

(一)病因与分类

引起急性肾衰竭的病因很多,一般根据解剖部位将其分为肾前性、肾性和肾后性三类。

1. 肾前性 ARF(prerenal failure) 是指肾脏血液灌注急剧减少所致的急性肾衰竭。常见于各型休克的早期,有效循环血量减少和肾血管收缩,导致肾血液灌流量急剧减少,GFR明显降低,出现少尿和氮质血症。这类患者的肾脏本身没有器质性损害,若能及时恢复肾血液灌流,肾功能即可随之恢复正常,因此,这种肾衰竭又称为功能性肾衰竭(functional renal failure)。若缺血时间过久,将发展为器质性肾衰竭。

2. 肾性 ARF(intrarenal failure) 是指由于肾实质的器质性病变引起的急性肾衰竭,又称器质性肾衰竭(parenchymal renal failure),是临床常见的危重病症。

(1)肾小球、肾间质与肾血管疾病:见于急性肾小球肾炎、狼疮性肾炎、血管炎及血栓性微血管病等引起的肾小球损伤;间质性肾炎、严重感染、败血症、移植排异、药物过敏及恶性肿瘤浸润等引起的肾小管间质疾病;血栓形成、栓子、动脉粥样硬化斑块脱落导致两侧肾动脉栓塞等。

(2)急性肾小管坏死(acute tubular necrosis,ATN):是引起肾性急性肾衰竭中最重要、最常见的原因。引起 ATN 的主要病因为以下几点。

1)肾缺血和再灌注损伤:肾前性 ARF 的各种病因(如休克),在早期未得到及时救治,或因持续肾缺血而引起 ATN,即由功能性肾衰竭发展为器质性肾衰竭。此外,休克复苏后的再灌注损伤也可导致 ATN。

2)肾中毒:引起肾脏中毒的毒物很多,包括药物(氨基苷类抗生素、四环素类、两性霉素 B 等)、有机溶剂(四氯化碳、乙二醇和甲醇等)、重金属(汞、砷、铅、锑等)、造影剂、生物毒素(蛇毒等)、肌红蛋白(挤压综合征、横纹肌溶解等)、血红蛋白(异型输血)、尿酸等。

在许多病理情况下,肾缺血与肾中毒常同时或相继发生,因此最易引起 ARF。

3. 肾后性 ARF(postrenal failure) 是指由于各种原因引起肾以下(从肾盏到尿道口)的尿路梗阻所致的急性肾衰竭。常见于双侧输尿管结石、盆腔肿瘤和前列腺肥大等引起的尿路梗阻。尿路梗阻使梗阻上方压力升高,导致肾小球有效滤过压下降、GFR 降低,出现少尿等。肾后性 ARF 早期并无实质性损害,如能及时解除梗阻,肾功能可迅速恢复,若梗阻持续时间过久,也可造成泌尿功能障碍。

(二)发病机制

急性肾衰竭的发病机制十分复杂,至今尚未完全阐明。不同病因引起的急性肾衰竭,其发病机制不尽相同。但不管何种原因引起的急性肾衰竭,其中心环节均为 GFR 降低。肾前性及肾后性 ARF 引起的 GFR 降低的机制见前文,下面主要论述由 ATN 引起的少尿型 ARF 的发病机制。

1. 肾血管及血流动力学异常

(1)肾灌注压降低:见于有效循环血量减少引起的 ATN,当动脉血压低于 80mmHg 时,肾血流失去自身调节功能,肾血液灌注压降低,肾血流量显著减少,GFR 降低。

(2)肾血管收缩

1)交感-肾上腺髓质兴奋:因有效循环血量减少或毒物作用,交感-肾上腺髓质兴奋,血中儿茶酚胺增多。由于皮质肾单位对儿茶酚胺等缩血管物质比较敏感,因而肾血管收缩主要为皮质肾单位入球小动脉收缩,血流量显著减少,GFR 降低,引起少尿或无尿。

2)肾素-血管紧张素系统激活:有效循环血量减少,刺激肾小球球旁细胞分泌肾素,交感神经兴奋时释放的去甲肾上腺素和肾上腺素也可刺激球旁细胞分泌肾素。肾素促进肾内血管紧张素Ⅱ生成增加,引起入球小动脉及出球小动脉收缩。因肾皮质中肾素含量丰富,故肾皮质缺血更甚。

3)肾内收缩及舒张因子失衡:内皮素与一氧化氮产生失衡被认为是持续性肾血管收缩及肾血流量持续减少的重要原因。

(3)肾毛细血管内皮细胞肿胀:肾缺血、缺氧和肾毒物影响肾脏细胞代谢,ATP 生成不足,钠泵活性减弱,细胞内水钠潴留,细胞发生水肿,随之发生钙超载,妨碍线粒体的氧化磷酸化,使 ATP 生成更少,形成恶性循环。肾毛细血管内皮细胞肿胀可使血管管腔变窄,血流阻力增加,肾血流量减少。

(4)肾血管内凝血:ARF 患者血液黏度升高,血和尿中的纤维蛋白降解产物增多,部分患者的肾小球毛细血管内有纤维蛋白和血小板沉积。应用某些抗凝剂对部分急性肾衰竭患者有一定疗效。

2. 肾小管损伤 肾缺血、缺血后再灌注、肾毒物等作用引起肾小管细胞损伤。虽然引起细胞损伤的机制不同,但均表现为肾小管细胞的重吸收与分泌功能紊乱,以及肾小管细胞的坏死性损伤或凋亡性损伤。肾小管细胞的严重损伤和坏死脱落可导致肾小管阻塞、原尿回漏和管-球反馈机制失调。

(1)肾小管阻塞:肾缺血、肾中毒引起肾小管坏死时的细胞脱落碎片,异型输血出现的血红蛋白,挤压综合征及横纹肌溶解释放的肌红蛋白等,可在肾小管内形成管型,阻塞肾小管;另外,肾缺血、肾中毒亦使肾小管上皮细胞肿胀,促进阻塞发生。肾小管阻塞使原尿的流出受阻,引起少尿;同时,阻塞上方压力升高,使有效滤过压降低,出现少尿或无尿。

(2) 原尿回漏:是指肾小管中的原尿经损伤的小管壁渗漏到肾间质。因此,原尿可通过受损的肾小管壁漏出,引起少尿;另外,原尿漏入肾间质引起间质水肿和压力增高,压迫肾小管和管周毛细血管。前者使阻塞加重、囊内压增高及有效滤过压下降,出现少尿或无尿;后者使肾小管血供进一步减少,形成恶性循环。

(3) 管-球反馈机制失调:ATN 时,近曲小管对 Na^+、Cl^- 的重吸收减少,使远曲小管液中的 NaCl 浓度持续升高,导致管-球反馈异常激活,入球小动脉收缩,GFR 持续降低。

3. 肾小球滤过系数降低 肾小球滤过系数(K_f)代表肾小球的通透能力,与滤过膜的面积及其通透性有关。肾缺血和肾中毒时,K_f 降低与肾小球毛细血管内皮细胞肿胀、足细胞足突结构变化、滤过膜上的窗孔大小及密度减少有关,可导致 GFR 降低和少尿。

(三) 临床经过和表现

1. 少尿型 ARF 临床过程包括少尿期、移行期、多尿期和恢复期。

(1) 少尿期:病情最危重阶段,持续时间越久,预后越差。

1) 尿的变化:① 尿量变化,少尿(<400ml/d)、无尿(<100ml/d);②低比重尿,常固定于 1.010～1.015,是由于肾小管损伤造成肾脏对尿液浓缩和稀释功能障碍所致;③尿钠高,肾小管对钠重吸收障碍;④血尿、蛋白尿、管型尿,肾小球滤过障碍和肾小管损伤,尿中可出现血细胞和蛋白质,尿沉渣镜检可见颗粒或细胞管型。

功能性 ARF 与器质性 ARF 虽然都有少尿,但尿液成分有本质上的差异,这是临床鉴别诊断的重要依据(表 4-1)。

表 4-1 功能性与器质性肾衰竭尿液变化的比较

	功能性肾衰竭(肾前性肾衰)	器质性肾衰竭(ATN 少尿期)
尿比重	>1.020	<1.015
尿渗透压(mmol/L)	>700	< 250
尿钠含量(mmol/L)	<20	> 40
尿/血肌酐比值	> 40∶1	< 20∶1
尿蛋白	阴性或微量	+ ～ ++++
尿沉渣镜检	轻微	显著,褐色颗粒管型、RBC、WBC 和变性坏死上皮细胞
甘露醇利尿效应	佳	差

2) 水中毒:由于尿少,体内分解代谢加强,以致内生水增多。若不适当的给液,可引起体内水潴留,细胞外液呈低渗,水分由细胞外液向细胞内转移,造成细胞水肿,严重者可发生脑水肿、肺水肿和心力衰竭,为 ARF 常见死因之一。因此对 ARF 患者,应严密观察和记录出入水量,严格控制补液速度和补液量。

3) 高钾血症:是少尿期的首位死亡原因,是急性肾衰竭时最危险的并发症。引起高钾血症的原因有:①尿量减少和肾小管功能受损,使肾排钾减少;②组织损伤、分解代谢增强,钾释放增多;③代谢性酸中毒,使细胞内钾转移至细胞外;④输入库存血或摄入含钾量高的食物及药物,使钾的入量增多。

4）代谢性酸中毒：急性肾衰竭时，肾小管分泌 H^+ 和 NH_3 功能降低，使 $NaHCO_3$ 重吸收减少；GFR 严重降低使固定酸排出减少；分解代谢增强使固定酸生成增多，引起代谢性酸中毒。酸中毒可抑制心血管系统和中枢神经系统，使回心血量减少、外周阻力降低、心输出量减少，疲乏、嗜睡甚至昏迷等。

5）氮质血症：含氮代谢产物如尿素、肌酐、尿酸等在体内蓄积，引起血中非蛋白氮含量显著增高，称为氮质血症（azotemia）。急性肾衰竭时，由于 GFR 降低，非蛋白氮排出减少，且蛋白质的分解代谢增强，致非蛋白氮产生增多。

由肾缺血所致急性肾小管坏死，1 天内即可进入少尿期。若由肾毒物引起，一般在 1 周左右进入少尿期。少尿期平均持续 7~14 天，当有肾皮质坏死时，少尿期可达 1 个月以上。少尿期持续的时间越长，预后越差。

（2）移行期：当尿量增加到 400ml/d 以上时标志患者已经度过少尿期，进入移行期。尿量增加是病情好转的标志，提示肾小管上皮细胞已经开始修复再生。由于肾功能尚处于刚开始修复阶段，其排泄功能仍低于正常，因此氮质血症、高钾血症和酸中毒等内环境紊乱不能立即得到改善。

（3）多尿期：每日尿量可达 3000ml 或更多。多尿期产生多尿的机制是：①在肾功能逐渐恢复、GFR 增高的同时，肾小管上皮细胞重吸收钠、水的功能却尚未恢复，原尿不能充分浓缩；②少尿期潴留的大量尿素等代谢产物使原尿渗透压增高，产生渗透性利尿；③肾间质水肿消退以及肾小管阻塞解除，使尿路变得通畅。

在多尿期的早期，血中尿素氮、钾等仍较高，患者仍未脱离危险期；1 周后，血中尿素氮、血肌酐等开始下降，少尿期的症状开始改善，但因大量水及电解质随尿排出，易出现脱水、低钠血症和低钾血症等，并且此期患者抵抗力比较差，易出现感染。多尿期持续时间为1~2周，随后便进入恢复期。

（4）恢复期：此期尿量和尿成分已基本恢复正常，水、电解质、酸碱平衡紊乱已得到纠正，但肾小管功能的恢复需要半年至 1 年甚至更长的时间。尿液浓缩功能的恢复更慢。少数患者因肾小管上皮细胞和基膜严重破坏，可转变为慢性肾衰竭。

2. 非少尿型 ARF 非少尿型急性肾衰竭是指无少尿表现的急性肾衰竭。非少尿型急性肾衰竭的发生被认为是受损的和有管型阻塞的肾单位比少尿型者少，GFR 降低程度比少尿型者轻，而肾小管重吸收功能障碍及肾髓质形成高渗状态的能力降低的程度则较 GFR 降低更为显著。所以，非少尿型 AFR 患者浓缩功能障碍比较突出，终尿占原尿的百分比增高，GFR 降低而无少尿。由于肾小管损害的程度较轻，预后较好，但若不及时治疗，病情加重可转化为少尿型。

（四）防治原则

1. 积极治疗原发病或控制致病因素 尽可能明确引起 ARF 的病因，采取措施消除病因。如解除尿路梗阻，尽快清除肾毒性物质，补充血容量不足，抗休克等。合理用药，避免使用肾毒性药物。

2. 纠正内环境紊乱

（1）纠正水、电解质紊乱：少尿期严格控制液体输入量，防止水中毒。多尿期注意补充水、钠、钾等电解质，防止脱水、低钠血症、低钾血症。

（2）处理高钾血症：限制含钾高的食物和药物；静注葡萄糖和胰岛素，促进细胞外钾离子进入细胞内;缓慢静注葡萄糖酸钙,对抗高钾血症的心脏毒性作用;应用钠型阳离子交换树脂,使钠钾在肠内交换;严重时应用透析疗法。

(3) 纠正酸中毒。

(4) 控制氮质血症:滴注葡萄糖和必需氨基酸,减少蛋白质分解,促进蛋白质合成,降低非 BUN,采用透析疗法以排出非蛋白氮。

(5) 透析治疗。

3. 抗感染和营养支持 预防感染,应用肾毒性最小的药物;限制蛋白质摄入,多尿期注意补充水电解质和维生素等,恢复期注意加强营养。

4. 针对发生机制用药 自由基清除剂,RAAS 阻断剂,钙通道阻断剂,能量合剂,膜稳定剂等。

二、慢性肾衰竭

各种慢性肾脏疾病引起肾单位进行性、不可逆破坏,使残存的有功能的肾单位越来越少,以致不能充分排出代谢废物及维持内环境稳定,出现代谢废物和毒物在体内潴留,水电解质和酸碱平衡紊乱以及内分泌功能障碍,由此引起一系列临床症状,这一病理过程称为慢性肾衰竭(chronic renal failure,CRF)。

慢性肾衰竭的进程中,肾单位的破坏以及肾功能的损害是缓慢发展的,病程常迁延数月、数年或更长时间,最后发展为尿毒症而死亡。

(一) 病因

凡能引起肾实质进行性破坏的疾病,均可引起慢性肾衰竭。引起 CRF 的原发性肾脏疾病主要包括:慢性肾小球肾炎、肾小动脉硬化症、慢性肾盂肾炎、肾结核等。继发于全身性疾病的肾损害包括糖尿病肾病、高血压性肾损害、过敏性紫癜肾炎、狼疮性肾炎。近年资料表明,糖尿病肾病、高血压性肾损害所致的 CRF 逐年增多。

(二) 发展过程

由于肾脏具有强大的代偿储备能力,引起慢性肾衰竭的各种疾病并非突然导致肾功能障碍,而是一个缓慢而渐进的发展过程。根据病变发展和肾功能损害程度,可将慢性肾衰竭分为以下四个期:

1. 肾储备功能降低期(代偿期) 在慢性肾疾患的开始阶段,由于肾实质破坏尚不严重,内生肌酐清除率在正常值的 30% 以上,未受损的肾单位尚能代偿已受损肾单位的功能。内生肌酐清除率与 GFR 的变化呈平行关系,因此可反映肾功能的好坏以及残存肾单位的数目。此期肾功能基本正常,能维持内环境稳定,无临床症状,血液生化指标无异常。但肾脏储备能力降低,在感染和水、钠、钾负荷突然增加时,会出现内环境紊乱。

2. 肾功能不全期 肾损伤超过 50%,内生肌酐清除率降至正常的 25%～30%。肾脏已不能维持内环境的稳定,可出现多尿、夜尿,轻度氮质血症和贫血等,但症状一般较轻。

3. 肾衰竭期 肾单位进一步损伤,内生肌酐清除率降至正常的 20%～25%。有明显的临床表现,包括较重的氮质血症、酸中毒、高磷血症、低钙血症、严重贫血、多尿、夜尿等,并伴有头痛、恶心、乏力等部分尿毒症中毒的症状。

4. 尿毒症期 内生肌酐清除率降至正常的 20% 以下,有明显的水、电解质和酸碱平衡紊乱以及多系统功能障碍。临床上有一系列尿毒症中毒症状。

（三）发病机制

CRF 的发病机制甚为复杂,迄今尚未完全明了。目前认为 CRF 是多种病理生理过程相互作用、共同发展的结果。

1. 原发病的作用 有些原发病以损伤肾小球为主,有些疾病则以损害肾小管和破坏肾间质为主。其机制主要包括炎症反应、缺血、免疫反应等,最终破坏肾单位结构,肾功能丧失。

2. 继发性进行性肾小球硬化 导致 CRF 的各种原发病造成肾单位破坏,使肾功能损伤达到一定程度后,即使去除原发病因,病情仍然进展,这表明继发机制在后续肾损伤中起着重要的作用。

（1）健存肾单位血流动力学的改变

1）健存肾单位学说:慢性肾脏疾病时,肾单位因不断遭受破坏而丧失功能,肾功能只能由那些未受损的残余肾单位(健存肾单位)来承担,这些肾单位要加倍地工作以进行代偿。随着疾病的进一步发展,肾单位不断遭受损害,使丧失功能的肾单位逐渐增多,而完整的健存肾单位则逐渐减少,健存肾单位/受损肾单位的比值逐渐变小。当健存肾单位少到不足以维持正常的泌尿功能时,机体就出现内环境紊乱,患者即表现出慢性肾衰竭的临床症状。

2）矫枉失衡学说:1972 年 Bricker 就提出,肾功能不全时机体呈现一系列病态现象,为了矫正它,机体要作相应调整(矫枉,也称平衡适应)。这些代偿改变又将导致新的不平衡(即失衡),并由此产生一系列临床症状。CRF 时,甲状旁腺激素(PTH)水平升高就是典型的例子(详见钙磷代谢障碍和肾性骨营养不良)。

3）肾小球过度过滤学说:是对健存肾单位学说的修订和补充,也称"三高学说"。部分肾单位被破坏后,健存肾单位血流动力学发生改变,单个健存肾单位的血流量和血管内流体静压增高,使 GFR 相应增高,肾小球处于高压力、高灌注、高滤过的"三高"状态。健存肾单位的过度灌注和过度滤过导致肾小球纤维化和硬化而丧失功能,随着"健存"肾单位逐渐减少促进肾衰竭。

（2）肾小球系膜细胞增殖和细胞外基质产生增多:原发性病理损伤使部分肾小球受损、功能性肾单位减少时,可引起肾小球代偿性变化,包括系膜细胞增殖和细胞外基质合成代谢增强。这种代偿反应又会造成另一部分肾小球损害、功能性肾单位进一步减少,以及"残存"功能性肾小球的进一步代偿,形成恶性循环,最终导致肾小球纤维化和硬化。

3. 肾小管-间质损伤 肾小管-间质损伤与 CRF 的发生发展有密切的关系。有人提出了肾小管-间质损伤假说,认为肾小管-间质损伤是多种病理因素综合作用的结果,包括慢性炎症、慢性缺氧、肾小管高代谢状态。

多数严重 CRF 患者处于慢性炎症状态,巨噬细胞可与肾固有细胞及细胞外基质相互作用,产生活性氧、NO 以及细胞炎症因子等,直接损伤肾固有细胞,促进细胞外基质沉积。另外可通过转化生长因子 β 的作用促进肾间质纤维化。慢性缺氧通过 RAS 局部激活和氧化应激导致肾小管间质缺氧,缺氧作为致纤维化促进因子,可导致细胞凋亡或肾小管上皮细胞间充质转分化,加重肾脏纤维化和慢性缺氧,构成恶性循环。部分肾单位破坏后,残存肾单位的肾小管系统代谢亢进,而高代谢又引起残余肾单位氧消耗增加,进一步导致脂质过氧化作用增加,造成肾单位损害进行性加重。

（四）功能代谢变化

1. 尿的变化

（1）尿量的改变：CRF 早中期主要表现为夜尿、多尿，晚期发展成为少尿。

1）夜尿：常是 CRF 的早期变化。夜间排尿量与白天尿量相近，甚至超过白天尿量，称为夜尿（nocturia），其机制不明。

2）多尿：24h 尿量超过 2000ml 称为多尿（polyuria）。多尿的机制是：①健存肾单位的血流量和肾小球滤过率代偿性增加，原尿生成增多，加之原尿流速快，肾小管来不及及时重吸收；②健存肾单位的原尿中溶质多（如尿素等），引起渗透性利尿；③髓袢血管少，易受损，导致髓质间质高渗环境形成障碍，尿液不能被浓缩，尿量增多。

3）少尿：CRF 晚期，由于肾单位极度减少，尽管有功能的每个肾单位生成的尿量仍多，但 24h 总尿量仍少于 400ml。

（2）尿渗透压的变化：临床常用尿比重来判定尿渗透压的变化。CRF 早期，肾浓缩功能减退而稀释功能正常，因而出现低比重尿或低渗尿。晚期肾脏浓缩和稀释功能均丧失，终尿的渗透压接近血浆渗透压，称为等渗尿。

（3）尿成分变化：由于肾小球滤过膜通透性增强或肾小管上皮细胞受损，使滤过的蛋白质重吸收减少，可出现蛋白尿；尿中还有少量的红细胞和白细胞；尿沉渣镜检可见颗粒管型。

2. 氮质血症　　CRF 早期血中非蛋白氮升高不明显，晚期肾单位大量破坏和 GFR 降低，可出现氮质血症。因内生肌酐清除率（尿中肌酐浓度×每分钟尿量/血浆肌酐含量）与 GFR 的变化呈平行关系，临床上常用内生肌酐清除率判断病情的严重程度。

3. 水、电解质和酸碱平衡紊乱

（1）水代谢：表现为肾脏对水负荷变化的调节适应能力减退。摄水稍多易发生水潴留、水肿甚至心力衰竭；摄水过少，或伴有呕吐引起失水时，易发生脱水。

（2）钠代谢：长时间限制钠盐或应用排钠利尿剂，或因水负荷过度发生水中毒时，可产生低钠血症；当钠盐摄入过多则加重钠、水潴留和高血压，甚至发生心力衰竭。

（3）钾代谢：CRF 早期残存肾单位的远曲肾小管和肠道排钾增多，虽有 GFR 降低，血钾可正常；CRF 晚期，肾小球滤过率极度下降、肾小管泌钾功能障碍、组织分解加强和酸中毒等因素均可促进高钾血症的发生。

（4）镁代谢：少尿者常发生高镁血症，可使神经肌肉兴奋性降低。

（5）钙和磷代谢

1）高磷血症：CRF 早期，GFR 下降后，尿磷排出减少，血磷升高引起血钙下降，后者导致继发性甲状旁腺功能亢进，PTH 分泌增多。PTH 抑制肾小管对磷的重吸收，因此肾排磷增多，血磷水平恢复正常。但随着 GFR 进一步下降，肾排磷减少，继发性 PTH 分泌增多已经不能使体内聚集的磷充分排出，因此血磷水平显著增高。PTH 的持续增加可加强其溶骨作用，大量骨磷入血，血磷进一步升高，形成恶性循环。由于 PTH 的溶骨作用，骨质脱钙，可引起肾性骨营养不良。

2）低钙血症：首要原因是血磷升高导致血钙降低（因为钙磷乘积为一常数）；其次，肾实质遭到破坏，1,25-(OH)$_2$-D$_3$ 合成减少，肠道对钙吸收减小；加之血磷升高，肠道分泌磷酸根增多，与钙结合成不易溶解吸收的磷酸钙；血中潴留的毒物损伤肠黏膜，抑制肠道对钙的吸收。

（6）代谢性酸中毒：基本同 ARF。

4. 肾性骨营养不良　肾性骨营养不良（renal osteodystrophy）又称肾性骨病，是指慢性肾衰竭时发生的肾性佝偻病（见于幼儿）、骨软化、骨质疏松、纤维性骨炎和骨硬化。其发生机制与高磷血症、低钙血症、继发性甲状旁腺功能亢进、$1,25-(OH)_2-D_3$ 合成减少、酸中毒、铝聚集、骨质脱钙、溶骨增强有关。

5. 肾性高血压（renal hypertension）　肾性高血压是指由各种肾脏疾病引起的高血压。临床上习惯把因肾实质病变引起的高血压称为肾性高血压，以区别由肾动脉狭窄所引起的肾血管性高血压。CRF 时引起肾性高血压的主要原因和机制如下：

（1）钠水潴留：慢性肾衰竭时，由于肾排钠、排水功能降低，钠、水在体内潴留，血容量和心输出量增加而产生高血压。此时血管外周阻力可正常甚至低于正常。此种高血压称为钠依赖性高血压。

（2）肾素-血管紧张素系统活性增强：在某些肾疾病患者，由于肾相对缺血，激活了肾素-血管紧张素系统而引起高血压，称之为肾素依赖性高血压。其主要发病机制是血管收缩，外周阻力增加。

（3）肾脏降压物质生成减少：正常肾髓质能生成前列腺素 A 和 E 等血管舒张物质。其作用为舒张肾皮质血管，增加其血流量、抑制肾素分泌及排钠排水。这些物质与肾素-血管紧张素系统既互相对抗又维持着平衡。故当其减少时肾素-血管紧张素系统活性相对增强而引发高血压。

高血压可引起左心肥大、心力衰竭以及加重肾脏损害。心力衰竭是慢性肾衰患者的常见死因之一。

6. 肾性贫血　慢性肾衰患者大多伴有贫血，称为肾性贫血（renal anemia）。其主要原因是肾产生促红细胞生成素减少，使骨髓红细胞生成减少；另外还与体内蓄积的毒性物质抑制骨髓造血功能、毒性物质使红细胞破坏增加、出血及铁的摄入减少等因素有关。

7. 出血倾向　慢性肾衰患者常有出血倾向，如皮下瘀斑、鼻出血和消化道出血等。这主要是体内蓄积的毒性物质抑制血小板功能所致。

三、尿　毒　症

急、慢性肾衰竭发展到严重阶段，除存在水、电解质、酸碱平衡紊乱及内分泌功能失调外，还有代谢产物和内源性毒物在体内蓄积，从而引起一系列自体中毒症状，称为尿毒症（uremia）。尿毒症是终末期肾衰竭。

（一）尿毒症毒素

常见的尿毒症毒素来自 PTH、胍类化合物（如甲基胍）、尿素、多胺、中分子质量物质、肌酐、尿酸等。

（二）尿毒症的功能代谢变化

尿毒症期，除上述水、电解质、酸碱平衡紊乱、贫血、出血倾向、高血压等进一步加重外，可出现各器官系统功能障碍及代谢障碍所引起的临床表现。

1. 神经系统

（1）中枢神经系统功能紊乱：是尿毒症的主要表现，有头痛、头昏、烦躁不安、理解力和记忆力减退等,严重时出现神经抑郁、嗜睡甚至昏迷,称为尿毒症性脑病。其发生可能是血中尿毒症毒素蓄积、脑循环与脑代谢障碍、水电解质平衡失调和代谢性酸中毒等共同作用。

(2)周围神经病变:表现有乏力、足部发麻、腱反射减弱或消失,最后可发生麻痹。病理变化主要是神经脱髓鞘和轴索变化。其原因是患者血中呱基琥珀酸或 PTH 增多,抑制神经中的转酮醇酶,故髓鞘发生病变而表现为外周神经症状。

2. 消化系统 症状出现最早,有食欲缺乏、厌食、恶心、呕吐或腹泻。这些症状与肠道细菌的尿素酶分解尿素,产氨增多和胃泌素灭活减少,导致胃肠道黏膜发生溃疡有关。

3. 心血管系统 主要表现为充血性心力衰竭和心律失常,晚期可出现尿毒症心包炎。心血管功能障碍是由于肾性高血压、酸中毒、高钾血症、钠水潴留、贫血以及毒性物质等作用的结果。尿毒症心包炎多为纤维素性心包炎(尿素、尿酸渗出所致),患者有心前区疼痛,体检时可闻及心包摩擦音。

4. 呼吸系统 可出现酸中毒固有的深大呼吸(Kussmaul 呼吸)。由于尿素经唾液酶分解生成氨,故呼出气可有氨味。严重时患者可发生尿毒症肺炎、肺水肿、纤维素性胸膜炎或肺钙化等病变。肺水肿与心力衰竭、低蛋白血症、钠水潴留等有关。纤维素性胸膜炎是尿素刺激引起的炎症;肺钙化是磷酸钙在肺组织内沉积所致。患者可出现呼吸困难、咳泡沫痰,两肺可闻及干湿啰音等。

5. 免疫系统 常并发免疫功能障碍,以细胞免疫异常为主,如血中 T 淋巴细胞绝对数降低,迟发型皮肤变态反应减弱,中性粒细胞趋化性降低,故尿毒症患者常有严重感染,并成为主要死因之一。患者体液免疫变化不大。细胞免疫功能异常,可能与毒性物质对淋巴细胞的分化和成熟有抑制作用或者对淋巴细胞有毒性作用等有关。

6. 皮肤变化 患者常出现皮肤瘙痒、干燥、脱屑和颜色改变等,其中瘙痒可能与毒性物质刺激皮肤感觉神经末梢及继发性甲状旁腺功能亢进所致皮肤钙沉积有关。尿素随汗液排出,在汗腺开口处形成的细小白色结晶,称为尿素霜。

7. 代谢障碍

(1)糖代谢:约半数病例伴有葡萄糖耐量降低,其机制可能为:①胰岛素分泌减少;②拮抗胰岛素的生长激素分泌增多;③胰岛素与靶细胞受体结合障碍;④肝糖原合成酶活性降低。其主要原因可能是尿素、肌酐和中分子质量毒物等的毒性作用。

(2)蛋白质代谢:患者常出现消瘦、恶病质、低蛋白血症等负氮平衡的体征,其发生机制:①患者摄入蛋白质减少或因厌食、恶心、呕吐、腹泻使蛋白质吸收减少;②毒性物质(如甲基胍)使组织蛋白分解加强;③随尿丢失一定量的蛋白质等;④因出血而致蛋白丢失;⑤合并感染时可导致蛋白分解增强。为维持尿毒症患者的氮平衡,其蛋白质摄入量应与正常人没有明显差异。单纯追求血液尿素氮降低而过分限制蛋白质摄入,可使自身蛋白质消耗过多,反而对患者有害。

(3)脂肪代谢:患者血中三酰甘油含量增高,出现高脂血症。这是由于胰岛素拮抗物使肝脏合成三酰甘油增加,周围组织脂蛋白酶活性降低而清除三酰甘油减少所致。

(三) CRF 和尿毒症的防治原则

(1)积极防治原发疾病,以防止肾实质的继续破坏。

(2)消除加重肾损伤的因素。慢性肾衰竭患者的肾功能主要依靠残存的完整肾单位来维持。任何加重肾脏负荷的因素,均可加重肾衰竭,因此应积极消除诱发肾功能恶化的有害因素,如控制感染,减轻高血压等。

(3)饮食控制和营养疗法。采取优质低蛋白高热量饮食,保证足够的能量供给,减少蛋白质分解。

(4)透析疗法。常用的措施有血液透析、腹膜透析等。

(5)肾移植。肾移植是治疗尿毒症最根本的办法。

(叶丽平)

第五章 作用于泌尿系统的药物

第一节 利 尿 药

一、袢 利 尿 药

本类药物主要作用部位在髓袢升支粗段,又称袢利尿药(loop diuretics)。由于本类药物对 NaCl 的重吸收具有强大的抑制能力,能选择性地抑制 NaCl 的重吸收,而且不易导致酸中毒,因此是目前最有效的利尿药,也称为高效能利尿药。常用药物有呋塞米(furosemide,速尿)、依他尼酸(ethacrynic acid,利尿酸)、布美他尼(bumetanide)等。上述药物化学结构各不相同,但其作用部位、作用机制、不良反应以及临床应用基本相似。

【药理作用】

1. 利尿作用　利尿作用迅速、强大。正常状态下,持续给予大剂量呋塞米可使成人 4h 内排尿 50~60L。利尿作用的分子机制是特异性地与 Cl^- 竞争 K^+-Na^+-2 Cl^- 共同转运载体蛋白的 Cl^- 结合部位,使尿中 Na^+、K^+、Cl^- 浓度增高,因而降低肾的稀释与浓缩功能,排出大量接近于等渗的尿液。同时增加 Ca^{2+}、Mg^{2+} 的排泄,长期应用可引起低镁血症,但由于 Ca^{2+} 在远曲小管可被主动重吸收,故一般不引起低钙血症。由于流入远曲小管和集合管的 Na^+ 增加,促使 Na^+-K^+ 交换增加,另外强大利尿作用使血容量降低而激活肾压力感受器及肾交感神经,促进肾素的释放,其结果是使醛固酮分泌增加,因而进一步促进 K^+-Na^+ 交换而导致 K^+ 外排增多。此类药物使尿中排出的 Cl^- 超过 Na^+,可引起低氯性碱中毒。

2. 血流动力学作用　袢利尿药具有扩张肾血管、降低肾血管阻力、增加肾血流量、提高肾小球滤过率的作用,并可改变肾皮质内血流分布。另外,呋塞米和依他尼酸在利尿作用出现之前能缓解肺淤血,降低充血性心力衰竭患者左室充盈压。以上两方面的具体作用机制未明,可能与该类药促进前列腺素合成有关。

【体内过程】　袢利尿药可以口服和静脉注射给药(表 5-1)。在体内的消除主要经近曲

表 5-1　袢利尿剂的体内过程

药物	给药途径	利尿作用				口服吸收(%)	$t_{1/2}$(h)
		起效(min)	峰值(min)	维持(h)	强度		
呋塞米	口服	15~60	60~120	4~6	1	11~90	0.3~3.4
	静脉注射	5	30	2			
布美他尼	口服	30	60~120	4.5~6	40	59~89	0.3~1.5
	静脉注射	10	45	1			
依他尼酸	口服	20	120	6~8	0.7	几乎 100	0.5~1.0
	静脉注射	15	45	3			

小管有机酸转运系统分泌到管腔,随尿以原形排出,约 1/3 随胆汁排出,反复给药不易在体内蓄积,但受肾功能的影响,肾功能不全时可延长 10h。由于吲哚美辛和丙磺舒可与此类药物竞争近曲小管有机酸分泌途径,若同时使用它们则影响袢利尿药在体内作用的发挥和排泄。

【临床应用】

1. 急性肺水肿和脑水肿 静脉注射呋塞米能迅速扩张容量血管,使回心血量减少,在利尿作用发生之前即可缓解急性肺水肿,是急性肺水肿的迅速有效的治疗手段之一。同时由于利尿作用使血液浓缩,血浆渗透压升高,也有利于消除肺水肿,对脑水肿合并心衰患者尤为适用。

2. 其他严重水肿 袢利尿药可治疗心、肝、肾性水肿等。主要用于其他利尿药无效的严重水肿患者。

3. 急、慢性肾衰竭 袢利尿药扩张肾血管,增加肾血流量和肾小球滤过率,对肾衰有一定好处。急性肾衰时,袢利尿药可增加尿液和 K^+ 的排出,冲洗肾小管,减少肾小管的萎缩和坏死,但不延缓肾衰进程。大剂量呋塞米可以治疗慢性肾衰,增加尿量,在其他药物无效时,仍然能产生作用。

4. 高钙血症 本类药可以抑制 Ca^{2+} 的重吸收,降低血钙。通过联合应用袢利尿药和静脉注射生理盐水而明显增加 Ca^{2+} 的排泄,这对迅速控制高钙血症有一定的临床意义。

5. 加速某些毒物的排泄 应用本类药物,结合输液,可使尿量增加。主要用于某些经肾排泄的药物中毒的抢救,如长效巴比妥类、水杨酸类、溴剂、氟化物、碘化物等。

【不良反应】

1. 水与电解质紊乱 常因过度利尿而引起,表现为低血容量、低血钾、低血钠、低氯性碱中毒等。低氯性碱中毒是由于该类药物增加盐和水的排泄,加强 K^+ 和 H^+ 在集合管的分泌所致。低血钾可增强强心苷对心脏的毒性,而且也与肝性脑病有关,故应注意及时补充钾盐或加服保钾利尿药。由于 Na^+-K^+-ATP 酶的激活需要 Mg^{2+},当低钾血症和低镁血症同时存在时,如不纠正低镁血症,即使补充 K^+ 也不易纠正低钾血症。

2. 耳毒性 表现为眩晕、耳鸣、听力减退,甚至发生暂时性或永久性耳聋,呈剂量依赖性,多见于肾功能不全或同时使用其他耳毒性药物(如氨基糖苷类抗生素)的患者。耳毒性的发生机制可能与药物引起内耳淋巴液电解质成分改变有关。依他尼酸耳毒性较大,布美他尼的耳毒性最小,为呋塞米的 1/6,对听力有缺陷或急性肾衰竭者宜选用布美他尼。

3. 高尿酸血症 袢利尿药可能造成高尿酸血症。这与利尿后血容量降低,细胞外液容积减少,肾小球滤过率降低,导致尿酸经近曲小管的重吸收增加有关。另外,此类利尿药和尿酸经有机酸分泌途径排出时相互竞争,使尿酸的排出减少,长期用药时多数患者可出现高尿酸血症,但临床痛风的发生率较低。

4. 其他 袢利尿药可引起高血糖,但很少导致糖尿病;可引起胃肠道反应,如恶心、呕吐、腹泻,大剂量时还可出现胃肠出血。少数患者可出现白细胞、血小板减少。有时亦有过敏反应,表现为皮疹、嗜酸粒细胞增多、间质性肾炎等,停药后可以迅速恢复。

二、噻嗪类及类噻嗪类利尿药

噻嗪类是临床应用广泛的一类口服利尿药和降压药。此类药物化学结构多数有噻嗪母核,故称噻嗪类(thiazides)利尿药,包括氯噻嗪(chlorothiazide)、氢氯噻嗪(hydrochlorothiazide)、氢氟噻嗪(hydroflumethiazide)、环戊噻嗪(cyclopenthiazide)、苄氟噻嗪(bendroflumethiazide)等。非噻嗪类如氯噻酮(又称氯酞酮,chlortalidone)、吲达帕胺(indapamide)、美托拉宗(metolazone)、喹乙宗(quinethazone),它们的化学结构虽无噻嗪母核,但利尿效应与噻嗪类相似,故在此一并介绍,二者化学结构见图 5-1。

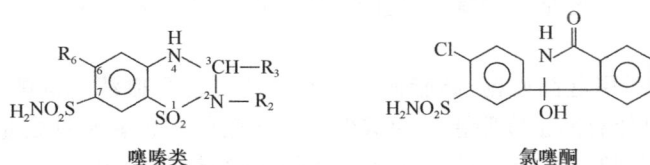

图 5-1　噻嗪类与非噻嗪类(氯噻酮)化学结构图

　　此类药物作用机制相同,但其作用强度、起效快慢和作用维持时间有差异。按等效剂量比,各个利尿药的效价强度可相差达千倍,但噻嗪类药物的效能相同,所以有效剂量的大小在此类药物的实际应用中并无重要意义。临床较常用的是氢氯噻嗪。

【药理作用】

1. 利尿作用　噻嗪类能增强 NaCl 和水的排泄,产生温和持久的利尿作用。其作用机制是抑制远曲小管始端 Na^+-Cl^- 同向转运,减少 NaCl 和水的重吸收,产生温和而持久的利尿作用。由于转运至远曲小管的 Na^+ 增加,促进了 K^+-Na^+ 交换。尿中除含有较多的 Cl^-、Na^+ 外,K^+ 的排泄也增多,长期服用可产生低血钾。此外,与袢利尿药相反,该类药增加近曲小管对 Ca^{2+} 的重吸收和促进远曲小管基侧膜的 Na^+-Ca^{2+} 交换,减少尿 Ca^{2+} 含量,在治疗高尿钙引起的肾结石中起重要作用,但却很少引起高钙血症。本类药对碳酸酐酶有轻度抑制作用,可轻度增加 HCO_3^- 和磷的排泄。

2. 抗利尿作用　应用噻嗪类利尿药治疗肾性尿崩症及加压素无效的垂体性尿崩症患者,可使尿量减少。其作用机制可能与其抑制磷酸二酯酶活性,增加远曲小管及集合小管细胞内 cAMP 的含量有关,后者能提高远曲小管对水的通透性;同时可增加 NaCl 的排出,造成负盐平衡,导致血浆渗透压的降低,减轻口渴感,减少饮水量,使尿量减少。

3. 降压作用　通过利尿排钠,减少血容量而降压,临床上作为基础降压药而用于治疗高血压。

【体内过程】　该类药脂溶性较高,口服吸收迅速而完全,除氯噻嗪以外,其他噻嗪类药吸收率均在80%以上。口服后 1~2h 起效,4~6h 血药浓度达高峰,维持 12~24h。该类药主要以原形由近曲小管分泌排泄,少量由胆汁排泄,一般于 3~6h 排出体外。此类药物可通过胎盘,可通过乳汁排出。

【临床应用】

1. 水肿　可用于各种原因引起的水肿。对轻度、中度心源性水肿疗效较好,是慢性心功能不全的主要治疗药物之一。对肾性水肿的疗效与肾功能损害程度有关,受损较轻者效果较好;肝性水肿在应用时要注意防止低血钾诱发肝性脑病。

2. 高血压病　本类药物是治疗高血压的基础药物之一,多与其他降压药合用,可减少后者的剂量,减少不良反应。

3. 其他 可用于肾性尿崩症及血管加压素无效的垂体性尿崩症。也可用于高尿钙伴有肾结石患者,以抑制高尿钙引起的肾结石的形成。

【不良反应】

1. 电解质紊乱 如低血钾、低血钠、低血镁、低氯血症、代谢性碱血症等,合用保钾利尿药可防治。

2. 高尿酸血症 主要是药物减少细胞外液容量,增加近曲小管对尿酸的重吸收所致。痛风者慎用。

3. 代谢变化 可引起高血糖、高脂血症。本类药可升高血清胆固醇、三酰甘油和低密度脂蛋白水平,同时伴有高密度脂蛋白的减少。可使糖尿病患者及糖耐量中度异常的患者血糖升高,可能与其抑制胰岛素分泌或增强糖原分解和糖原异生有关。因此,糖尿病患者慎用。

4. 其他 少数人服药后可出现胃肠道症状;也可引起过敏反应:如溶血性贫血、血小板减少、急性胰腺炎、光敏性皮炎、胆汁淤积性黄疸等。

三、保钾利尿药

本类药物为低效能利尿药,作用弱,较少单用,一般不作首选药,主要与其他利尿药合用。分为两类:一类为醛固酮(盐皮质激素)受体拮抗药如螺内酯;另一类为肾小管上皮细胞 Na^+ 通道抑制药(如氨苯蝶啶、阿米洛利)。它们均主要作用于远曲小管远端和集合管,在集合管和远曲小管产生拮抗醛固酮的作用。它们可通过拮抗醛固酮受体或者通过抑制管腔膜上的 Na^+ 通道而起作用。

(一)醛固酮受体拮抗药——螺内酯

【药理作用】 螺内酯(spironolactone)又名安体舒通(antisterone),是人工合成的抗醛固酮药,其化学结构与醛固酮相似(图 5-2)。螺内酯与醛固酮竞争作用于末段远曲小管和集合管细胞内的醛固酮受体,使醛固酮不能与受体结合成醛固酮受体复合物,而成为螺内酯受体复合物,最终阻碍醛固酮诱导蛋白的合成,抑制 Na^+-K^+ 交换,减少 Na^+ 的重吸收和 K^+ 的分泌,表现出排 Na^+ 保 K^+ 作用。

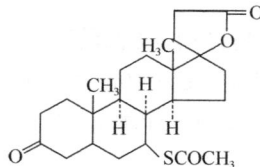

图 5-2 螺内酯的化学结构

【临床应用】 螺内酯的利尿作用弱,起效慢而持久,其利尿作用与体内醛固酮的水平相关,体内醛固酮高时,利尿作用明显。对醛固酮正常或切除肾上腺的动物则无明显利尿作用。临床常与噻嗪类利尿药或高效利尿药合用,以增强利尿效果并减少 K^+ 的丧失。

1. 治疗与醛固酮升高有关的顽固性水肿 对肝硬化和肾病综合征水肿患者较为有效。

2. 充血性心力衰竭　近年来认识到醛固酮在心衰发生发展中起重要作用,因而螺内酯用于心衰的治疗已经不仅仅限于通过排 Na$^+$、利尿消除水肿,而是通过抑制心肌纤维化等多方面的作用而改善患者的状况。

【不良反应】　此药不良反应较轻,少数患者可引起头痛、困倦与精神失常等。其抗雄激素样作用可引起男性乳房女性化、性功能障碍、妇女多毛症等。久用可引起高钾血症,尤其当肾功能不良时明显,故肾功能不全者禁用。

(二) 肾小管上皮细胞钠离子通道抑制药——氨苯蝶啶及阿米洛利

氨苯蝶啶(triamterene)及阿米洛利(amiloride)均作用于末段远曲小管和集合管,阻滞管腔侧 Na$^+$ 通道而减少 Na$^+$ 的重吸收。同时由于 Na$^+$ 的重吸收减少而降低管腔驱动 K$^+$ 分泌的负电位,导致 K$^+$ 的分泌减少。Ca^{2+} 和 Mg^{2+} 的重吸收和 H$^+$ 的分泌亦减少。氨苯蝶啶及阿米洛利的排钠留钾作用不受醛固酮水平影响,对于体内醛固酮水平正常或在肾上腺切除的动物,仍有保钾利尿作用。氨苯蝶啶及阿米洛利的不良反应较少,偶见嗜睡、恶心、呕吐、腹泻和皮疹等。长期服用可致高钾血症,严重肝、肾功能不全者、有高钾血症倾向者禁用。

四、碳酸酐酶抑制药

乙酰唑胺(acetazolamide)又称醋唑磺胺(diamox),是碳酸酐酶抑制药的原形药。通过抑制肾小管上皮细胞中的碳酸酐酶活性而抑制 HCO$_3^-$ 的重吸收。由于利尿作用弱,目前很少用于利尿。乙酰唑胺还可抑制眼睫状体上皮细胞和中枢神经细胞中的碳酸酐酶,减少房水和脑脊液的产生,使眼压和颅内压下降。主要用于治疗青光眼和脑水肿。长期使用可致代谢性酸中毒及粒细胞缺乏症等。

第二节　脱　水　药

脱水药又称渗透性利尿药,包括甘露醇、山梨醇、高渗葡萄糖、甘油和尿素等。该类药具备如下特点:①静脉注射后不易通过毛细血管进入组织;②易经肾小球滤过,不易被肾小管重吸收;③在体内不被代谢。

一、甘　露　醇

甘露醇(mannitol)为己六醇结构,临床主要用 20% 的高渗溶液。

【药理作用】

1. 脱水作用　静脉注射甘露醇后,因不易从毛细血管渗入组织,能迅速提高血浆渗透压,使组织间液向血浆转移而引起组织脱水作用,可降低颅内压和眼压。口服甘露醇吸收极少,只发挥导泻作用。

2. 利尿作用　静脉注射甘露醇 10min 左右即能增加尿量,2~3h 达高峰,持续 6~8h,尿中 Na$^+$、K$^+$、Cl$^-$ 等电解质排出同时增加。甘露醇产生排钠利尿作用的机制为:稀释血液而增加循环血容量及肾小球滤过率,并间接抑制 Na$^+$-K$^+$-2Cl$^-$ 共同转运系统,减少髓袢升支粗段对 NaCl 的重吸收,降低髓质高渗区的渗透压,使集合管中水的重吸收减少。甘露醇还能增

加肾脏 PGE_2 的合成,扩张肾血管并增加肾髓质血流量,进而降低肾髓质内 NaCl 浓度,降低髓质的渗透梯度。

【临床应用】

1. 脑水肿及青光眼　本药不易进入脑组织或眼前房等有屏障的特殊组织,是目前降低颅内压安全有效的首选药,适用于脑外伤、脑瘤、脑膜炎及脑组织缺氧等引起的脑水肿,也适用于青光眼和大面积烫伤引起的水肿。

2. 预防急性肾衰竭　因严重创伤、出血和休克等出现的急性肾衰竭,若及时应用甘露醇,通过脱水作用,可减轻肾间质水肿,同时维持肾小球滤过率,提高小管液渗透压,阻止水分的重吸收,维持足够的尿量,稀释肾小管内有害物质,保护肾小管免于坏死。此药还能改善急性肾衰竭早期的血流动力学变化,对肾衰竭伴有低血压者效果较好。

【不良反应】　不良反应少见,注射过快时可引起头痛、眩晕、视物模糊和心悸,还可引起渗透性肾病,严重者可发展成急性肾衰竭。慢性心功能不全者禁用,因可增加循环血量而增加心脏负荷。近年来引起急性肾衰竭的报道较多,应用时要注意甘露醇的总量和速度。

二、山 梨 醇

山梨醇(sorbitol)是甘露醇的同分异构体,作用与临床应用同甘露醇,但其水溶性较高,一般可制成 25% 的高渗液使用。进入体内的山梨醇大部分转化为糖原而失去高渗性,故作用较弱。

三、葡 萄 糖

静脉注入 50% 的高渗葡萄糖也有脱水及渗透性利尿作用,但易在体内代谢,故作用弱且不持久。主要用于脑水肿和急性肺水肿,一般与甘露醇合用。

(代春美)

第二篇 生殖系统

生殖(reproduction)是指生物体生长发育成熟后,能够产生与自己相似的子代个体的生理过程。生殖是机体生命活动的基本特征之一,对于种族的延续、遗传信息的传递具有重要意义。生殖系统(reproductive system)的主要功能是繁衍后代、分泌性激素,产生生殖细胞以形成并保持两性性征,它分为男性生殖系统和女性生殖系统两部分。本篇主要介绍男性和女性生殖系统的结构、生理功能、疾病的病理和作用于生殖系统的药物。

第六章 男性生殖系统

第一节 男性生殖系统的形态结构

男性生殖系统包括内生殖器和外生殖器(图 6-1,彩图-21)。内生殖器包括生殖腺(睾丸)、生殖管道(附睾、输精管、射精管)和附属腺体(精囊、前列腺、尿道球腺)。睾丸是产生精子和雄激素的器官。精子在睾丸生成后,暂时存储于附睾内,射精时经输精管、射精管和尿道排出体外。附属腺体分泌液体营养精子,参与组成精液并有利于精子的活动。外生殖器包括阴茎和阴囊两部分。

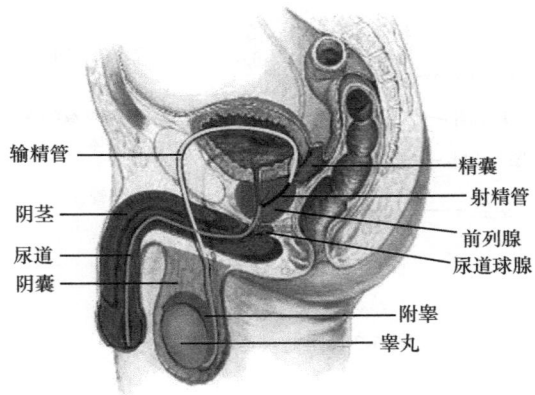

图 6-1 男性生殖系统

一、男性内生殖器

(一)睾丸

1. 位置 睾丸(testis)为男性生殖腺,位于阴囊内,左右各一。

2. 形态 睾丸呈微扁的椭圆形,表面光滑,分为前、后两缘,上下两端和内外两个侧面。前缘游离,后缘有神经、血管和淋巴管出入,并与附睾和输精管睾丸部相接触;下端游离,上端有附睾头覆盖;外侧面较隆突,紧贴阴囊,内侧面较为平坦,与阴囊中隔相贴。睾丸在性成熟期生长迅速,在老年人,随着年龄的增长逐渐萎缩变小(图 6-2,彩图-22)。

3. 构造 睾丸表面包有一层坚厚的纤维膜,称为白膜(tunica albuginea),白膜于睾丸后缘增厚,伸入睾丸内形成睾丸纵隔(mediastinum testis),再发出许多睾丸小隔(septula testis),将睾丸实质分为100~200个锥体形的睾丸小叶(lobules of testis)。每个小叶内含有1~4条盘曲的生精小管(seminiferous tubule),其上皮能产生精子。小管之间的结缔组织内有分泌雄激素的间质细胞。精曲小管向睾丸纵隔方向集中并汇合成直精小管(tubulus rec-

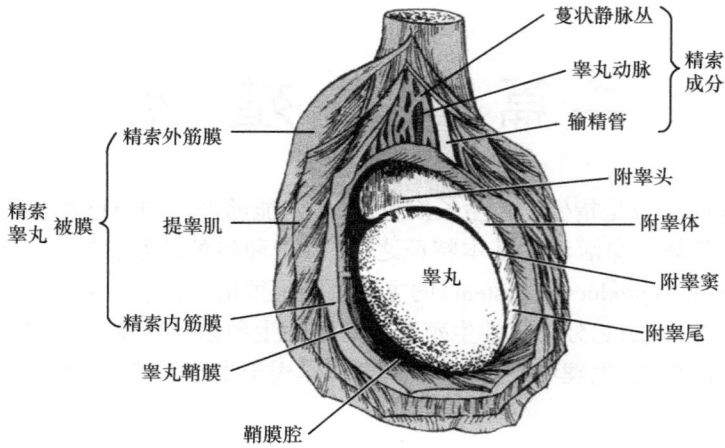

图 6-2 睾丸及附睾(左侧)

tus),在睾丸纵隔内交织成睾丸网(rete testis)。从睾丸网发出 12~15 条睾丸输出小管(efferent ductules of testis),出睾丸后缘上部引入附睾(图 6-3)。

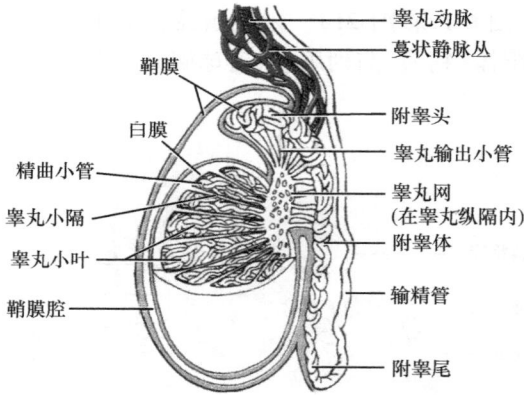

图 6-3 睾丸及附睾的结构

(二) 输精管道

1. 附睾

(1) 位置:附睾(epididymis)呈新月形,紧贴睾丸的上端和后缘,略偏外侧。

(2) 形态:上端为膨大的附睾头,由睾丸输出小管弯曲盘绕形成,附睾头末端汇合成一条附睾管,迂曲盘回而成附睾体和附睾尾。附睾尾返折向后上移行为输精管(图 6-3)。

(3) 功能:附睾不仅能暂时储存精子,其分泌液又能营养精子,促进精子的进一步成熟。

2. 输精管和射精管

(1) 输精管的形态与结构:输精管(ductus deferens)是附睾管的直接延续(图 6-3,图 6-4),长 40~50cm,管径约 3mm,壁厚、腔小、肌层发达,活体触摸时,呈坚实的圆索状。依其行程可分为四部:①睾丸部。短而弯曲,自附睾尾沿睾丸后缘上行至睾丸上端。②精索部(皮下部)。位于睾丸上端与腹股沟管浅环之间,在精索其他结构的后内侧。该段位置表浅易触及,是输精管结扎的常用部位。③腹股沟管部。位于腹股沟管的精索内。疝修补术时,注意保护。④盆部。此段最长,自腹股沟管深环处,沿盆侧壁行向后下,经输尿管末端的前内方转至膀胱底后方,膨大成输精管壶腹(ampulla ductus deferentis)(图 6-4),再逐渐变细,与精囊的排泄管汇合成射精管。

(2) 射精管的形态与结构:射精管(ejaculatory duct)长约 2cm,向前下穿前列腺实质,开口于尿道的前列腺部(图 6-4)。

3. 男性尿道 男性尿道（male urethra）兼有排尿和排精的功能。起自尿道内口，止于尿道外口，长 16～22cm，管径 5～7mm。可分为前列腺部、膜部和海绵体部三部分，临床上把海绵体部称为前尿道（anterior urethra），前列腺部和膜部统称为后尿道（posterior urethra）（图6-5，彩图-23）。

（1）前列腺部尿道：前列腺部（prostatic part）为尿道穿经前列腺的部分，长约3cm，是尿道中最宽的部分。该部尿道后壁上有一纵行隆起，称为尿道嵴（urethral crest），嵴中部有一隆起小丘称为精阜（seminal colliculus）。精阜中央小凹陷称前列腺小囊（prostatic utricle），囊两侧各有一个细小的射精管口。在尿道嵴两侧的尿道黏膜上还有许多前列腺排泄管的开口，较细小。

图 6-4 膀胱、前列腺和精囊（后面观）

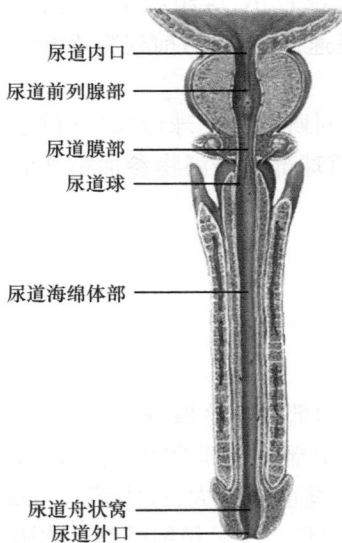

（2）膜部尿道：膜部（membranous part）为尿道穿经尿生殖膈的部分，长约1.5cm，是三部中最短的部分，周围有尿道括约肌环绕，该肌为横纹肌，有控制排尿的作用，又称尿道外括约肌。膜部位置固定，骨盆骨折时，易伤及。

图 6-5 男性尿道（前面观）

（3）海绵体部尿道：海绵体部（cavernous part）为尿道穿经尿道海绵体的部分，是尿道最长的一段，长 12～17cm。尿道球内的尿道称尿道球部，较宽，尿道球腺开口于此。阴茎头内的尿道扩大成尿道舟状窝（navicular fossa of urethra）。尿道的黏膜下层有许多黏液腺，称尿道腺，其排泄管开口于尿道黏膜。

男性尿道粗细不均，有三个狭窄、三个扩大和两个弯曲。三个狭窄：尿道内口、尿道膜部和尿道外口，以外口最窄。尿道结石易嵌顿在这些狭窄部位。三个扩大：尿道前列腺部、尿道球部和尿道舟状窝。两个弯曲：凸向下后方的耻骨下弯和凸向上前方的耻骨前弯。耻骨下弯（subpubic curvature）位于耻骨联合下方2cm处，包括尿道的前列腺部、膜部和海绵体部的起始段，此弯曲恒定。耻骨前弯（prepubic curvature）位于耻骨联合前下方，阴茎根与阴茎体之间，阴茎勃起或将阴茎向上提起时，此弯曲即可变直，便于向尿道内插入医疗器械。

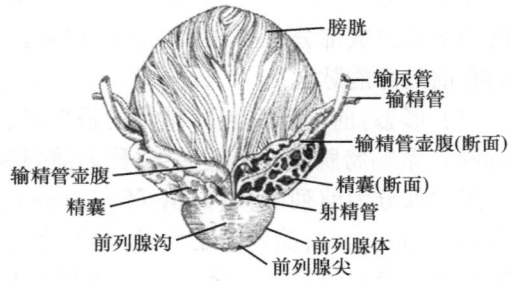

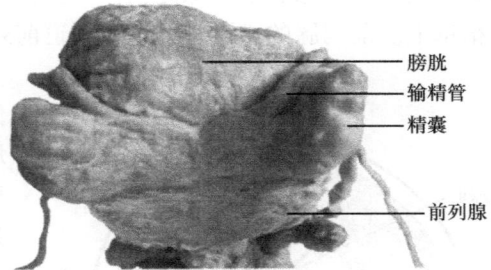

（三）附属腺

1. 精囊（seminal vesicle） 又称精囊腺，左右各一，位于膀胱底的后方，输精管壶腹的下外侧的长椭圆形囊状器官，由迂曲的管道组成，其排泄管与输精管壶腹末端汇合成射精管。精囊的分泌物参与精液的组成（图6-4）。

2. 前列腺（prostate） 是单一的实质性器官,由腺组织和平滑肌组织构成,其分泌物是精液的主要组成部分。前列腺表面包有筋膜鞘,称前列腺囊（prostatic utricle）,囊与前列腺之间有前列腺静脉丛。

（1）形态:前列腺呈前后稍扁的板栗形,上端宽大,横径约 4cm,称为前列腺底（base of prostate）,紧贴膀胱颈。下端尖细,称为前列腺尖（apex of prostate）,位于尿生殖膈上。底与尖之间的部分为前列腺体（body of prostate）,体的后面中间处有一纵行浅沟,称前列腺沟（sulcus of prostate）,前列腺肥大时,此沟消失。前列腺底近前缘处有男性尿道穿行,由前列腺尖穿出。前列腺底近后缘处,有一对射精管穿入,斜向前下方,开口于尿道前列腺部后壁的精阜上。前列腺的排泄管开口于尿道前列腺部后壁尿道嵴的两侧。

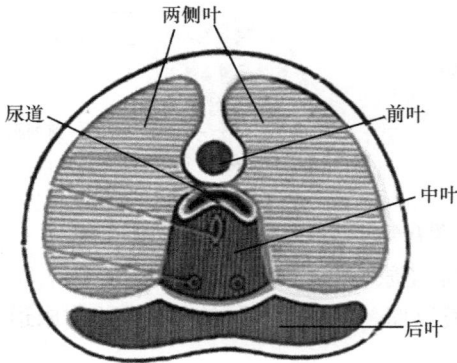

图 6-6　前列腺分叶

前列腺一般分为五叶:前叶、中叶、后叶和两侧叶（图 6-6,彩图-24）。老年人前列腺结缔组织增生引起的前列腺肥大,常发生在中叶和侧叶,压迫尿道,造成排尿困难甚至尿潴留。后叶是前列腺肿瘤的易发部位。

（2）位置:前列腺位于膀胱与尿生殖膈之间。前列腺底与膀胱颈、精囊和输精管壶腹相邻。前列腺前方为耻骨联合,后方为直肠壶腹。直肠指诊时可触及前列腺沟,向上还可触及输精管壶腹和精囊。

幼年时期前列腺较小,腺组织不明显,性成熟期腺组织生长迅速,中年以后前列腺逐渐退化萎缩,若结缔组织增生明显,常引起前列腺肥大。

3. 尿道球腺（bulbourethral gland） 又称 cowper 腺,是一对豌豆大的球形腺体,位于会阴深横肌内,尿道膜部后外侧。腺体排泄管细长,开口于尿道球部。分泌物参加精液的组成,利于精子的活动。

二、男性外生殖器

（一）阴茎

1. 阴茎的组成 阴茎（penis）可分为头、体和根三部分。后部为阴茎根（root of penis）,位于阴囊和会阴部皮肤深面,固定于耻骨下支和坐骨支,为固定部。中部为阴茎体（body of penis）,呈圆柱形,以韧带悬于耻骨联合前下方,为可动部。阴茎前端膨大,称阴茎头（glans penis）,头的尖端有尿道外口（external orifice of urethra）,呈矢状位。头后稍细的部分称阴茎颈（neck of penis）。

2. 阴茎的海绵体 阴茎主要由两条阴茎海绵体和一条尿道海绵体组成,外面包有筋膜和皮肤（图 6-7）。阴茎海绵体（cavernous body of penis）为两端细的圆柱体,位于阴茎的背侧,左、右各一,二者紧密结合,向前伸延,尖端变细,嵌入阴茎头底面的凹陷内。两条阴茎海绵体的后端,称阴茎脚（crus of penis）,分别附于两侧的耻骨下支和坐骨支。尿道海绵体（cavernous body of urethra）位于阴茎海绵体的腹侧,其全长贯穿尿道。尿道海绵体中部呈圆柱形,前端膨大为阴茎头,后端膨大的尿道球（bulb of urethra）位于两侧的阴茎脚之间,固定于尿生殖膈下面。海绵体的外面都包有一层厚而致密的纤维膜,称为海绵体白膜,海绵体由许多海绵体小梁和腔隙构成,腔隙与血管相通,当腔隙充血时,阴茎即变粗变硬而勃起。两种海绵体的外面都包有深、浅筋膜和皮肤(图6-8,彩图-25)。

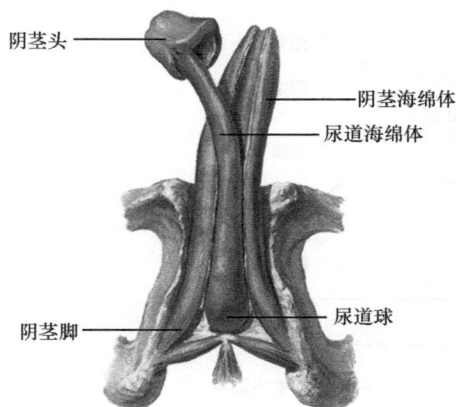

图6-7　阴茎的海绵体　　　　　　　　图6-8　阴茎中部水平切面

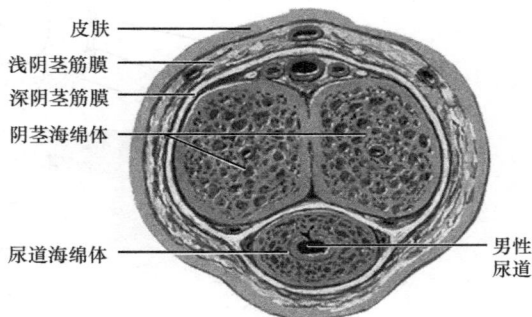

3. 阴茎的皮肤及异常　阴茎的皮肤薄而柔软,伸展性强,皮下无脂肪组织。阴茎颈前方皮肤形成双层游离的环形皱襞,包绕阴茎头,称为阴茎包皮(prepuce of penis),其前端游离缘围成包皮口。在阴茎头腹侧中线处,包皮与阴茎头近尿道外口处连有一条皮肤皱襞,称包皮系带(frenulum of prepuce)。

在幼儿,整个阴茎头都包于包皮内,随着年龄的增长,包皮逐渐向后退缩,包皮口逐渐扩大,阴茎头显露于外。若成年后包皮不能退缩暴露阴茎头,称为包皮过长;若包皮口过小,使得阴茎头仍被包皮包覆称为包茎。包皮腔内易存留包皮垢而导致炎症,也可能成为阴茎癌的诱因。此类患者应行包皮环切术,术中要注意保护包皮系带,以免影响阴茎正常的勃起。

(二) 阴囊

阴囊(scrotum)是位于阴茎后下方的皮肤囊袋。阴囊壁由皮肤和肉膜组成(图6-9)。阴囊的皮肤薄而柔软,色素沉着明显,沿中线有纵行的阴囊缝,其深面的肉膜向深部发出阴囊中隔(septum of scrotum)将阴囊分为左、右两腔。肉膜(dartos coat)是阴囊的浅筋膜,与会阴浅筋膜(colles筋膜)和腹前外侧壁浅筋膜深层(scarpa筋膜)相延续。肉膜内含有平滑肌纤维,可随外界温度的变化而反射性舒缩,以调节阴囊内的温度,利于精子的发育与生存。

阴囊深面有包被睾丸、附睾和精索的被膜,由外向内依次为:①精索外筋膜(external spermatic fascia),为腹外斜肌腱膜的延续。②提睾肌(cremaster),来自腹内斜肌和腹横肌的肌纤维束,可反射性地上提睾丸。③精索内筋膜(internal spermatic fascia),腹横筋膜的延续。④睾丸鞘膜(tunica vaginalis testis),源于腹膜,分为壁层和脏层,壁层紧贴精索内筋膜内面,脏层包贴睾丸和附睾等表面。脏、壁两层在睾丸后缘处互相返折移行,二者之间的腔隙为鞘膜腔(vaginal cavity),内有少量浆液。

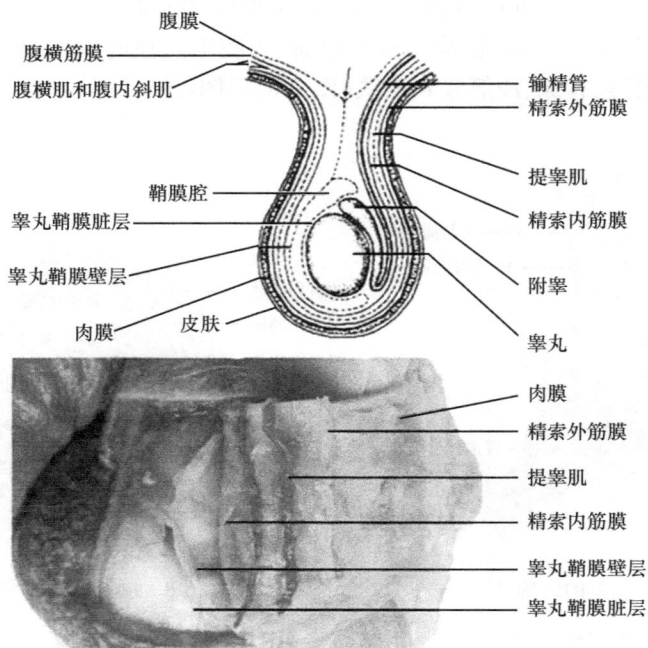

图 6-9　阴囊及其内容物结构模式图

（张海龙）

第二节　男性生殖系统的微细结构

一、男性内生殖器

（一）睾丸

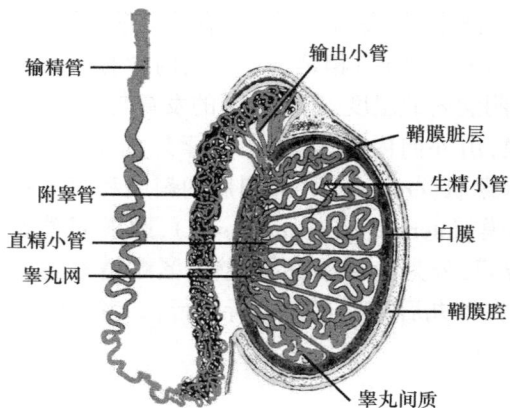

图 6-10　睾丸与附睾模式图

睾丸位于阴囊中,表面覆以浆膜,即鞘膜脏层。在鞘膜脏层与壁层之间有鞘膜腔,腔内含有少量液体,有润滑作用。深部为致密结缔组织构成的白膜,白膜在睾丸后缘增厚形成睾丸纵隔（mediastinum testis）。纵隔的结缔组织呈放射状深入睾丸实质形成睾丸小隔,将睾丸实质分成约 100 ~ 200 个锥体形小叶,每个小叶内有 1 ~ 4 条弯曲细长的生精小管,生精小管在近睾丸纵隔处变为短而直的直精小管,直精小管进入睾丸纵隔相互吻合形成睾丸网（rete tesitis）。生精小管之间的疏松结缔组织称睾丸间质（interstitial tissue）（图 6-10,图 6-11;彩图-26,彩图-27）。

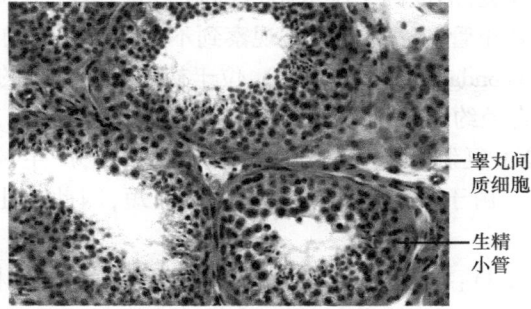

图 6-11　生精小管(高倍)

1. 生精小管　生精小管为高度弯曲的复层上皮性管道。成人的生精小管每条长 30~
70cm,直径 150~250μm,管壁厚 60~80μm。管壁由生精上皮(spermatogenic epithelium)构
成。生精上皮由支持细胞和 5~8 层的生精细胞(spermatogenic cell)组成。生精上皮下面基
膜明显,基膜外侧有胶原纤维和梭形的肌样细胞(myoid cell),其收缩有助于精子排出(图 6-
11,图 6-12;彩图-27,彩图-28)。

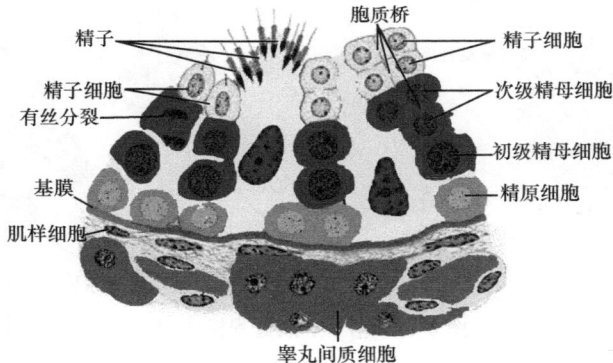

图 6-12　生精细胞和间质细胞模式图

(1) 生精细胞与精子的发生:生精细胞包括精原细胞、初级精母细胞、次级精母细胞、
精子细胞和精子(图 6-12,彩图-28)。它们在管壁中,从基底到腔面呈多层排列,镶嵌在支
持细胞之间。从精原细胞发育成为精子的过程称精子发生(spermatogenesis),经历了精原
细胞的增殖、精母细胞的减数分裂和精子形成 3 个阶段,在人类需(64±4.5)日。青春期前,
管壁中只有精原细胞和支持细胞,自青春期开始,在腺垂体促性腺激素的作用下,生精细胞
不断增殖分化,形成精子。

1) 精原细胞(spermatogonium):来源于胚胎时期的原始生殖细胞,紧贴生精上皮的基
膜,呈圆形或椭圆形,直径 12μm。分为 A、B 两型。A 型精原细胞是生精细胞中的干细胞,
核椭圆形,染色质深染或细密。A 型精原细胞不断地分裂增殖,一部分子细胞仍为干细胞,
另一部分子细胞分化为 B 型精原细胞。B 型精原细胞核圆形,核周边有较粗的染色质颗
粒,经过数次分裂后,分化为初级精母细胞。

2) 初级精母细胞(primary spermatocyte):位于精原细胞近腔侧,圆形,体积较大,直径约
18μm。核大而圆,可见核分裂象,核型为 46,XY。初级精母细胞经过 DNA 复制后(4n

DNA),进行第一次减数分裂,形成两个次级精母细胞。由于第一次减数分裂的分裂前期历时较长(约 22 日),故生精小管的切片中较易观察到不同增殖阶段的初级精母细胞。

3)次级精母细胞(secondary spermatocyte):位于初级精母细胞的近腔侧,较初级精母细胞体积小,细胞呈圆形,直径约 $12\mu m$。核圆形,染色较深,核型为 23,X 或 23,Y($2n$ DNA)。次级精母细胞不进行 DNA 复制,迅速进入第二次减数分裂,产生两个精子细胞。核型为 23,X 或 23,Y($1n$ DNA)。由于次级精母细胞存在时间短,因此在生精小管的切片中不易见到。

4)精子细胞(spermatid):靠近腔面,细胞呈圆形,直径约 $8\mu m$。核大而圆,染色质细密。精子细胞不再分裂,而是经过复杂的形态变化,由圆形逐渐转变为蝌蚪形的精子,这一过程称精子形成(spermiogenesis)。精子形成的主要变化过程是:①核染色质高度浓缩,核变长并移向细胞的一侧,形成精子的头部;②由高尔基复合体形成顶体泡,顶体泡相互融合增大,凹陷为双层帽状,覆盖核的头端,形成顶体(acrosome);③中心粒迁移到顶体对侧,其中一个中心粒的微管延长,形成轴丝,成为精子尾部(或称鞭毛)的主要结构;④线粒体汇聚在轴丝近段周围,形成线粒体鞘;⑤多余的胞质脱落,形成残余体;⑥胞膜包在精子表面,称为精子质膜(图 6-13,彩图-29)。

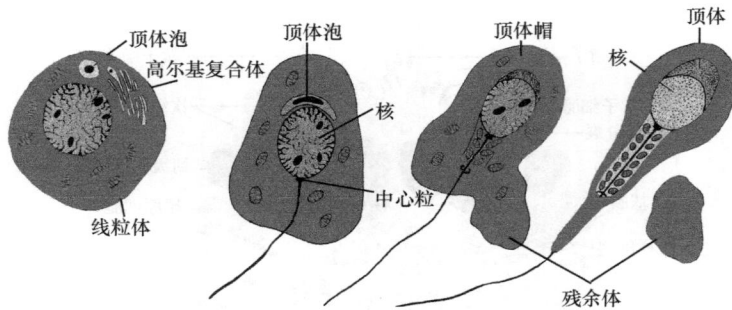

图 6-13 精子形成过程模式图

5)精子(spermatozoon):形似蝌蚪,长约 $60\mu m$,分为头、尾两部分。头部正面观呈卵圆形,侧面观呈梨形,长 $4\sim5\mu m$。头内大部分为高度浓缩的细胞核,核的前 2/3 有顶体覆盖。顶体是特殊的溶酶体,内含多种水解酶,如顶体蛋白酶、透明质酸酶和酸性磷酸酶等,在受精过程中发挥重要的作用。尾部是精子运动的主要装置,可分为颈段、中段、主段和末段四部分。构成尾部全长的轴心是轴丝,由 9+2 组排列的微管组成。颈段短,内含中心粒。中段的轴丝外有 9 根纵行外周致密纤维,外侧包有线粒体鞘,是精子的能量供应中心。主段最长,外周致密纤维外为纤维鞘。末段短,仅有轴丝(图 6-14)。

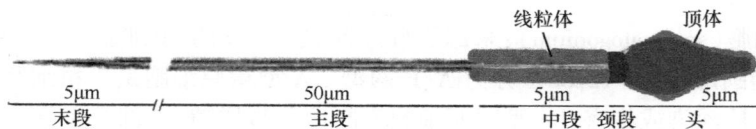

图 6-14 精子超微结构模式图

在生精过程中,一个精原细胞增殖分化所产生的各级生精细胞,其胞质并未完全分开,细胞间有胞质桥(intercellular cytoplasmic bridge)相连,可互相沟通信息,形成来源于一个干细胞的同步发育细胞群(图 6-12,彩图-28)。在生精上皮的不同区域内,精子发生不是同步的,因此生精上皮可以持续不断地产生精子。精子发生和形成需在低于体温 2~3℃ 的环境中进行,故隐睾患者因精子发生障碍而不育。

（2）支持细胞(sustentacular cell):又称 Sertoli 细胞。细胞呈不规则高锥体形,基底面宽大,附于基膜上,顶端伸达腔面,由于其侧面及顶面嵌有各级生精细胞,故光镜下细胞轮廓不清。电镜下,胞质内有滑面内质网、高尔基复合体、线粒体和溶酶体,顶端有微丝和微管。核不规则或长三角形,着色浅,核仁明显。相邻支持细胞近基底部侧面的细胞膜彼此相贴形成紧密连接,将生精上皮分成基底室(basal compartment)和近腔室(adluminal compartment)两部分。基底室位于生精上皮基膜和支持细胞紧密连接之间,内有精原细胞;近腔室位于紧密连接上方,与生精小管管腔相通,内有精母细胞、精子细胞和精子。

生精小管与血液之间存在着血-睾屏障(blood-testis barrier),即血-生精小管屏障,其组成包括睾丸间质的毛细血管内皮及其基膜、结缔组织、生精上皮基膜和支持细胞之间的紧密连接,其中紧密连接是血-睾屏障的主要结构(图 6-15,彩图-30)。

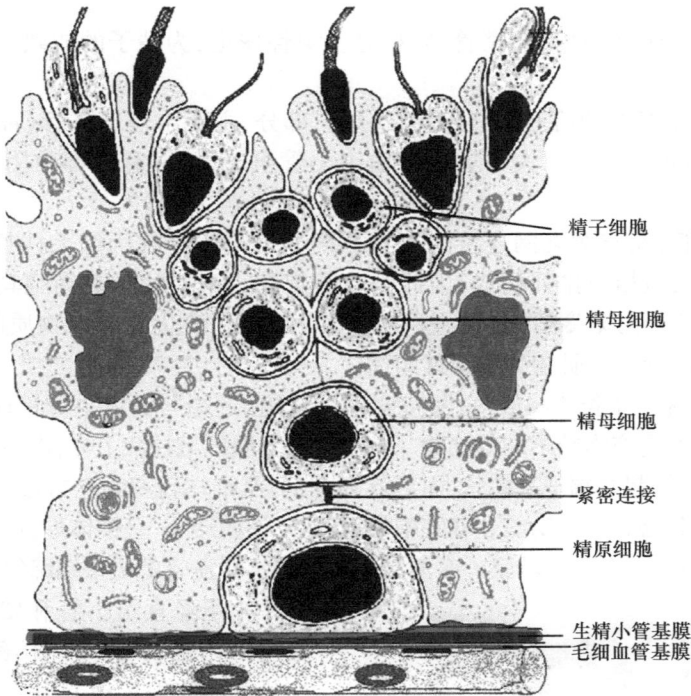

图 6-15　支持细胞超微结构及其与生精细胞的关系

支持细胞的功能:①对生精细胞起支持、保护和营养作用。②吞噬和消化精子成熟后脱落的残余胞质。③在促卵泡激素和雄激素的作用下,合成和分泌雄激素结合蛋白(androgen binding protein,ABP),以保持生精小管内有较高的雄激素水平,促进精子发生。同时又能分泌抑制素(inhibin),抑制垂体分泌促卵泡激素。④微丝和微管的收缩可使不断成熟的生精细胞向腔面移动,分泌的液体有助于精子的运送。⑤紧密连接参与构成的血-睾屏障,可阻止某些物质进出生精上皮,形成有利于精子发生的微环境,还能防止精子抗原物质逸出到生精小管外而引发自身免疫反应。

2. 睾丸间质　位于生精小管之间,为富含血管和淋巴管的疏松结缔组织,含有睾丸间质细胞(testicular interstitial cell),又称 Leydig 细胞。间质细胞成群分布,体积较大,呈圆形或多边形,核圆居中,核仁明显,胞质嗜酸性(图 6-12,彩图-28),具有类固醇激素分泌细胞的超微结构特征。睾丸间质细胞分泌雄激素,可促进精子发生和男性生殖器官发育,以及维持男性第二性征和性功能。

3. 直精小管和睾丸网　直精小管管壁上皮为单层立方或矮柱状,无生精细胞。睾丸网由单层立方上皮组成,管腔大而不规则。精子经直精小管和睾丸网出睾丸(图 6-10,彩图-26)。

4. 睾丸功能的年龄性变化　幼年期的睾丸生精小管发育不完善,10 岁后出现管腔,管壁只有未分化的精原细胞和支持细胞。青春期以后睾丸发育很快,体积增大,生精小管的生精上皮开始分化,出现各级生精细胞,并有成熟精子产生。25 岁左右睾丸生精细胞和间质细胞的发育最旺盛。30 岁以后生精小管开始出现退行性变化。40 岁以后间质细胞开始减少,睾丸的生精活动逐渐减退。但睾丸的衰老退化在不同个体差异很大。

(二) 生殖管道

男性生殖管道包括附睾、输精管、射精管及男性尿道,为精子的成熟、储存和输送提供有利的环境。

1. 附睾　位于睾丸的后上方,分头、体、尾三部分,主要由输出小管(efferent duct)和附睾管(epididymal duct)组成。头部主要由输出小管组成,体部和尾部由附睾管组成(图 6-10,彩图-26)。

(1) 输出小管:是与睾丸网连接的 8~12 条弯曲小管,上皮为纤毛柱状上皮,由高柱状纤毛细胞和柱状细胞相间排列构成,因此管腔不规则。高柱状纤毛细胞具有分泌功能,其纤毛摆动可促使精子向附睾管运行。柱状细胞有吸收和消化管腔内物质的作用。上皮下面的基膜周围有环行平滑肌和少量结缔组织。

(2) 附睾管:为一条长 4~6μm 并极度盘曲的管道,近端与输出小管相连,远端与输精管相连。管腔规则,腔内充满精子和分泌物。上皮为假复层纤毛柱状上皮,由主细胞和基细胞组成。主细胞在附睾管起始端呈高柱状,而后逐渐变低,至末端转变为立方形,细胞表面有成束的静纤毛,细胞有分泌和吸收功能。基细胞数量较少,体积矮小,呈锥体形,位于主细胞基部之间(图 6-16,彩图-31)。上皮的基膜外有薄层平滑肌和富含血管的疏松结缔组织。

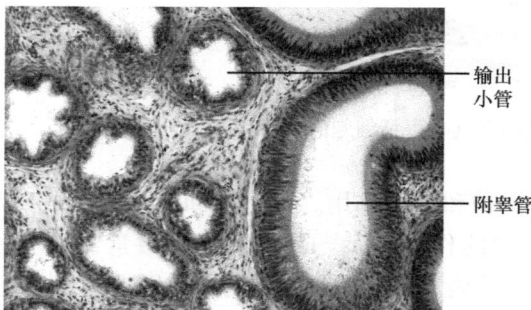

图 6-16　附睾头部(低倍)

精子经直精小管和睾丸网进入附睾,在附睾内停留 8~17 日,经历一系列成熟变化才能获得运动能力。附睾上皮细胞分泌的维生素 B_t、甘油磷酸胆碱和唾液酸等多种重要物质,为精子成熟、储存提供适宜的环境。附睾的功能异常会影响精子的成熟,导致不育。

2. 输精管　是壁厚腔小的肌性管道,管壁由黏膜、肌层和外膜组成。黏膜较薄,上皮为假复层柱状上皮,上皮细胞表面有静纤毛,固有层结缔组织中弹性纤维丰富。肌层厚,由内纵行、中环行和外纵行排列的平滑肌纤维组成。在射精时,肌层强力收缩,将精子快速排出。外膜为疏松结缔组织,富含血管、淋巴管和神经(图 6-17,彩图-32)。

(三) 附属腺

1. 前列腺 前列腺呈栗形,环绕尿道起始端。腺的被膜由富含弹性纤维和平滑肌的结缔组织组成。腺实质主要由 30~50 个复管泡状腺组成,导管分别开口于尿道精阜的两侧。腺实质可分为三个带:①黏膜腺最小,位于尿道黏膜内;②黏膜下腺位于黏膜下层;③主腺构成前列腺的大部分。腺分泌部由单层立方上皮、单层柱状上皮及假复层柱状上皮构成,故腺腔很不规则。腔内可见分泌物浓缩形成的圆形嗜酸性板层状小体,称前列腺凝固体(prostatic concretion),它随年龄的增长而增多,甚至钙化形成前列腺结石(图 6-18,彩图-33)。

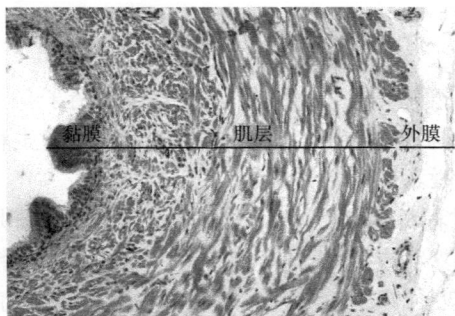

图 6-17 输精管(低倍)　　　　　　图 6-18 前列腺(低倍)

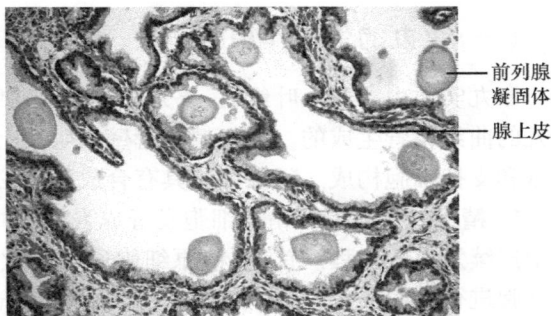

从青春期开始,前列腺在雄激素的刺激下分泌活动增强,分泌物为稀薄的乳白色液体,富含酸性磷酸酶和纤维蛋白溶酶,还有枸橼酸和锌等物质。老年人的前列腺常增生肥大,是黏膜腺和黏膜下腺增生所致。

2. 精囊 是一对盘曲的囊状器官,位于膀胱后部。黏膜向腔内凸起形成高大的皱襞,黏膜上皮是假复层柱状上皮。黏膜外有薄的平滑肌层和结缔组织外膜。精囊分泌弱碱性的淡黄色液体,内含果糖,前列腺素等,为精液的重要组成部分,对精子的活动和营养均有重要作用。

3. 尿道球腺 尿道球腺是一对豌豆状的复管泡状腺。腺体上皮为单层立方上皮或单层柱状上皮,腺体分泌的黏液于射精前排出,有润滑尿道的作用。

附属腺的分泌物同附睾液及精子共同组成精液(semen)。

二、男性外生殖器

阴茎

阴茎主要由两条阴茎海绵体、一条尿道海绵体、白膜和表面的皮肤构成。阴茎外表被覆以活动度较大的皮肤。海绵体即勃起组织,外面包以致密结缔组织构成的坚韧白膜。海绵体主要由小梁和血窦构成,阴茎深动脉的分支螺旋动脉穿行于小梁中,并与血窦相通。静脉多位于海绵体周边部白膜下方。白膜结构坚韧,具有限制海绵体及其内的血窦过分扩张的作用。一般情况下,流入血窦的血液很少,血窦呈裂隙状,海绵体柔软。当大量血液流入血窦,血窦充血而胀大,白膜下的静脉受压,血液回流受阻,海绵体变硬,阴茎勃起。

(张　萍)

第三节　男性生殖功能与性生理

男性的一生可分为六个时期,即胎儿期、新生儿期、儿童期、青春期、成年及中年期、老年期。本节主要介绍青春期睾丸的功能、调节及男性性生理的基本知识。

一、睾丸的功能

睾丸是男性的主性器官,具有生成精子和内分泌功能。附性器官主要负责精子的储存、运输、分泌与合成精液、提供营养和促进精子的成熟等。

(一) 睾丸的生精作用

睾丸实质由睾丸小叶组成,睾丸小叶内有曲细精管(生精小管)和间质细胞。精子是在睾丸的曲细精管生成的。曲细精管管壁由生精上皮构成,生精上皮由不同发育阶段的生精细胞和支持细胞构成。间质细胞具有合成和分泌雄激素的功能。

1. 精子的生成　从精原细胞发育成为精子的过程称为生精(spermatogenesis)。生精是一个连续发生的过程。首先,精原细胞通过有丝分裂生成两个子代细胞,一个继续作为精原细胞进行有丝分裂,另一个则作为初级精母细胞进行第一次减数分裂。青春期到来前,第一次减数分裂并没有完成。青春期后,在腺垂体分泌促卵泡激素(follicle stimulating hormone,FSH)和睾丸分泌的雄激素作用下,初级精母细胞才能完成第一次减数分裂,形成两个只有23条染色体的单倍体细胞,称为次级精母细胞。两个次级精母细胞继续进行第二次减数分裂,形成四个单倍体的圆形精子细胞。此时,四个圆形精子细胞的细胞质并没有完全分离,只有在支持细胞的参与下才能发生分离,形成精子,精子脱离支持细胞进入曲细精管的管腔(图 6-19)。

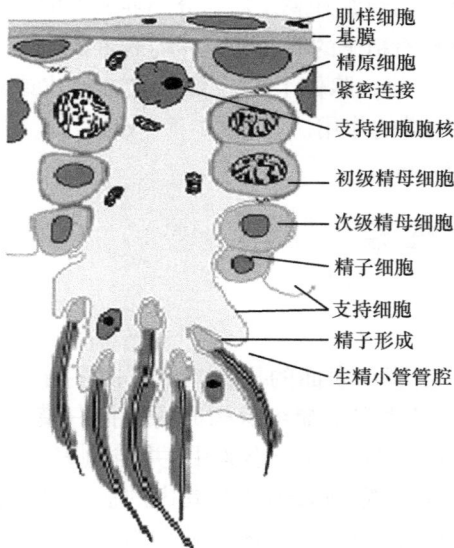

图 6-19　生精过程示意图

精原细胞发育成为精子的整个过程称为生精周期,人类的生精周期平均约需 2 个半月的时间。在一个生精周期中,每个精原细胞经过数次分裂可生成近百个精子。成年人一天每克睾丸组织可产生约 10^7 个精子。

新生成的精子不具有运动能力,必须经曲细精管管壁上肌样细胞的收缩和管腔液的移动运送至附睾内进一步成熟,并获得运动的能力。附睾内储存的精子量少,大量的精子则储存在输精管及其壶腹部。在性活动过程中,通过输精管的蠕动把精子运至尿道。精子与附睾、精囊、前列腺和尿道球腺的分泌物混合形成精液,在性高潮时射出体外。正常男子每次射出精液 3~6ml,每毫升精液含0.2亿~4亿个精子,少于 0.2 亿精子的精液不易使卵子受精。

2. 精子生成的影响因素

（1）温度：正常情况下，阴囊内的温度较腹腔内低 2℃ 左右，是精子生成的最适温度。在胚胎发育期间，由于某些原因导致睾丸不能降入到阴囊内而滞留在腹腔内或腹股沟内，导致睾丸周围温度升高，影响精子的生成，称为隐睾症，是男性不育的原因之一。如果对发育成熟的动物睾丸进行加温处理，或施行实验性隐睾术，则可观察到生精细胞退化萎缩。

（2）年龄：从青春期到老年期，睾丸均有生精能力。男性到 15 岁左右，睾丸的生精和内分泌功能已达到成人水平。45 岁之后，生精能力逐渐减弱。

（3）其他因素：环境污染、某些药物、吸烟、酗酒和接触放射性物质等可导致精子生成减少、精子不生成、精子活力降低或畸形率增加。

（二）睾丸的内分泌功能

睾丸的间质细胞（又称 Leydig 细胞）分泌雄激素，支持细胞分泌抑制素和 ABP。此外，睾丸还分泌少量雌激素。

1. 雄激素　由睾丸的间质细胞分泌，主要有睾酮（testosterone，T）、双氢睾酮（dihydrotestosterone，DHT）、脱氢表雄酮（dehydroiepiandrosterone，DHEA）和雄烯二酮（androstenedione）等。其中双氢睾酮的生物活性最强，睾酮次之，其余雄激素的生物活性不及睾酮的 1/5。

（1）睾酮的合成：睾酮是以胆固醇为原料在睾丸间质细胞内合成的含有 19 个碳原子的类固醇激素。首先经羟化作用将胆固醇转化为孕烯醇酮（pregnenolone），孕烯醇酮再通过两条途径合成雄烯二酮。一条途径为先转变为黄体酮，再转变为 17α-羟孕酮；另一条途径为先转变为 17α-羟孕烯醇酮，再转变为脱氢表雄酮。合成的雄烯二酮在 17β-羟脱氢酶的催化下转变为睾酮。在附睾、前列腺、皮肤靶细胞内，睾酮在 5α-还原酶的催化下转变为双氢睾酮后再发挥作用（图 6-20）。

（2）睾酮的代谢：正常男性在 20~50 岁血中睾酮含量最高，睾丸每日约分泌睾酮 4mg，其血浆浓度为 19~24nmol /L。50 岁以上男性随年龄增长，睾酮分泌量逐渐减少。血液中 98% 的睾酮与血浆蛋白结合，其中 65% 与性激素结合球蛋白结合，33% 与白蛋白或其他血浆蛋白结合。游离型睾酮只占 2%，只有游离型的睾酮才具有生物活性，结合型的睾酮可作为血浆中睾酮的储存库。血中少量的睾酮可在芳香化酶作用下转变为雌二醇，大部分的睾酮主要在肝中被灭活，形成 17-酮基类固醇的代谢物。代谢物主要随尿液排出，少量经粪便排出。

（3）睾酮的生理作用

1）影响胚胎性别的分化：在胚胎发育期，睾酮

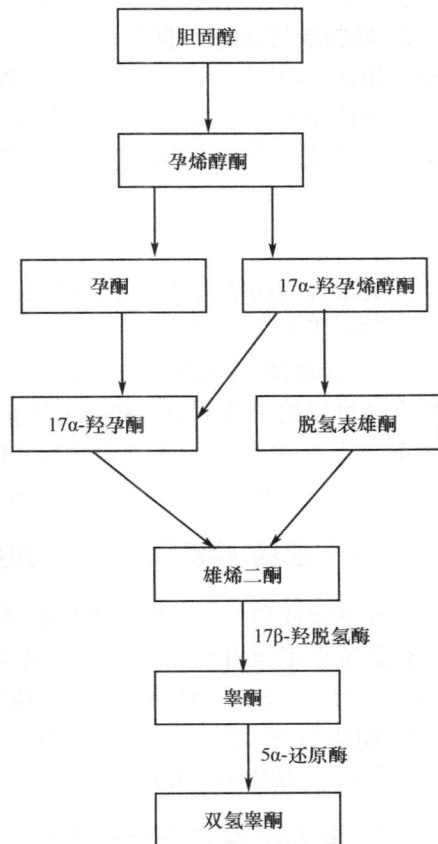

图 6-20　雄激素合成示意图

可诱导含 Y 染色体的胚胎向男性分化,促进生殖器官的生长发育。如果胚胎睾丸间质细胞发育不良,则胚胎性别分化异常,导致男性假两性畸形。如果雄激素过多,男胎可引起巨大生殖器畸形,女胎可导致女性假两性畸形。

2)促进男性附属性器官的生长和发育:男性青春期(puberty)一般始于 10~11 岁,终止于 15~17 岁。外生殖器精囊腺、前列腺、阴囊、阴茎随着睾酮分泌增多逐渐增大。

3)刺激生精细胞生成精子并维持生精。

4)促进男性第二性征的出现:男性第二性征是指除生殖器官以外的所有男性的特征。主要表现为声音低沉,喉结突出,胡须生长,长出腋毛和阴毛,骨骼粗壮、肌肉发达,汗腺和皮脂腺分泌增多,出现男性特有的气味等。在生理状态下,男性在 2~4.5 年完成第二性征发育,平均 3.5 年。

5)产生并维持正常的性欲。

6)对代谢的影响:①睾酮能促进蛋白质合成,尤其是促进肌肉和生殖器官的蛋白质合成;②睾酮能促进骨骼生长与钙、磷沉积,使男性在青春期由于睾酮和生长激素的协同作用出现一次显著的生长,此过程中平均身高可以增加 28cm;③睾酮有利于水和钠等电解质的适度潴留;④因睾酮对蛋白质的合成有同化作用,临床上常用于治疗营养不良、消耗性疾病及促进骨折和伤口的愈合等疾病。

7)刺激红细胞的生成:睾酮通过增加促红细胞生成素的生成,加强骨髓造血功能,使红细胞生成增多,导致男性红细胞数量高于女性。

2. 抑制素与 ABP　抑制素是由睾丸支持细胞分泌的一种糖蛋白激素,由 α 和 β 两个亚单位组成,其相对分子质量约为 32000。除睾丸外,卵巢和机体的多种组织也能分泌抑制素。主要作用是抑制腺垂体促卵泡激素(follicle stimulating hormone,FSH)的合成和分泌。ABP 与雄激素结合能提高曲细精管内雄激素的浓度,促进精子的生成。

二、睾丸功能的调节

人类睾丸的功能活动是经常性的,不呈现明显的周期性变化。睾丸的生精功能和内分泌功能均受下丘脑-腺垂体的调节。下丘脑、腺垂体、睾丸在功能上紧密联系,互相影响,构成下丘脑-腺垂体-睾丸轴(hypothalamus- adenohypophysis -testes axis)调节系统。睾丸分泌的激素又可反馈调节下丘脑和腺垂体相关激素的分泌,从而维持生精过程和各种激素水平的稳态。此外,睾丸内的支持细胞与生精细胞、间质细胞与支持细胞、支持细胞与管周细胞之间存在着极其密切的局部反馈调节机制。

(一)下丘脑-腺垂体对睾丸功能的调节

下丘脑合成和分泌的促性腺激素释放激素(gonadotropin releasing hormone,GnRH)经垂体门脉系统直接作用于腺垂体,促进腺垂体细胞合成和分泌 FSH 和黄体生成素(luteinizing hormone,LH)。FSH 主要作用于曲细精管,对生精过程具有始动作用;LH 主要作用于睾丸的间质细胞,促进睾酮的分泌,进而维持生精过程。两种促性腺激素协同作用,共同调节睾丸的生精功能和内分泌功能。

(二)睾丸激素对下丘脑-腺垂体的反馈调节

睾丸分泌的雄激素与抑制素对下丘脑 GnRH 和腺垂体 FSH、LH 的分泌有负反馈的调节作用。FSH 主要受抑制素调节,LH 主要受雄激素的负反馈调节(图 6-21)。

1. 雄激素　当血中睾酮达到一定浓度后,可作用于下丘脑和腺垂体,通过负反馈机制抑制 GnRH 和 LH 的分泌。整体和离体实验证明:切除动物的睾丸,垂体门脉血中的 GnRH 含量增加;给切除生殖腺的动物注射睾酮,只能引起血中 LH 水平明显下降,而对 FSH 的影响不大。这表明:睾酮对腺垂体促性腺激素具有选择性的负反馈调节作用,即只限于 LH 的合成与分泌,而对 FSH 的分泌无影响。另有实验证明,睾酮可降低大鼠腺垂体对 GnRH 的反应性。

2. 抑制素　离体实验证明:在培养的成年大鼠睾丸支持细胞中给予 FSH,可刺激抑制素的分泌,两者间有一定的剂量-效应关系。给大鼠注射抑制素后,血中 FSH

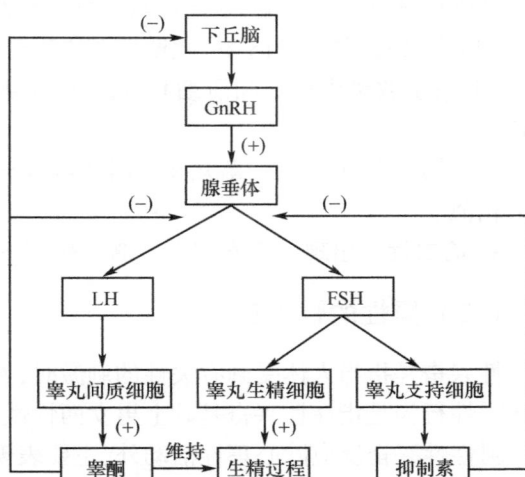

图 6-21　下丘脑-腺垂体-睾丸轴调节示意图
GnRH:促性腺激素释放激素;FSH:卵泡刺激素
LH:黄体生成素
(+)促进;(−)抑制

含量明显下降,LH 水平没有显著变化。这些结果提示:FSH 可促进抑制素的分泌,而抑制素又可选择性抑制腺垂体合成和分泌 FSH。机体通过这一负反馈环路来调节 FSH 的分泌。

(三) 睾丸内的局部调节

睾丸的功能除受到下丘脑-腺垂体-睾丸轴的调控外,在睾丸局部,尤其是生精细胞、支持细胞和间质细胞之间还存在着较为复杂的局部调节机制。睾丸局部可产生一些细胞因子或生长因子,通过旁分泌或自分泌方式参与睾丸功能的调节。

三、男性性生理

青春期是从少年阶段到成年阶段的过渡阶段,也是从性不成熟到发育成熟的时期。男性进入青春期后,在下丘脑-腺垂体-性腺轴及其他内分泌腺激素的作用下,人体中发育最慢的性器官发育成熟,并开始具备生育能力。

(一) 性成熟的表现

男性性成熟主要表现为个体的体格形态、性器官及第二性征等方面的变化。

1. 青春期体格形态的变化

(1) 身高:进入青春期后,身高上升速度明显加快,称为青春期突长。男性的青春期突长发生于接近青春期的末期,故开始突长的平均年龄比女性大 2 岁左右。

(2) 机体构成比:青春期前,男女的净体重、骨量和身体脂肪等基本相同。发育成熟后,男性的净体重、骨量和肌肉约为女性的 1.5 倍,而女性的脂肪则约为男性的 2 倍。

2. 性器官发育　男性青春期最早出现的变化是睾丸体积增大,其发育过程可分为三个时期:

(1) 第一期,在 9~12 岁,为青春期的开始。生精细胞仅有精原细胞和精母细胞,睾丸间质细胞可分泌少量睾酮,附属性器官仍处于幼稚状态。

（2）第二期,在 12~15 岁,此期睾丸体积迅速增大,曲细精管明显发育,出现精子细胞和精子,但精子数量尚少。间质细胞分泌睾酮增加,使阴囊、阴茎、前列腺等附属性器官快速生长。

（3）第三期,15 岁后,睾丸和附属性器官已接近成人大小,精子数量及睾酮的分泌也与成人相似。

3. 第二性征出现　青春期在性激素作用下,开始出现第二性征。

（二）男性的性反应

性兴奋是指当人体受到有关性的刺激时,性器官和其他一些器官所出现的一系列生理变化。性行为是指在性兴奋基础上男女两性性器官的接触,即性交的过程。

男性性兴奋反应除心理性活动外,主要表现为阴茎勃起和射精。

1. 阴茎勃起（erection）　是指受到性刺激时,阴茎迅速胀大、变硬并挺伸,阴茎头颜色加深,阴茎体血管怒张的现象。阴茎勃起的本质是心理性和外生殖器局部机械性刺激引发的反射活动。它的传出神经主要为副交感舒血管纤维,节后纤维释放乙酰胆碱和血管活性肠肽引起阴茎的血管舒张。此外,一氧化氮和降钙素基因相关肽也参与了阴茎勃起。

2. 射精（ejaculation）　是男性性高潮时精液经尿道射出体外的过程。该过程分为移精和排射两个阶段。首先是腹下神经兴奋,附睾、输精管平滑肌按一定顺序收缩,将精子送至尿道,并与前列腺、精囊腺的分泌物即精浆混合,组成精液,此过程称为移精;然后,阴部神经兴奋,使环绕阴茎基底部的尿道海绵体肌发生节律性收缩,压迫尿道,使精液射出。射精的同时伴有强烈快感,即性兴奋达到性高潮（orgasm）。在男性射精后的一段时间内,一般不能再次发生阴茎勃起和射精,称为不应期。不应期的长短与年龄和身体状况等多种因素有关。射精是一种反射活动,其基本中枢位于脊髓腰骶段,受高位中枢调节。

（三）性行为的调节

人类性行为受中枢神经系统与激素的调节,也受社会、环境和心理等因素的影响。

1. 性行为的神经调节　性行为的神经调节主要是通过条件反射和非条件反射实现的。人的精神和心理因素也可干扰性功能中枢的正常活动,进而影响阴茎勃起反射的进行。

2. 性行为的激素调节　性欲（sexual desire）是性兴奋和性行为的基础。随着青春期的性成熟,体内性激素达到一定水平。在男性,雄激素可刺激性欲,引起自发性阴茎勃起。

（李伟红）

第七章 女性生殖系统

第一节 女性生殖系统的形态结构

女性生殖系统包括内生殖器和外生殖器。内生殖器由生殖腺(卵巢)、输送管道(输卵管、子宫和阴道)和附属腺(前庭大腺)组成(图7-1,彩图-34)。外生殖器即女阴。卵巢是产生卵子和分泌女性激素的器官。卵子成熟后排至腹膜腔,再经输卵管腹腔口进入输卵管,在管内受精后移至子宫,植入子宫内膜,发育成为胎儿。分娩时,胎儿出子宫口经阴道娩出。

一、女性内生殖器

(一) 卵巢

卵巢(ovary)(图7-1,图7-2;彩图-34)是位于盆腔卵巢窝内的成对生殖腺,其位置相当于髂内、外动脉夹角处。胚胎早期,卵巢沿着体壁背侧逐渐下移至盆腔,发育异常时可降至腹股沟管或大阴唇内。卵巢呈扁卵圆形,略呈灰红色,分内、外侧面,前、后缘和上、下端。内侧面朝向盆腔,与小肠相邻。外侧面贴靠盆侧壁的卵巢窝。上端与输卵管末端相接触,称为输卵管端(tubal extremity)。下端借卵巢固有韧带连于子宫,称为子宫端(uterine extremity)。前缘借卵巢系膜连于阔韧带,称为卵巢系膜缘(mesentery border of ovary),中部有血管、神经等出入,称为卵巢门(hilum of ovary)。后缘游离,称为独立缘(free border)。

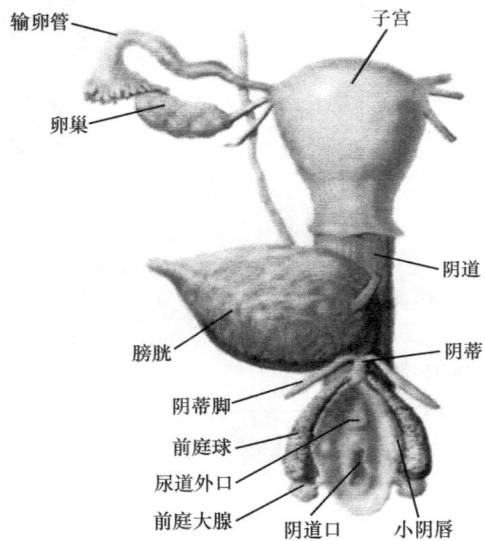

图7-1　女性生殖系统

成年女子的卵巢约为4cm×3cm×1cm,重5~6g。幼女的卵巢较小,表面光滑。性成熟期卵巢最大,由于多次排卵,卵巢表面出现瘢痕,凹凸不平。女性在35~40岁卵巢开始缩小,50岁左右随月经停止而逐渐萎缩变小。

卵巢在盆腔内的位置主要靠韧带来维持。卵巢悬韧带(suspensory ligament of ovary)是起自小骨盆侧缘,向内下至卵巢输卵管端的腹膜皱襞,内含有卵巢血管、淋巴管、神经丛、结缔组织和平滑肌纤维。卵巢悬韧带是寻找卵巢血管的标志,又被称为骨盆漏斗韧带。卵巢固有韧带(proper ligament of ovary)又称卵巢子宫索,由结缔组织和平滑肌纤维构成,表面盖以腹膜,形成腹膜皱襞,自卵巢下端连至输卵管与子宫结合处的后下方。此外,子宫阔韧带的后层覆盖卵巢和卵巢固有韧带,也起到固定卵巢的作用。

(二) 输卵管

输卵管(uterine tube)是输送卵子的肌性管道(图7-1,图7-2;彩图-34),左右各一,长为10~14cm,由卵巢上端连于子宫底的两侧,位于子宫阔韧带上缘内。输卵管由内侧向外侧分

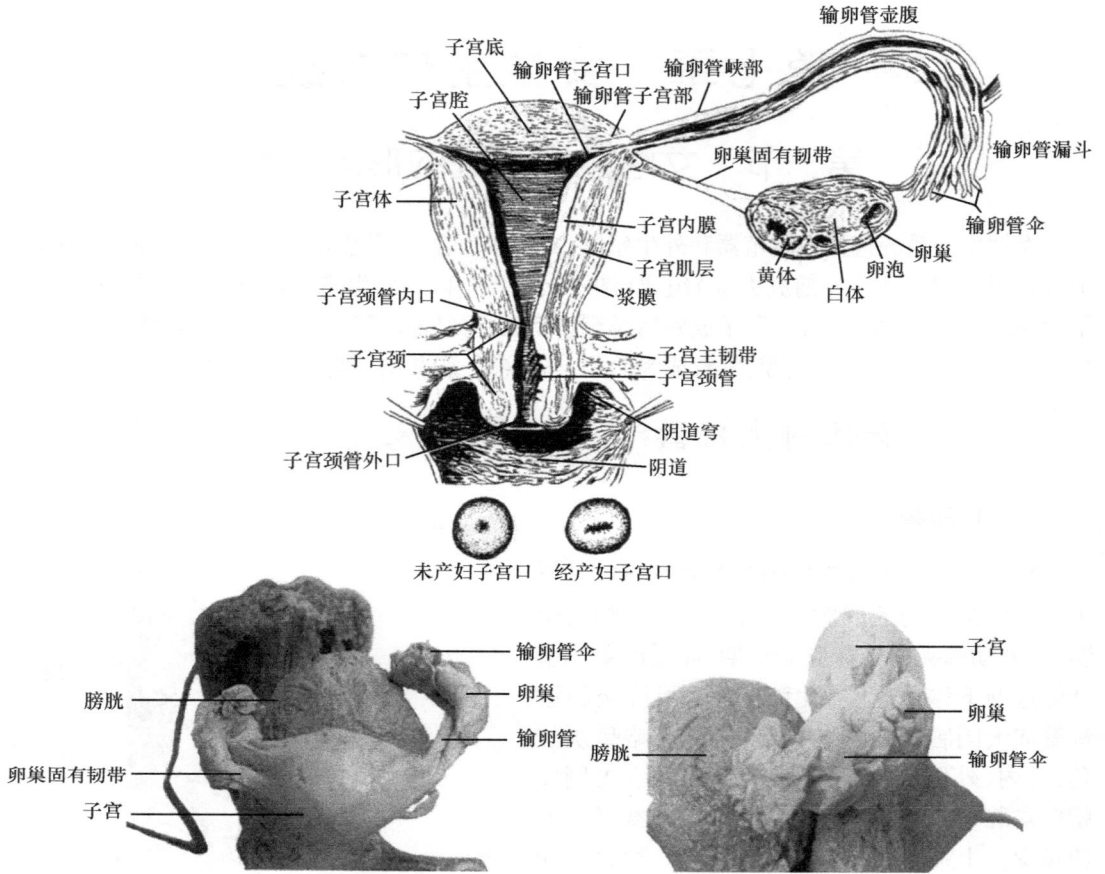

图 7-2　女性内生殖器

为四部：①输卵管子宫部（uterine part），位于子宫壁内的一段，直径最细，约 1 mm，以输卵管子宫口（uterine orifice of uterine tube）通子宫腔。②输卵管峡（isthmus of uterine），短而直，壁厚腔窄，血管分布少，水平向外移行为壶腹部。输卵管结扎术多在此进行。③输卵管壶腹（ampulla of uterine tube），粗而长，壁薄腔大，血供丰富，行程弯曲，约占输卵管全长的 2/3，向外移行为漏斗部。卵子多在此受精，若受精卵未能移入子宫而在输卵管内发育，即成为宫外孕。④输卵管漏斗（infundibulum of uterine tube），为输卵管末端的膨大部分，向后下弯曲覆盖在卵巢后缘和内侧面。漏斗末端中央有输卵管腹腔口（abdominal orifice of uterine tube），开口于腹膜腔。卵巢排出的卵子由此进入输卵管。输卵管腹腔口周围，输卵管末端的边缘形成许多细长的突起，称为输卵管伞（fimbriae of uterine tub），盖在卵巢的表面，其中一个较大的突起连于卵巢，称为卵巢伞（ovarian fimbria）。

（三）子宫

子宫（uterus）壁厚、腔小，是容纳胎儿发育成长的肌性器官。

1. 子宫的形态　成人未孕子宫犹如前后稍扁、倒置的梨形，长 7~9cm，最宽径约 4cm，厚 2~3cm，分为底、体、颈三部分（图 7-2）。子宫底（fundus of uterus）为输卵管子宫口水平以上的宽而圆凸的部分，下端长而狭细的部分为子宫颈（neck of uterus），在成人长 2.5~

3.0cm,为肿瘤的好发部位。子宫颈包括插入阴道的子宫颈阴道部(vaginal part of cervix)和阴道以上的子宫颈阴道上部(supravaginal part of cervix)两部分。子宫颈阴道上部的上端与子宫体相接较狭细的部分称为子宫峡(isthmus of uterus),长约1cm。子宫底与子宫颈之间的部分为子宫体(body of uterus)。在妊娠期,子宫峡逐渐伸展变长,形成子宫下段,妊娠末期,此部可延长至7~11cm,峡壁逐渐变薄,产科常在此处进行剖宫术,可避免进入腹膜腔,减少感染的机会(图7-3)。

子宫内的腔较为狭窄,可分为两部(图7-2):上部在子宫体内,称为子宫腔(cavity of uterus),呈前后略扁的倒三角形,两端通输卵管;尖端向下通子宫颈管(canal of cervix of uterus),即子宫颈内的腔,呈梭形,下口通阴道,称为子宫口(orifice of uterus)。未产妇的子宫口为圆形,边缘光滑整齐。经产妇子宫口为横裂状。子宫口的前、后缘分别称为前唇和后唇,后唇较长,位置也较高。成人未孕时,从子宫口到子宫底距离6~7cm,子宫腔长约4cm,最宽处2.5~3.5cm。

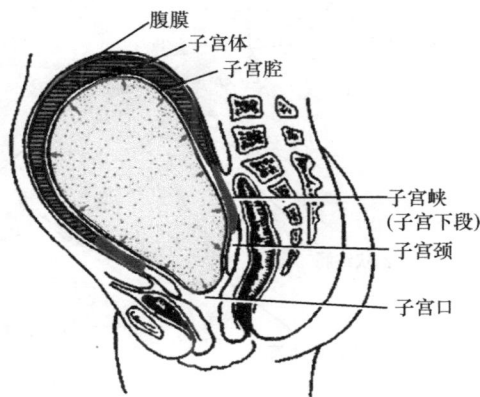

图7-3　妊娠和分娩时的子宫

2. 子宫的结构　子宫壁分为三层:外层为浆膜,是腹膜的脏层;中层为强厚的肌层,由平滑肌组成;内层为黏膜,即子宫内膜,随着月经周期而发生增生和脱落的周期变化。

3. 子宫的位置　子宫位于小盆腔的中央,在膀胱与直肠之向,下端接阴道,两侧有输卵管和卵巢,二者统称为子宫附件(uterine appendages)。未妊娠时,子宫底位于小骨盆入口平面以下,朝向前上方。子宫颈的下端在坐骨棘平面的稍上方。直立时,子宫体伏于膀胱上面。当膀胱空虚时,成年人子宫呈轻度前倾前屈位,前倾即整个子宫向前倾斜,子宫长轴与阴道长轴之间形成一个向前开放的钝角,略大于90°。前屈是指子宫体与子宫颈不在一条直线上,两者间形成一个向前开放的钝角,约170°。子宫有较大的活动性,膀胱和直肠的充盈程度都可影响子宫的位置。子宫位置异常如后屈后倾位可导致女性不孕。

4. 子宫的固定装置　子宫主要靠韧带、盆膈、尿生殖膈和阴道的托持以及周围结缔组织的牵拉等作用维持其正常位置(图7-4)。如果这些固定装置薄弱或受损,可导致子宫位置异常,形成不同程度的子宫脱垂,子宫口低于坐骨棘平面,严重者子宫颈可脱出阴道。子宫韧带有:

(1) 子宫阔韧带(broad ligament of uterus):子宫前、后面的腹膜自子宫侧缘向两侧延伸至盆侧壁和盆底,形成双层腹膜皱襞,称为子宫阔韧带,略呈冠状位。子宫阔韧带可限制子宫向两侧移动。阔韧带上缘游离,包裹输卵管,管外侧端游离,开口于腹膜腔。阔韧带上缘外侧1/3为卵巢悬韧带。阔韧带的前叶覆盖子宫圆韧带,后叶覆盖卵巢和卵巢固有韧带。前、后叶之间的疏松结缔组织内含有血管、神经、淋巴管等。根据子宫阔韧带依附部位的不同,可分为输卵管系膜、卵巢系膜和子宫系膜三部分(图7-5)。

(2) 子宫圆韧带(round ligament of uterus):是由平滑肌纤维和结缔组织纤维构成的圆索状结构,起于子宫体前面的上外侧,输卵管子宫口的下方,在阔韧带前叶的覆盖下向前外侧弯行,穿经腹股沟管,散在纤维止于阴阜和大阴唇的皮下。其主要功能是维持子宫前倾。

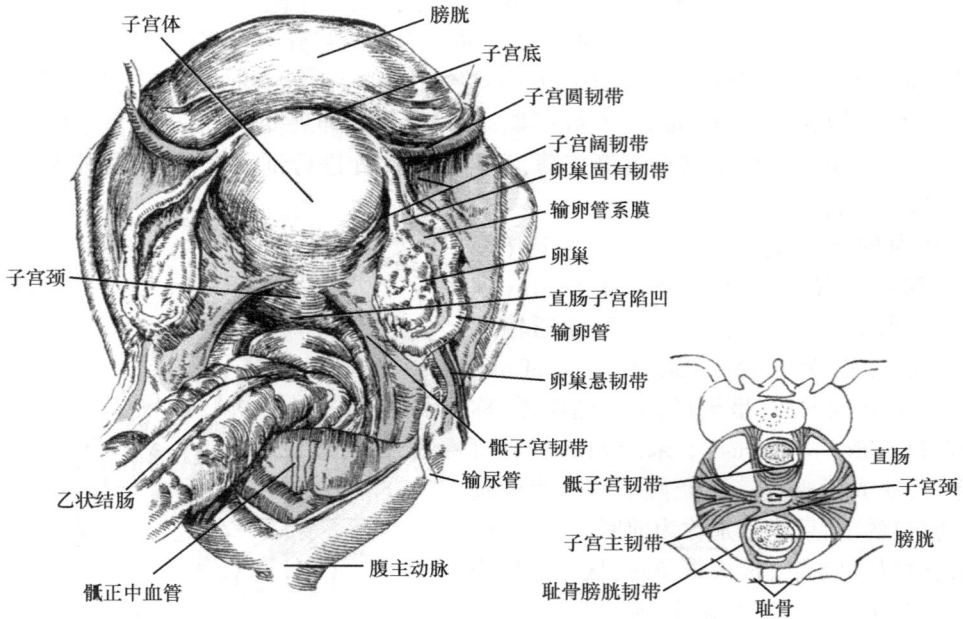

图 7-4　子宫固定装置模式图

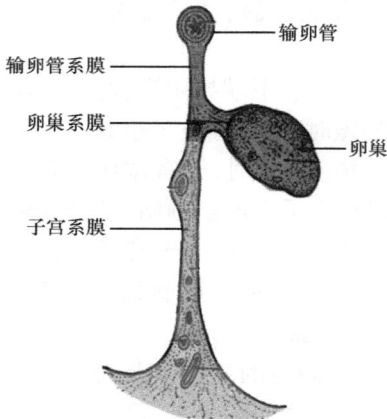

图 7-5　子宫阔韧带（矢状切面）

（3）子宫主韧带（cardinal ligament of uterus）：也称为子宫旁组织（parametrium），由结缔组织和平滑肌构成。位于阔韧带的基部，从子宫颈两侧缘延至盆侧壁，较强韧。子宫主韧带是维持子宫颈正常位置，防止子宫脱垂的重要结构。

（4）骶子宫韧带（uterosacral ligament）：由平滑肌和结缔组织构成的扁索状韧带，从子宫颈后面的上外侧，向后弯行绕过直肠的两侧，止于第2、3骶椎前面的筋膜。其表面盖以腹膜，形成弧形的直肠子宫襞（rectouterine fold）。此韧带向后上牵引子宫颈，协同子宫圆韧带维持子宫的前倾前屈位。

5. 各年龄段子宫的变化　新生儿子宫高出小骨盆上口，输卵管和卵巢位于髂窝内，子宫颈较子宫体长且粗。性成熟前期，子宫迅速发育，壁增厚。性成熟期，子宫颈和子宫体长度几乎相等。经产妇的子宫各径、内腔都增大，重量可增加一倍。绝经期后，子宫萎缩变小，壁变薄。

（四）阴道

阴道（vagina）是连接子宫和外生殖器的肌性管道，由黏膜、肌层和外膜组成，富伸展性，是女性的交接器官，也是月经排出和胎儿娩出的管道。阴道有前、后壁和两个侧壁，前后壁常处于相接触的塌陷状态。阴道的下部较窄，以阴道口（vaginal orifice）开口于阴道前庭。处女阴道口周围有处女膜（hymen）附着，可呈环形、半月形、伞状或筛状，处女膜破裂后，阴道口周围留有处女膜痕。阴道的上端宽阔，包绕子宫颈阴道部，二者之间形成一个环形凹陷,称为阴道穹(fornix of vagina),分为前部、后部及两个侧部。阴道穹以后部最深,与后上方的直肠子宫陷凹仅隔以阴道壁和一层腹膜,二者紧密相邻。临床上可经后穹引流凹陷内的积液进行诊治,具有重要的临床意义。

阴道位于小骨盆中央,前有膀胱和尿道,后邻直肠,阴道下部穿经尿生殖膈。膈内的尿道阴道括约肌和肛提肌的内侧肌纤维束对阴道有括约作用。

(五) 前庭大腺

前庭大腺(greater vestibular gland)又称 Bartholin 腺(图 7-1,彩图-34),位于阴道口的两侧,前庭球后端的深面,状如豌豆,导管向内侧开口于阴道前庭,分泌液有润滑阴道的作用,如因炎症导致前庭导管阻塞,可形成囊肿。

二、女性外生殖器

(一) 阴阜

阴阜(mons pubis)位于耻骨联合前面的皮肤隆起,富含脂肪。性成熟期以后,阴阜处皮肤生有阴毛(图 7-6)。

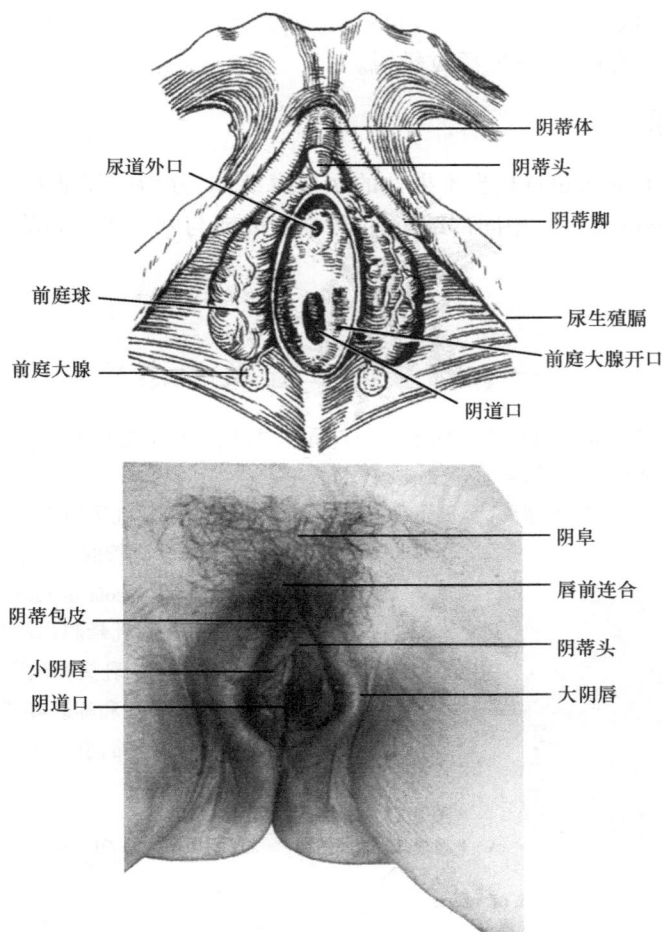

图 7-6 女性外生殖器

(二) 大阴唇

大阴唇(greater lips of pudendum)是一对纵长隆起的皮肤皱襞。大阴唇的前端和后端左右互相连合,形成唇前连合和唇后连合。

(三) 小阴唇

小阴唇(lesser lips of pudendum)是位于大阴唇内侧的一对较薄的皮肤皱襞,光滑无毛。两侧小阴唇向前端延伸形成阴蒂包皮和阴蒂系带,后端互相会合,形成阴唇系带。

(四) 阴道前庭

阴道前庭(vaginal vestibule)是位于两侧小阴唇之间的裂隙,有 4 个开口。前部有尿道外口,后部有阴道口;在小阴唇中后 1/3 交界处,左、右各有一个前庭大腺管的开口。

(五) 阴蒂

阴蒂(clitoris)由两个阴蒂海绵体(cavernous body of clitoris)组成,后者相当于男性的阴茎海绵体。阴蒂海绵体以阴蒂脚(crus of clitoris)附着于耻骨下支和坐骨支,埋于会阴浅隙内,向前与对侧结合成阴蒂体(body of clitoris),表面盖以阴蒂包皮。露于表面的为阴蒂头(glans of clitoris),富有神经末梢,感觉敏锐。

(六) 前庭球

前庭球(bulb of vestibule)相当于男性的尿道海绵体,分为中间部和两个外侧部。外侧部较大,位于大阴唇的皮下。中间部细小,位于尿道外口与阴蒂体之间的皮下。

附:乳房

一、乳房的位置及形态

乳房位于胸前部,胸大肌和胸筋膜的表面,上起自第 2~3 肋,下止至第 6~7 肋,内侧至胸骨旁线,外侧至腋中线,男性乳头位置恒定,平第 4 肋间隙或第 5 肋水平。

成年女性未产妇的乳房呈半球形,紧张而有弹性(图7-7,彩图-35)。乳房中央有乳头(mammary papilla),其顶端有输乳管的开口,周围有色素较多的皮肤区,称为乳晕(areola of breast),乳晕表面有许多小隆起,其深面为乳晕腺(areolar gland),可分泌脂性物质滑润乳头。乳头和乳晕的皮肤较薄弱,易于损伤而感染。妊娠和哺乳期乳腺增生明显。停止哺乳以后,乳腺萎缩,乳房变小。老年妇女乳房萎缩更加明显。

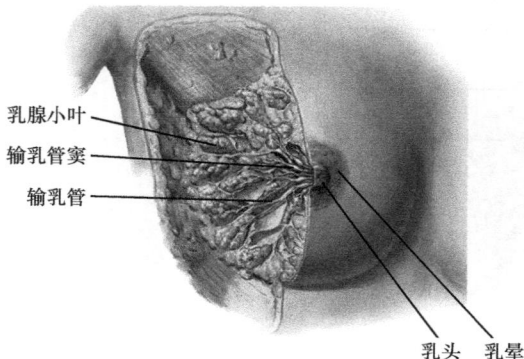

乳腺小叶
输乳管窦
输乳管
乳头　乳晕

图 7-7　女性乳房模式图

二、乳房的结构

乳房由皮肤、脂肪组织、纤维组织和乳腺构成。脂肪组织主要位于皮下。纤维组织主要包绕乳腺,形成不完整的囊,并嵌于乳腺叶之间,将腺体分割成 15~20 个乳腺叶(lobes of mammary gland),继而分割为乳腺小叶(lobule of mammary gland)。一个腺叶有一个排泄管,称为输乳管(lactiferous duets),在近乳头处输乳管先是膨大成输乳管窦(lactiferous sinuses),再逐渐变细,开口于乳头。乳腺叶和输乳管均以乳头为中心呈放射状排列,乳腺手术时应采用放射状切口,以减少对乳腺叶和输乳管的损伤。乳腺周围的纤维组织向深面发出小的纤维束连于胸筋膜上,向浅面连于皮肤和乳头,这些纤维束称为乳房悬韧带(suspensory ligaments of breast 或 Cooper ligament),对乳腺起固定作用(图 7-8,彩图-36)。若乳癌侵及 Cooper 韧带,纤维组织增生,韧带缩短,牵引皮肤内陷,使皮肤上出现许多小凹,皮肤呈橘皮样外观。

部分人乳房向外上突出,入腋窝形成腋突(axillary process),临床诊治乳房疾病时应予以注意。

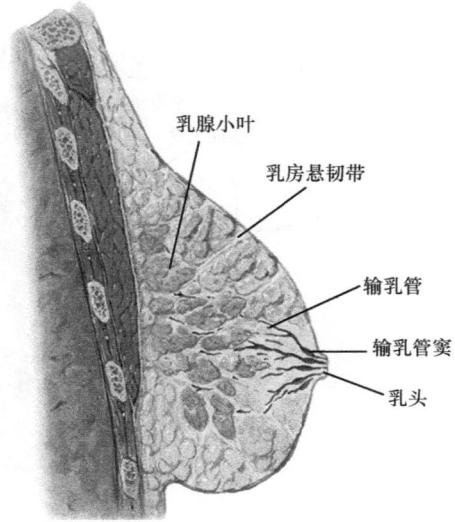

图 7-8　女性乳房矢状切面

(张海龙)

第二节　女性生殖系统的微细结构

一、卵　巢

(一) 卵巢的形态结构

卵巢是产生卵子和分泌性激素的器官,其表面覆有单层扁平或立方上皮,称表面上皮(superficial epithelium),上皮深面为薄层致密结缔组织构成的白膜(tunica albuginea)。卵巢实质分为外周的皮质和中央的髓质,两者分界不明显。皮质较厚,含有不同发育阶段的卵泡、黄体和卵泡间结缔组织,结缔组织富含梭形的基质细胞、网状纤维和散在的平滑肌纤维。髓质窄小,为疏松结缔组织,含较多的血管、淋巴管和神经。近卵巢门处的结缔组织中有少量的门细胞(hilus cell),其结构类似睾丸间质细胞(图 7-9,彩图-37),为多边形或卵圆形,核圆形,核仁清楚,胞质呈嗜酸性,含有脂滴和脂色素等。电镜下具有分泌类固醇激素细胞的结构特点。

(二) 卵泡的发育和成熟

卵泡是由一个初级卵母细胞(primary oocyte)和包绕其周围的多个卵泡细胞(follicular cell)组成。在其生长发育中,可大致分为原始卵泡(primordial follicle)、初级卵泡(primary follicle)、次级卵泡(secondary follicle)和成熟卵泡(mature follicle)四个阶段(图 7-9,彩图-37)。初级卵泡和次级卵泡合称为生长卵泡(growing follicle)。

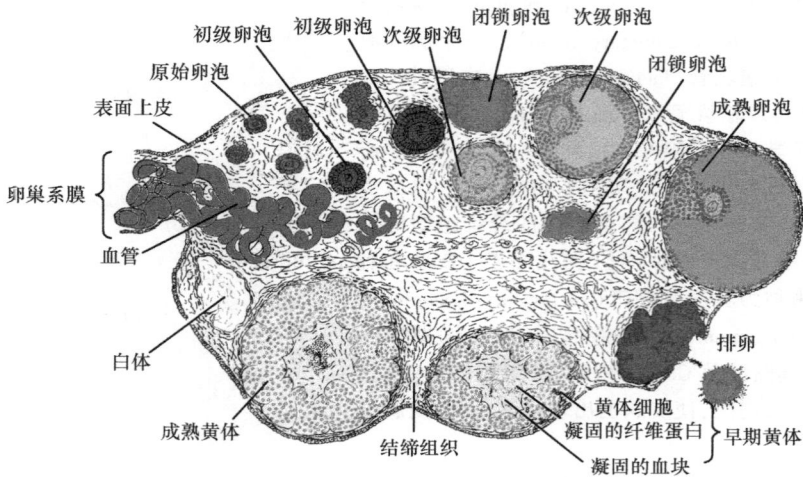

图 7-9 卵巢结构模式图

1. 原始卵泡 为卵巢内最小又最多的卵泡。在出生前已形成,位于卵巢皮质浅层,由一个初级卵母细胞和周围一层扁平的卵泡细胞组成。

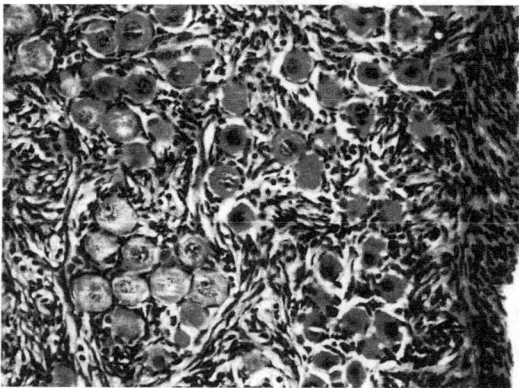

图 7-10 原始卵泡

初级卵母细胞直径为 $30 \sim 40 \mu m$,核大而圆,略偏位,核仁清楚,胞质嗜酸性(图7-10,彩图-38),胞质含有一般细胞器。初级卵母细胞是在胚胎期由卵原细胞分裂分化而来,随即进入第一次成熟分裂,长期停留于分裂前期,直到排卵前才完成这次分裂。

卵泡细胞呈单层排列,扁平形,体积小,核扁圆、染色深。卵泡细胞与初级卵母细胞间有较多的缝隙连接,与周围的结缔组织间存在较薄的基膜。到青春期,在激素的作用下,原始卵泡分期分批地发育为初级卵泡。

2. 初级卵泡 凡是卵泡细胞间未出现液腔的生长卵泡均称为初级卵泡(图 7-11,彩图-39)。原始卵泡发育形成初级卵泡的主要结构变化是:①卵泡体积增大。②初级卵母细胞体积增大,核也变大、呈泡状,核仁明显。胞质内的粗面内质网、游离核糖体、高尔基复合体等均增多。③卵泡细胞由单层扁平变为立方或柱状排列,再分裂增殖为多层。电镜下胞质内粗面内质网、游离核糖体、线粒体、高尔基复合体、脂滴均增多。④初级卵母细胞与卵泡细胞间出现卵周间隙,两者均向间隙伸出微绒毛,形成缝隙连接并分泌一较厚的富含糖蛋白的嗜酸性薄膜,称透明带(zona pellucida)(图 7-12,彩图-40)。这些结构有利于卵泡细胞向初级卵母细胞输送营养物质,有利于细胞间离子、激素和小分子物质的交换,从而沟通信息,协调功能。现认为透明带的糖蛋白有 ZP1、ZP2、ZP3 三种,由初级卵母细胞和卵泡细胞共同分泌形成。其中 ZP3 为精子受体,在受精过程中发挥重要作用。⑤环绕在卵泡周围的基质细胞增生形成卵泡膜(follicular theca),但尚未分化成熟。卵泡膜与卵泡细胞间以基膜相隔。

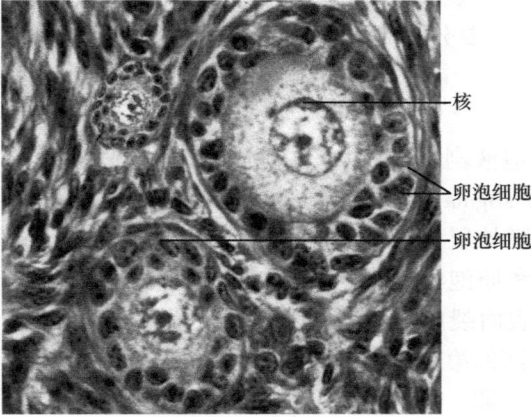

图 7-11 初级卵泡

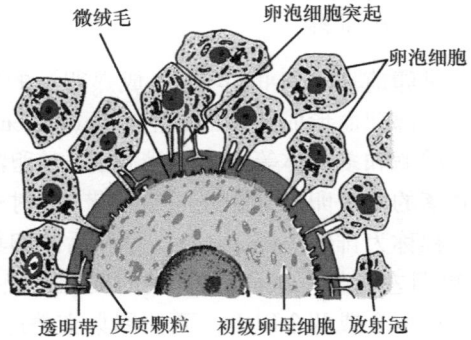

图 7-12 卵母细胞及卵泡细胞超微结构模式图

3. 次级卵泡 初级卵泡继续生长分化,当卵泡细胞间出现液腔时称次级卵泡(图7-13,彩图-41),又称囊状卵泡(vesicular follicle)。其主要结构变化是:①卵泡体积在初级卵泡的基础上进一步增大,直径可达 10~20mm。②卵泡细胞分裂增殖至6~12 层,卵泡细胞间出现大小不等的液腔,继而汇合成一个大的卵泡腔(follicular cavity)。卵泡腔周围的卵泡细胞构成卵泡壁,此层卵泡细胞排列密集,呈颗粒状,故称为颗粒层(granulosa layer),此层的卵泡细胞改称为颗粒细胞(granulosa cell)。卵泡腔内的液体,称为卵泡液(follicular fluid),由卵泡膜毛细血管的渗出物和颗粒细胞的分泌物共同形成。③初级卵母细胞体积达到最大,直径为 125~150μm,以后

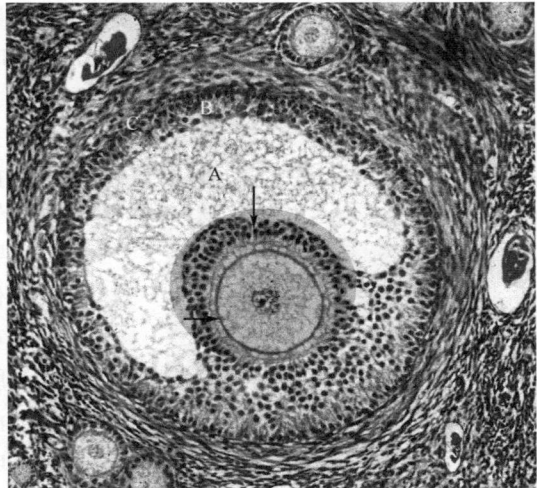

图 7-13 次级卵泡

A. 卵泡腔;B. 颗粒层;C. 卵泡膜
→透明带;↓放射冠;阴影为卵丘

不再增大,周围包裹一层透明带;紧靠透明带的一层高柱状的卵泡细胞呈放射状排列,似冠状,称放射冠(corona radiata);由于卵泡腔扩大,迫使初级卵母细胞、透明带、放射冠及其周围的卵泡细胞被挤到卵泡腔的一侧,形成突入卵泡腔的圆形隆起,称卵丘(cumulus oophrus)。④卵泡膜发育成熟,分化形成内、外两层:内层紧贴卵泡壁称内膜层(theca interna),含有较多的血管和多边形的膜细胞(theca cell),膜细胞具有分泌类固醇内分泌细胞的结构特点;卵泡膜外层靠近周围的结缔组织,称外膜层(theca externa),含有较多的纤维,少量的血管和平滑肌纤维。

4. 成熟卵泡 在腺垂体促卵泡激素(follicle-stimulating hormone,FSH)和黄体生成素(luteinizing hormone,LH)的作用下,次级卵泡发育的最后阶段即为成熟卵泡。此时卵泡体积增大,直径可达 2cm 以上,占据皮质全层并突向卵巢表面。卵泡腔变得很大,颗粒细胞停止增殖,颗粒层变薄,卵丘根部的卵泡细胞间出现裂隙,处于排卵前期。

次级卵泡和成熟卵泡都具有内分泌功能,主要分泌雌激素(estrogen,E)。

(三)排卵

排卵前,在 LH 的作用下,成熟卵泡的卵泡液剧增,卵泡壁、白膜和表面上皮变薄,卵巢表面局部缺血形成透明的卵泡小斑(follicular stigma),继而小斑处的结缔组织被胶原酶、透明质酸酶和多泡体等解聚和消化,同时卵泡膜外层平滑肌的收缩等导致卵泡破裂,从卵泡壁脱落的次级卵母细胞连同透明带、放射冠和卵泡液一起从卵巢排出,经腹腔进入输卵管的过程称为排卵(ovulation)。排卵后的卵巢表面裂口 2~4 日即可修复。生育期的妇女,每隔 28 日左右排一次卵,排卵的时间在月经周期的第 14 日前后。一般一次只排一个卵,偶见一次排两个或两个以上。两侧卵巢交替进行排卵。

(四)黄体的形成与退化

排卵后,残留于卵巢内的颗粒层卵泡细胞、卵泡膜及血管一起向卵泡腔塌陷,在黄体生成素的作用下,逐渐发育成一个体积较大富含血管的内分泌细胞团,新鲜时呈黄色,故称为黄体(corpus luteum)。

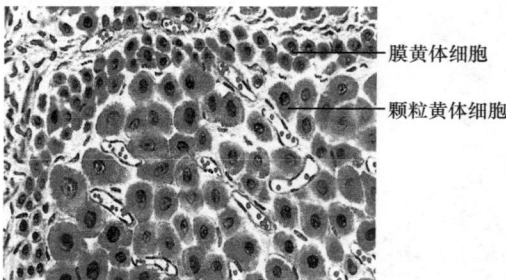

图 7-14　黄体光镜图(高倍)

1. 黄体的结构和功能 黄体是由颗粒黄体细胞和膜黄体细胞构成,并含丰富的血管。颗粒黄体细胞(granulosa luteum cell):颗粒层卵泡细胞体积变大,着色浅,数量多,位于黄体的中央,分泌孕激素和松弛素。膜黄体细胞(theca luteum cell):卵泡膜的膜细胞体积也变大,但较颗粒黄体细胞小,染色深,数量少,位于黄体的周边,分泌雌激素。电镜下,两种黄体细胞都具有分泌类固醇激素细胞的结构特点(图 7-9,图 7-14;彩图-37,彩图-42)。

2. 黄体的发育 黄体的发育受排出的卵细胞是否受精影响。若未受精仅维持 2 周即退化,称月经黄体(corpus luteum of menstruation)。若受精,在绒毛膜分泌的人绒毛膜促性腺激素作用下,黄体继续发育增大,可维持 6 个月或更长时间,然后退化,称妊娠黄体(corpus luteum of pregnancy)。黄体退化逐渐被增生的结缔组织取代,变成白色的瘢痕,称白体(corpus albicans)(图 7-9,彩图-37)。白体可维持数月或数年。妊娠黄体退化后,内分泌功能由胎盘代替。

(五)闭锁卵泡与间质腺

退化的卵泡称为闭锁卵泡(atretic follicle)(图 7-15,彩图-43)。卵泡的闭锁是一种细胞凋亡过程。卵泡的闭锁可发生在卵泡发育的任何阶段,故其形态结构颇不一致。原始卵泡和初级卵泡退化时,卵母细胞形态改变不规则,卵泡细胞变小而分散,最后变性消失。次级卵泡和成熟卵泡退化时,有的卵母细胞先退化死亡,而卵泡细胞退化晚,透明带退化慢,先皱缩为不规则的嗜酸性环状物,最终退化消失;有的卵母细胞和卵泡细胞都退化,仅剩皱缩的透明带。卵泡膜的膜细胞不退化,体积增大,形成多边形上皮样细胞,胞质充满脂滴,形似黄体细胞并被结缔组织和血管分隔成分散的细胞团索,称为间质腺(interstitial gland)(图7-16,彩图-44)。间质腺能分泌雌激素,在人体间质腺不发达,在猫、兔及鼠类等动物中间质腺较发达。间质腺最后退化,被结缔组织所代替。

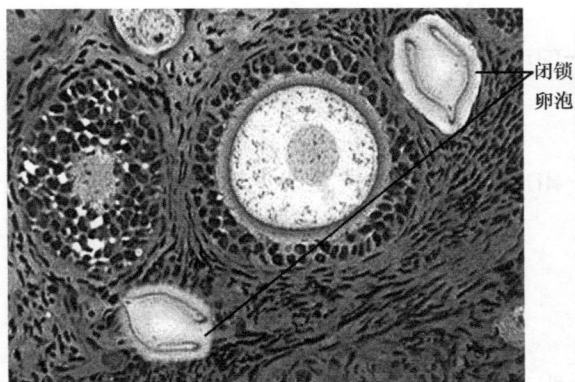

图 7-15　闭锁卵泡光镜图(低倍)

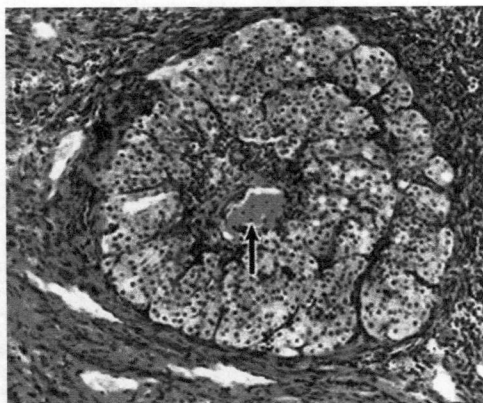

图 7-16　间质腺光镜图(低倍)

二、输　卵　管

　　输卵管管壁由内向外分为黏膜层、肌层和浆膜层。黏膜向管腔突出,形成许多纵行并分支的皱襞,横切面上管腔不规则(图7-17,彩图-45)。黏膜由单层柱状上皮和固有层构成。上皮由纤毛细胞和分泌细胞组成,纤毛细胞游离面有纤毛;纤毛向子宫方向摆动,有助于卵子和受精卵输送,防止细菌的侵入。纤毛细胞于壶腹部和漏斗部分布最多,峡部和子宫部逐渐减少;分泌细胞的分泌物构成输卵管液。

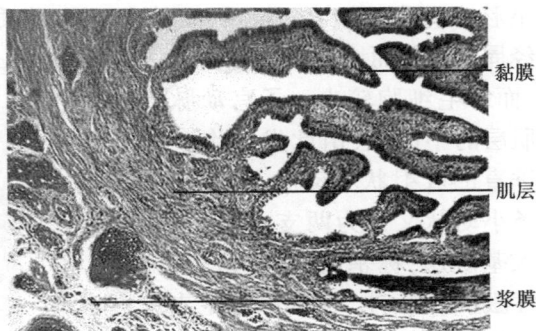

图 7-17　输卵管光镜图(低倍)

输卵管上皮也随月经周期而发生相应的变化。固有层为薄层结缔组织,含较多的血管和平滑肌。肌层为内环行、外纵行的两层平滑肌。浆膜由间皮和薄层的疏松结缔组织构成。

三、子　　宫

　　子宫(uterus)壁厚、腔小,是容纳胎儿发育成长的肌性器官。子宫内膜的结构,因其功能状态和年龄不同而有差异,但其基本结构由外向内可分为外膜、肌层和内膜三层(图7-18,图7-19;彩图-46,彩图-47)。

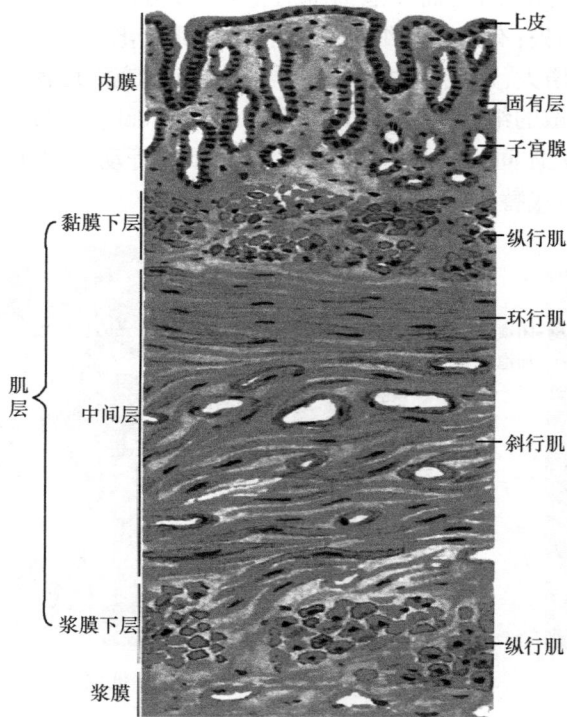

图 7-18　子宫壁结构模式图

1. 子宫壁的结构

（1）外膜（perimetrium）：大部分为浆膜，其余部分为纤维膜。

（2）肌层（myometrium）：很厚，由成束的平滑肌和束间结缔组织组成。结缔组织中有血管和各种结缔组织细胞，其中未分化的间充质细胞尤为丰富。子宫平滑肌纤维长 $30 \sim 50 \mu m$，妊娠时平滑肌纤维增生肥大，可长达 $500 \sim 600 \mu m$。新增的平滑肌纤维来自未分化的间充质细胞或平滑肌的自身分裂。分娩后平滑肌纤维迅速恢复至正常大小，部分肌纤维凋亡。肌层大致分为三层：黏膜下层、中间层和浆膜下层。黏膜下层和浆膜下层较薄，主要由纵行平滑肌束组成；中间层较厚，由内环行和外斜行的平滑肌束组成，肌束间有丰富的血管。

（3）内膜（endometrium）：由单层柱状上皮和固有层组成。上皮与输卵管上皮相似，也由纤毛细胞和分泌细胞组成。固有层较厚，由结缔组织、子宫腺和血管等组成。结缔组织中含有大量分化程度低的梭形或星形的基质细胞（stroma cell），核大而圆，胞质较少，可合成和分泌胶原蛋白，并随妊娠及月经周期变化而增生与分化。子宫腺（uterine gland）为分支管状腺，腺上皮主要为分泌细胞，而纤毛细胞较少。子宫动脉的分支进入肌层的中间层，由此发出许多与子宫腔面垂直的放射状小动脉。在进入内膜前，每条小动脉又分为两支，其中一支短而直进入基底层，称基底动脉，营养基底层，不受性激素的影响。小动脉的主支进入功能层后螺旋走行，称螺旋动脉（spiral artery），对性激素非常敏感。螺旋动脉行至内膜浅层分支形成毛细血管网和窦状毛细血管，然后汇合成小静脉，经肌层汇合为子宫静脉。

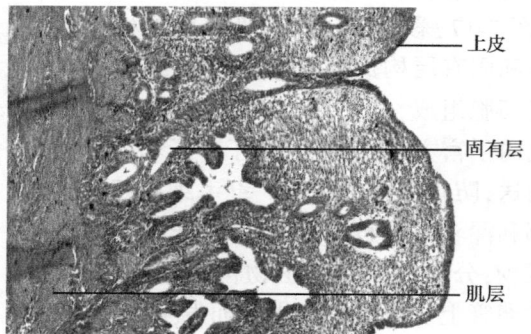

图 7-19　子宫壁结构光镜图（低倍）

子宫底部和体部的内膜，根据结构和功能不同，分为功能层和基底层。功能层（functional layer）位于内膜的浅层，较厚，每次月经来潮时发生脱落，也是受精卵植入、孕育胎儿的场所。内膜的深层靠近肌层，较薄，称基底层（basal layer）。该层不剥脱，不参与月经（menstruation）的形成，但有较强的增生和修复能力，可以形成新的功能层。

2. 子宫内膜的周期性变化　自青春期至绝经期，在卵巢分泌激素的作用下，子宫底部和体部内膜功能层发生周期性的变化，即每 28 日左右发生一次内膜的剥脱、出血、增生、修复，这种周期性的变化称月经周期(menstrual cycle)。每个月经周期是从月经来潮的第一天起至下次月经来潮的前一天止,一般为 28 日左右。月经周期可分为月经期(menstrual phase)、增生期(proliferative phase)和分泌期(secretory phase)三个时期(图 7-20,彩图-48)。

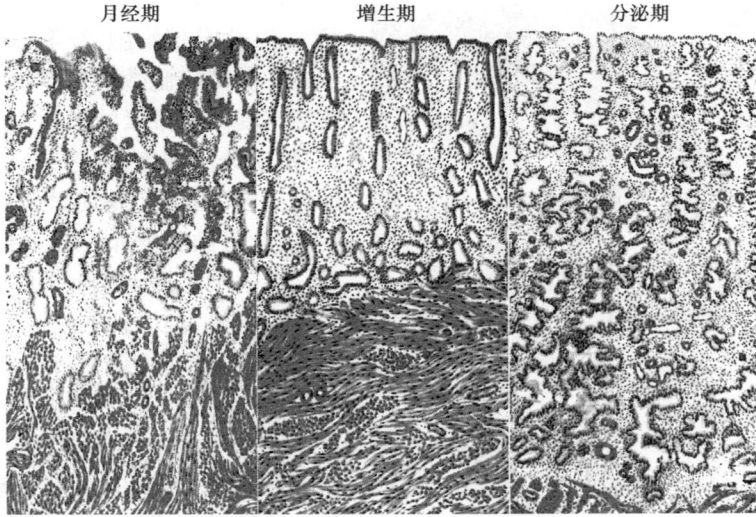

图 7-20 月经周期子宫内膜光镜图(低倍)

(1) 月经期:指月经周期的第 1~4 日。由于排出的卵细胞未受精,黄体退化,雌激素和孕激素含量骤然下降,引起螺旋动脉持续收缩,使内膜功能层缺血缺氧而导致血管及各种组织细胞坏死。继而螺旋动脉又突然短暂的扩张,使血管破裂,血液流出并聚集在内膜功能层。最后血液与坏死脱落的内膜组织一起经阴道排出,此即月经(menstruation),故此期称为月经期。在月经期结束前,内膜基底层残留的子宫腺上皮迅速增生,并向子宫腔表面推移,修复内膜上皮。月经期结束后,其他组织开始增生而转入增生期。

(2) 增生期:指月经周期的 5~14 日。此期卵巢内部分卵泡向成熟卵泡发育,故又称卵泡期。在次级卵泡和成熟卵泡分泌的雌激素的作用下,子宫内膜由残留的基底层增生修复。其主要变化为:①固有层基质细胞分裂增殖,产生大量的纤维和基质。②子宫腺增多、增长并弯曲,增生早期,子宫腺短、直、细而少;增生中期,子宫腺增多、增长并轻度弯曲;增生晚期,腺细胞顶部有分泌颗粒,核下胞质出现糖原聚集,在 HE 染色的标本上因糖原溶解而形成核下空泡。③螺旋动脉随着子宫内膜的不断增厚而伸长,变弯曲。子宫内膜的厚度可由 1mm 左右增到 2~4mm。在增生期末(14 天左右),有一个卵泡发育成熟并排卵,子宫内膜随之进入分泌期。

(3) 分泌期:指月经周期的第 15~28 日。此期卵巢内黄体形成,又称黄体期。在黄体分泌的雌激素和孕激素作用下,子宫内膜进一步增厚,可达 5~7mm。其主要变化为:①子宫腺增多并极度弯曲,腺细胞的核下空泡移到核上,形成核上空泡,并以顶浆分泌的方式将分泌物排入腺腔,使腺腔内充满含有大量糖原等营养物质的黏稠液体。②固有层内组织液增多呈水肿状态。螺旋动脉继续增长变得更弯曲并伸入内膜浅层。部分基质细胞变肥大,胞质充满糖原和脂滴,在 HE 切片标本中染色浅,称前蜕膜细胞(predecidual cell)。妊娠时此细胞变为蜕膜细胞(decidual cell)。若未妊娠,黄体将退化,雌激素和孕激素下降,内膜功能层剥脱,进入月经期。

3. 子宫颈 子宫颈壁由外向内分为外膜、肌层和黏膜。外膜为结缔组织构成的纤维膜。肌层的平滑肌纤维少且分散,肌层间有较多的结缔组织。宫颈口处有环行的平滑肌,起括约肌作用。黏膜较厚,形成许多皱襞,由上皮和固有层组成(图 7-21,彩图-49)。

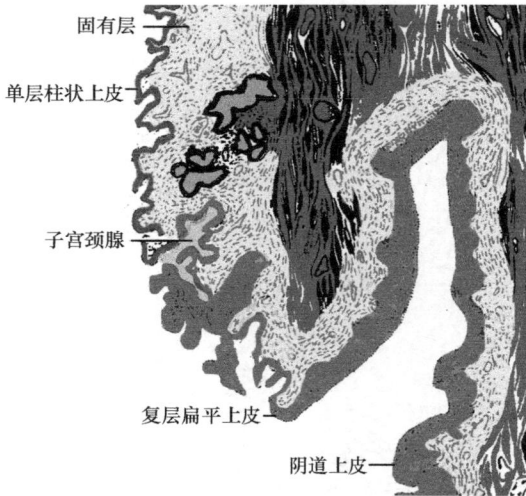

图 7-21 成人子宫颈及阴道切面模式图

（1）子宫颈管的黏膜上皮:为单层柱状上皮,由分泌细胞、纤毛细胞和储备细胞组成。分泌细胞数量较多,分泌黏液,其分泌活动受卵巢激素的影响。纤毛细胞数量少,位于分泌细胞间,纤毛向阴道摆动,协助分泌物的排出,并使其流向阴道。储备细胞较小,散在分布于柱状细胞和基膜之间。储备细胞为干细胞,分化程度低,上皮损伤时有修复功能。在慢性宫颈炎时,此细胞可分化为复层扁平上皮样细胞,易癌变。

子宫颈黏膜无周期性剥脱,但其分泌物的性质与含量却随卵巢活动周期发生变化。排卵时,在雌激素作用下,子宫颈分泌物增多且稀薄,有利于精子运动。黄体形成时,孕激素可抑制宫颈细胞分泌,分泌物少且黏稠,使精子难以通过。妊娠时,分泌物的黏稠度更高,起到阻止精子和微生物进入子宫的屏障作用。

（2）子宫颈阴道部的黏膜上皮:此处黏膜光滑,为复层扁平上皮,细胞内含有丰富的糖原。此上皮与子宫颈管的单层柱状上皮在宫颈外口处相交界,此处是宫颈癌的好发部位。

四、阴　　道

阴道(vagina)是连接子宫和外生殖器的肌性管道,是女性的交接器官,也是月经排出和胎儿娩出的管道。阴道壁也由黏膜、肌层和外膜组成。黏膜向阴道腔内凸起形成许多横行的皱襞,由上皮和固有层构成。上皮为非角化的复层扁平上皮。在卵巢分泌的雌激素作用下,上皮细胞内聚集着大量的糖原。浅层细胞脱落后,糖原在阴道杆菌的作用下转变成乳酸,使阴道保持酸性,有一定的抗菌作用。老年或其他原因导致雌激素水平下降时,阴道上皮内的糖原减少,阴道液内的 pH 升高,细菌容易繁殖而发生阴道感染。阴道上皮的脱落和更新受卵巢激素的调节而随月经周期发生变化,因而根据阴道脱落细胞类型不同可推知卵巢的功能状态。固有层由含有丰富弹性纤维和血管的结缔组织构成。肌层由内环行、外纵行的平滑肌构成。阴道外口有由骨骼肌形成的括约肌。外膜由致密结缔组织构成,内含丰富的弹性纤维。

五、乳　　腺

乳腺的结构因年龄和生理状况的变化而异。乳腺于青春期开始发育,无泌乳活动的乳腺,称为静止期乳腺。妊娠和授乳期的乳腺有泌乳活动,称为活动期乳腺。

1. 乳腺的一般结构 乳腺由结缔组织分隔成 15~25 个叶,每叶又分成若干小叶。每个小叶是一个复管泡状腺。腺泡上皮为单层立方或单层柱状上皮,腺腔很小,腺细胞基底面有基膜,腺上皮与基膜间有肌上皮细胞,其收缩有利于分泌物的排出。导管由小叶内导管、小叶间导管和总导管组成。小叶内导管的上皮多为单层立方或柱状上皮,小叶间导管则为复层柱状上皮;总导管又称输乳管,开口于乳头,管壁上皮为复层扁平上皮,与乳头表皮相延续。小叶间结缔组织内含有大量的脂肪细胞。

2. 静止期乳腺　静止期乳腺是指绝经前没有分泌功能的乳腺。静止期乳腺的结构特点是:腺体和导管均不发达,腺泡小而少,脂肪和结缔组织极为丰富(图7-22,彩图-50)。静止期乳腺随月经周期发生变化,在每个月经周期的分泌期,腺泡和导管略有增生,乳腺稍微肿大。月经停止后这一现象消失。

3. 活动期乳腺　活动期乳腺是指妊娠期和授乳期乳腺,可分泌乳汁。妊娠期在雌激素和孕激素作用下,乳腺的腺泡和导管迅速增生,腺泡增大,同时结缔组织和脂肪组织减少。妊娠后期,在催乳激素的刺激下,腺泡开始分泌乳汁,以顶浆分泌方式分泌,分泌物称初乳,内含乳蛋白、乳糖、抗体和脂滴,为新生儿提供一定程度的被动免疫。初乳内常有吞噬脂滴的巨噬细胞,称初乳小体(colostrum corpuscle)。

授乳期的乳腺结构与妊娠期乳腺相似,但脂肪组织和结缔组织更少,腺体更发达,腺泡腔扩大,腺泡处于不同的分泌期(图7-23,彩图-51)。腺上皮的形态随分泌周期的时相不同而异,有的为高柱状,有的为立方形,有的呈扁平形,腺腔内充满乳汁。断乳后,催乳激素水平下降,乳腺停止分泌,乳腺组织逐渐萎缩,结缔组织和脂肪组织增多,乳腺恢复到静止期的结构。

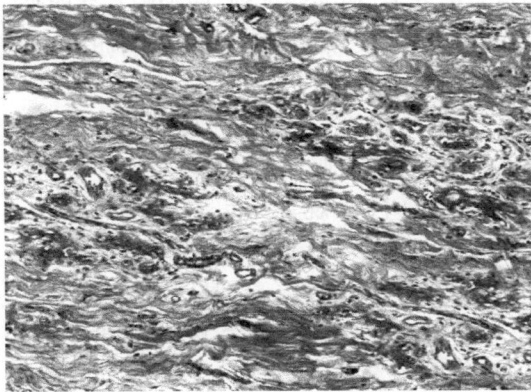

图7-22　静止期乳腺光镜图(低倍)

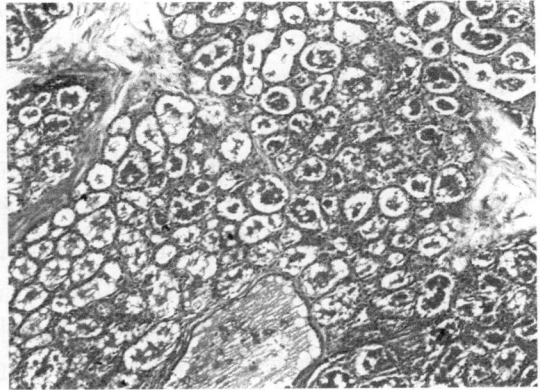

图7-23　授乳期乳腺光镜图(低倍)

（张　萍）

第三节　女性生殖功能与性生理

女性从胎儿形成到衰老是渐进的生理过程,也是下丘脑-腺垂体-卵巢轴功能发育、成熟和衰退的过程。卵巢是女性的主要性器官,其功能是产生卵子和分泌性激素。附属性器官包括输卵管、子宫、阴道及外阴等。其主要功能是接纳精子、输送精子,使之与卵子结合及孕育新个体等。

女性的一生可以分为以下7个时期:胎儿期、新生儿期、儿童期、青春期、性成熟期、围绝经期和绝经后期。但各阶段并无截然界限，可因遗传、发育情况、营养条件和环境等因素而略有不同，每个时期生殖系统的功能都要发生特征性的变化。本节主要讨论青春期后的卵巢功能及其调节和女性性生理的基本知识。

一、卵巢的功能

（一）卵巢的生卵功能

卵泡是卵巢的基本功能单位，青春期前，有少量卵泡生长但不能发育成熟。青春期开始后，在腺垂体促性腺激素的作用下，卵泡分批地生长、发育，卵巢的形态和功能出现周期性变化，称为卵巢周期（ovarian cycle）。卵巢周期可分为三个阶段，即卵泡期（follicular phase）、排卵（ovulation）和黄体期（luteal phase）。

1. 卵泡期　卵泡期是指原始卵泡发育为成熟卵泡的时期。指从月经第 1 日至卵泡生长、发育直至成熟的阶段，一般需 10~14 日。在卵巢内有许多发育至不同阶段的卵泡。卵泡的发育从原始卵泡开始，依次经历初级卵泡、次级卵泡，最后发育为成熟卵泡。青春期前，原始卵泡的发育只能达到初级卵泡阶段。从青春期开始，每个月有 15~20 个卵泡继续生长发育，但通常只有一个发育成熟并排卵。在胎龄 20 周时，两侧卵巢中原始卵泡的数量可达 600~700 万个，随后数量迅速减少，至新生儿期约 200 万个，到青春期已降到 30~40 万个，正常女性一生中仅有 400~500 个卵泡发育成熟并排卵。而其余卵泡在发育的各个阶段自行退化萎缩，形成闭锁卵泡。

2. 排卵期　成熟卵泡在 LH 的作用下，向卵巢表面移近，卵泡壁破裂，卵细胞与透明带、放射冠和卵泡液一起从破裂的卵泡壁处被排出至腹腔的过程，称为排卵。排出的卵子被输卵管伞捕捉，送入输卵管中。

3. 黄体期　排卵日至下次月经来潮为黄体期，一般为 14 天。排卵后，残余的卵泡壁内陷，血管破裂，血液进入卵泡腔内凝固，形成血体。随着血液被吸收，血体转变为一个血管丰富的内分泌腺细胞团，在 LH 的作用下，这些颗粒细胞增生，外观呈黄色，故称为黄体（corpus luteum）。黄体的主要功能是分泌孕激素，同时也分泌雌激素。如排出的卵子和精子结合，则黄体继续发育成为妊娠黄体，为胚胎的着床和发育提供孕激素，直到妊娠 3~4 个月后自动退化为白体，由胎盘接替黄体的功能；如排出的卵子未能和精子结合，则黄体在排卵后 9~10 日开始退化，最后被结缔组织所替代，成为白体萎缩溶解。黄体功能衰退后月经来潮，此时卵巢中又有新的卵泡发育，开始新的周期。

（二）卵巢的内分泌功能

卵巢合成及分泌的类固醇激素有雌激素（estrogen，E）、孕激素（progestin）和少量的雄激素，此外，卵巢还分泌抑制素、多种肽类激素。在卵泡期，主要由颗粒细胞和内膜细胞分泌雌激素；在黄体期，颗粒黄体细胞主要分泌孕激素，卵泡膜黄体细胞主要产生雌激素。

1. 雌激素　人类的雌激素包括雌二醇（estradiol，E_2），雌酮（estrone）和雌三醇（estriol，E_3），其中雌二醇活性最强。雌激素的合成是以经血液运输而来的胆固醇为原料，以雄激素为前体，在卵泡的内膜细胞和颗粒细胞的共同参与下完成的。雌激素的主要生理作用如下：

（1）促进女性生殖器官的生长和发育：①促进卵泡发育，诱导排卵前 LH 峰的出现而诱发排卵。②促进子宫发育,促进子宫内膜增生,主要是上皮、腺体及螺旋小动脉增生。增加子宫颈黏液的分泌,有利于精子与卵子的运行。③促进输卵管上皮增生、分泌和输卵管运动,有利于受精卵向子宫内运送。④刺激阴道黏膜上皮细胞的增生和角化,使细胞内糖原含量增加。糖原在乳酸杆菌作用下分解成乳酸等酸性物质,使阴道呈酸性,增强阴道的抗菌能力,有利于维持阴道的自净作用,增强阴道的抵抗力。绝经期妇女由于雌激素减少,易患老年性阴道炎。⑤提高女性的性欲。

(2) 促进女性第二性征的出现:女性第二特征的发育以乳房的发育最早出现,9～12 岁时,乳晕开始增大,以后乳房逐渐增大,乳头突出,乳头、乳晕着色。雌激素是青春期促进乳腺发育的主要激素。青壮年女性常见的乳腺增生与雌激素有一定的关系,同时骨盆变大,臀部肥厚,腋毛和阴毛相继长出,出现女性特有的气味等。女性阴毛生长稍晚于乳房发育。在生理状态下,女性在 1.5～6 年内完成第二性征发育,平均 4.2 年。

(3) 对代谢的影响:对蛋白质、脂肪、骨骼及水盐代谢都能产生影响。①加速蛋白质合成,促进生长发育。②降低血浆低密度脂蛋白而增加高密度脂蛋白含量,抑制动脉粥样硬化斑块的形成。这可能是绝经期前女性冠心病发病率比男性低而绝经后女性比男性高的原因。③增强成骨细胞的活动,抑制破骨细胞的活动,加速骨的生长,促进长骨骨骺愈合,促进骨中钙和磷的沉积。因此,青春期早期雌激素不足时,骨骺愈合延缓,在 GH 作用下,长骨继续生长,故身材细长。青春期早期雌激素过多时,骨骺愈合较早,长骨发育受限,故身材矮小。女性在绝经后易发生骨质脱钙、骨质疏松,易出现脊柱弯曲或骨折。④促使体液向组织间隙转移,导致血容量减少,引起醛固酮分泌。这与女性月经前的水、钠潴留和体重增加有关。

2. 孕激素 孕激素中孕酮(progesterone,P)的生物活性最强。排卵前,颗粒细胞和卵泡膜可分泌少量孕酮。排卵后,黄体细胞可产生大量孕酮。妊娠两个月左右,胎盘开始合成孕酮。由于雌激素可调节孕酮受体的数量,因此孕激素通常是在雌激素的基础上发挥作用的,主要生理作用如下。

(1) 对生殖器官的作用:①使处于增生期的子宫内膜进一步增厚,并发生分泌期的变化,黏液分泌增加,有利于受精卵在子宫腔的生存和着床。②降低子宫平滑肌细胞的兴奋性,抑制子宫收缩,有利于安宫保胎。妊娠早期,孕激素不足者可能引起流产。③抑制阴道上皮细胞增殖,加快阴道上皮细胞脱落。

(2) 对乳腺的作用:在雌激素作用的基础上,孕酮可促进乳腺腺泡的发育和成熟,并为分娩后泌乳做好准备。

(3) 产热作用:孕激素能增加能量代谢,使机体产热增加。导致女性基础体温在排卵前较低,排卵日最低,排卵后升高 0.5℃左右,直到下次月经来临。临床上常将基础体温的双相变化,作为判断排卵的标志之一。这也是实行安全期避孕的参考。女性在绝经或卵巢摘除后,这种双相体温变化会消失。如果注射孕酮则可引起基础体温升高,因此,认为基础体温的升高与孕酮作用于下丘脑体温调节中枢有关。

(4) 调节腺垂体激素的分泌:排卵前,孕酮协同雌激素诱发 LH 分泌出现高峰,而排卵后则对腺垂体激素的分泌起负反馈调节作用。

(5) 其他作用:孕激素不仅能松弛子宫平滑肌,也可降低血管和消化道平滑肌的张力。因此,孕妇较易出现静脉曲张、便秘和痔疮。也可促进水钠排泄。

3. 雄激素 女子体内有少量雄激素,包括睾酮和雄烯二酮,主要由肾上腺皮质网状带细胞和卵泡内膜细胞产生。其主要作用是促进阴毛和腋毛的生长以及维持女性的性欲。雄激素分泌过多时,可出现阴蒂肥大、多毛症等女性男性化的表现。

4. 抑制素　是最早发现的一种卵巢糖蛋白激素,主要抑制 FSH 的合成和释放。

二、卵巢功能的调节

(一) 月经周期

在卵巢激素周期性分泌的影响下,子宫内膜发生周期性剥脱,产生阴道流血的现象,称为月经(menstruation)。月经具有明显的周期性,约一个月出现一次,称为月经周期(menstrual cycle)。与此同时子宫内膜也发生周期性变化,又称子宫周期。非灵长类哺乳动物也有类似周期,主要是某些行为的改变,称为动情周期。

人类的月经周期变动在 20~40 天,一般为 28 天左右,每次月经持续 3~5 天。通常我国女性成长到 12~14 岁时出现第一次月经,称为初潮。初潮后的一段时间,月经周期通常不规律,一年左右逐渐规律。月经初潮是青春期到来的标志之一,意味着性成熟的开始。

月经周期中子宫内膜的变化　月经周期中,在下丘脑、腺垂体和卵巢分泌的激素作用下,子宫内膜的形态和功能将发生周期性变化,根据其组织学变化将月经周期分为月经期、增殖期和分泌期三期(以一个正常月经周期 28 日为例),前两期相当于卵巢周期的卵泡期,分泌期相当于黄体期(图 7-24)。

(1) 月经期:一般为月经周期的第 1~4 日,相当于卵泡期的早期。子宫内膜变化的主要特点是缺血、变性、坏死、剥脱和流血。这是由于排出的卵子未和精子结合,黄体发生萎缩溶解,导致血中雌、孕激素水平突然降低,使子宫内膜由于突然失去雌、孕激素的支持,引起子宫释放前列腺素增多,使螺旋小动脉痉挛性收缩,导致子宫内膜缺血、缺氧,内膜的功能层失去营养而剥离、出血而发生缺血、坏死,随后出现子宫内膜剥落和出血,从阴道流出,进入月经期。脱落的子宫内膜混于月经血中,由于子宫内膜组织中含有较丰富的纤溶酶原激活物,将月经血中的纤溶酶原激活为纤溶酶,故月经血不凝固。子宫内膜脱落形成的创面容易感染,应注意保持外阴清洁和避免剧烈运动。

(2) 增生期:一般为月经周期的第 5~14 日,相当于卵泡期晚期或排卵前期。子宫内膜在卵泡分泌的雌激素作用下增厚,子宫腺体数目增多,增长并弯曲,螺旋小动脉也随着子宫内膜的不断增厚而伸长,呈弯曲状。

(3) 分泌期:一般为月经周期的第 15~28 日,此期黄体形成,又称黄体期或排卵后期。子宫内膜在雌激素和孕激素的作用下继续增厚,腺体更长更弯曲,出现分泌现象,分泌大量含糖原的黏液,有利于受精卵的植入;子宫内血管迅速增加,更加弯曲。

(二) 月经周期的形成机制

正常月经周期的形成受下丘脑-腺垂体-卵巢轴的调控(图 7-24)。

1. 增生期的形成　女性在青春期前,下丘脑 GnRH 神经元尚未发育成熟,GnRH 的分泌很少,腺垂体 FSH 与 LH 分泌以及卵巢激素也相应处于低水平状态。自青春期开始,下丘脑 GnRH 神经元发育成熟,GnRH 的分泌增加,下丘脑分泌的 GnRH 使腺垂体分泌 FSH 与 LH 增多,两者作用于卵巢使卵泡开始生长、发育成熟并分泌雌激素入血,使子宫内膜呈增生期变化。排卵前一日,血中雌激素浓度达最高值,形成月经周期中雌激素的第一次高峰。通过正反馈作用使下丘脑 GnRH 分泌增加,进而使腺垂体 FSH 与 LH 分泌增加,其中以 LH 分泌增加更为明显,形成 LH 峰(LH surge),引起排卵。雌激素这种促进 LH 大量分泌的作用称为雌激素的正反馈效应。

2. 分泌期和月经期的形成

排卵后,残余的卵泡形成血体并转变为黄体,继续分泌雌、孕激素,这两种激素(尤其是孕激素)使子宫内膜呈分泌期变化。随着黄体长大,雌激素和孕激素分泌不断增加,形成月经周期中雌激素的第二次高峰和孕激素的第一次高峰,对下丘脑和腺垂体发挥负反馈作用,导致 FSH、LH、雌激素和孕激素分泌减少,黄体开始萎缩溶解,血中雌孕激素浓度迅

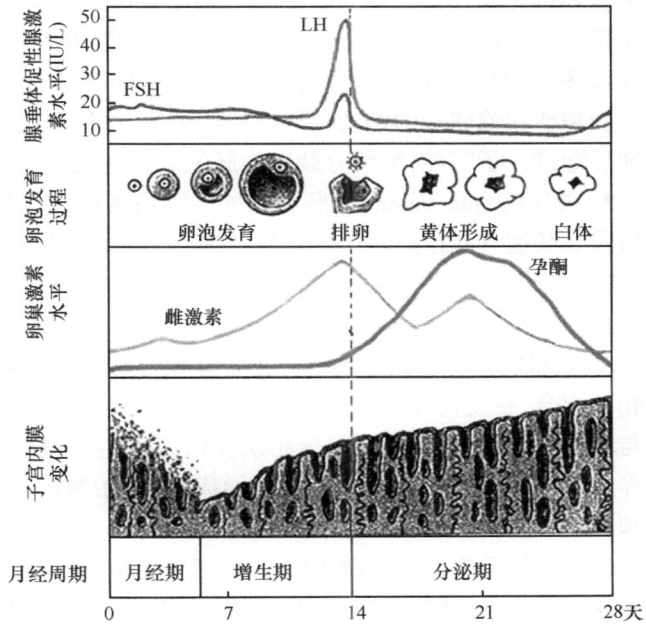

图 7-24 月经周期形成机制示意图

速下降到最低水平,子宫内膜突然失去雌孕激素的支持,发生剥脱出血,进入月经期。

随着雌激素和孕激素浓度的降低,对下丘脑和腺垂体的抑制作用解除,FSH 与 LH 分泌逐渐增多,卵泡开始发育,又开始新的月经周期。

三、妊娠与分娩

(一)妊娠

妊娠(pregnancy)是指子代新个体产生和孕育的过程,包括受精、着床、妊娠的维持和胎儿的生长。妊娠全过程约 40 周。妊娠是一个非常复杂而又极其协调的生理过程。

1. 受精(fertilization) 精子穿入卵子并相互融合的过程称为受精。精子经过子宫颈、子宫腔、输卵管到达输卵管壶腹部与卵子相遇而受精,精子与卵子融合后称为受精卵。受精卵含有 23 对染色体,携带父母双方的遗传特征。

(1)精子的运行:射入阴道的精子进入输卵管与卵子相遇的过程比较复杂。精子的运行一方面依靠自身的运动,另一方面还需要子宫颈、子宫体和输卵管等的配合。射精时进入阴道的精子可达 2 亿~5 亿个,但到达受精部位的只有极少数的精子,而往往只有 1 个精子可受精。

(2)精子的获能:人类和大多数哺乳动物的精子必须在子宫或输卵管内停留几个小时,才能获得使卵子受精的能力,称为精子获能(capacitation)。经过在附睾中的发育,精子已经具备了使卵子受精的能力,但由于附睾与精液中存在去获能因子,从而抑制了精子的受精能力。当精子进入女性生殖道后,能解除去获能因子对精子的抑制作用,从而使其恢复受精能力。

(3)顶体反应(reaction of acrosome):精子与卵子相遇后,精子的顶体外膜与精子头部

的细胞膜首先融合,继之破裂,形成许多小孔,释放出顶体酶,以溶解卵子外围的放射冠及透明带,这一过程称为顶体反应。同时进入卵细胞的精子尾部迅速退化,细胞核膨大形成雄性原核,随即与雌性原核融合,形成一个具有23对染色体的受精卵。

受精卵在输卵管的蠕动和纤毛的作用下,边移动边分裂,在受精后第4~5日,桑椹胚或早期胚泡进入子宫腔,继续分裂变为胚泡。胚泡在子宫内停留3日。

2. 着床(implantation) 胚泡植入子宫内膜的过程称为着床,包括定位、黏着和穿透三个阶段。胚泡约在排卵后第8日左右,被子宫内膜吸附,并逐渐进入子宫内膜。大约于排卵后第10~13日胚泡完全被埋入子宫内膜中。成功着床的关键在于胚泡发育与母体子宫内膜变化的同步。

3. 妊娠的维持与激素调节 正常妊娠的维持有赖于腺垂体、卵巢和胎盘分泌的各种激素相互配合,在受精与着床之前,在腺垂体促性腺激素的作用下,卵巢黄体分泌大量的孕激素与雌激素,导致子宫内膜呈分泌期变化,以适应妊娠的需要。着床一旦发生,来自囊胚的滋养层细胞和母体的蜕膜迅速增生形成胎盘,胎盘形成后可以分泌多种激素,对妊娠的维持和胎儿的生长发挥着重要的作用。

(1) 人绒毛膜促性腺激素(human chorionic gonadotropin,hCG):是由胎盘绒毛组织的合体滋养层细胞分泌的一种糖蛋白激素,与 LH 在结构和功能上极其相似。其主要作用有:①促进妊娠早期黄体发育为妊娠黄体,继续分泌大量雌激素和孕激素,以维持妊娠;② 抑制母体对胎儿产生排斥反应,具有安胎作用。

hCG 在受精后第10~10 日即可在母体血中检出,至妊娠8~10 周时分泌达到高峰,随后下降,到妊娠20 周左右降至较低水平,并一直维持至妊娠末期。因为hCG 在妊娠早期即可出现,所以,检测母体血或尿中的hCG 浓度可作为诊断早期妊娠的一个指标。

(2) 人绒毛膜生长素(human chorionic somatomammotropin,hCS):是由合体滋养层细胞分泌的单链多肽,含191 个氨基酸残基,其中96% 与人生长素相同。因此具有生长激素作用,可调节母体与胎儿的糖、脂肪与蛋白质代谢,促进胎儿生长。

(3) 类固醇激素:胎盘能分泌大量孕激素和雌激素。

1) 孕激素:由胎盘合体滋养层细胞分泌,胎盘能将由母体进入胎盘的胆固醇变为孕烯醇酮,再转变为孕酮。在妊娠期间,母体血中孕酮浓度随着孕期的增加逐步上升,至妊娠足月时达高峰。妊娠期孕激素的主要作用有:① 抑制子宫收缩,防止流产;② 刺激子宫内膜蜕膜化,为早期胚胎提供营养物质;③促进乳腺的发育,为授乳做准备。

2) 雌激素:胎盘分泌的雌激素有雌酮、雌二醇和雌三醇。主要为雌三醇,它的生成是胎儿和胎盘共同参与完成的。因此检测孕妇血或尿中雌三醇的含量,可用来判断胎儿在子宫内的存活情况。妊娠期雌激素的主要作用有:① 进一步促进子宫和乳腺的生长和发育;②松弛盆腔韧带和关节,有利于分娩时胎儿的娩出;③参与母体与胎儿代谢的调节。

(二) 分娩

28 周以后,胎儿及其附属物由母体子宫经产道娩出的过程,称为分娩(parturition)。它是一个正反馈过程。分娩总程分三个阶段:第一阶段是从规律的子宫收缩开始直至子宫颈完全扩张(10cm)的过程,初产妇需要11~12 小时,经产妇需要6~8 小时。第二阶段是从宫口完全扩张到胎儿娩出的过程,初产妇需要1~2 小时,经产妇不超过1 小时。第三阶段是从胎儿娩出后到胎盘胎膜娩出的过程,不超过30 分钟。在此过程中,子宫蜕膜与胎盘产生的一种松弛素(relaxin)使产妇骨盆韧带松弛,子宫颈松软,也有利于胎儿娩出。

分娩发动的确切原因至今尚不清楚,认为是妊娠末期的机械性刺激、内分泌变化、神经介质的释放等使妊娠稳态失衡所致。分娩发动后,子宫以及腹肌、膈肌和肛提肌的收缩力是完成分娩的动力,骨产道以及子宫下段、宫颈、阴道和骨盆底软组织形成的分娩通道、胎儿大小及胎位以及产妇的精神心理因素等情况也是影响分娩进程的重要因素。

四、女性的性兴奋与性行为

女性的性兴奋与性行为主要包括阴道的润滑、阴蒂的勃起及性高潮。

女性在受到性刺激后,阴道壁的血管充血,由血管滤出一种黏性液体,以润滑阴道和外阴,有利于性交的进行。此外,由于阴道下 1/3 部分充血,使阴道口缩窄,对插入的阴茎有"紧握"作用。同时,阴道上 2/3 部分扩张,宫颈及宫体抬高,使阴道上段宽松,有利于性交及容纳精液。

阴蒂有丰富的神经末梢,是女性性器官中最敏感的部位。性兴奋时,阴蒂充血、膨胀,对刺激的敏感性提高,促使获得性快感并达到性高潮。

当外阴及阴道所受到的刺激达到一定程度时,子宫、阴道、会阴及盆腔底部肌肉出现自主的节律性收缩,并伴有呼吸、循环功能改变等全身性反应即女性性高潮。女性性高潮是否出现受多种因素影响。女性性高潮后没有明显的不应期。

(李伟红)

第八章　生殖系统和乳腺疾病病理

第一节　子宫颈疾病

一、慢性子宫颈炎

慢性子宫颈炎(chronic cervicitis)是育龄妇女最常见的疾病。常由链球菌、葡萄球菌及大肠杆菌等引起；有时由特殊的病原微生物如沙眼衣原体、淋球菌、单纯疱疹病毒和人类乳头状瘤病毒等引起；此外，分娩、机械损伤也是慢性子宫颈炎的诱发因素。临床上主要表现为白带过多。阴道镜可见子宫颈黏膜充血，呈颗粒状或糜烂状(图8-1，彩图-52)。光镜下，可见子宫颈黏膜充血水肿，子宫颈内膜上皮下有淋巴细胞、浆细胞及巨噬细胞浸润(图8-2，彩图-53)。子宫颈上皮不同程度增生和鳞状上皮化生(图8-3，彩图-54)。少数也可因感染病毒、结核、寄生虫及放线菌等引起特殊性炎症。

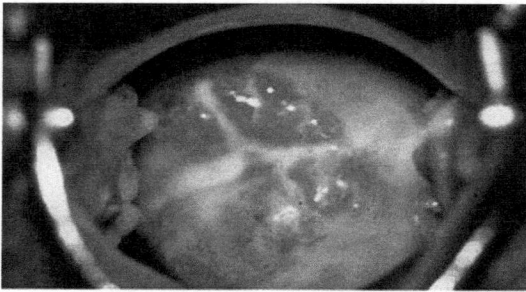

图 8-1　慢性子宫颈炎
子宫颈黏膜充血，颗粒状

子宫颈糜烂(cervical erosion)：慢性子宫颈炎时子宫颈阴道部鳞状上皮有时坏死脱落，形成表浅的缺损，称真性糜烂，较少见。临床上常见的子宫颈糜烂是子宫颈先前损伤的上皮已被宫颈管内柱状上皮外移取代了子宫颈阴道部的鳞状上皮。由于单层柱状上皮很薄，使上皮下血管容易显露而呈红色，看上去像糜烂，为假性糜烂。多发生在育龄或卵巢功能旺盛的妇女，由于雌激素水平增高，使宫颈管内柱状上皮增生越出宫颈外口。间质内常无明显炎症反应。

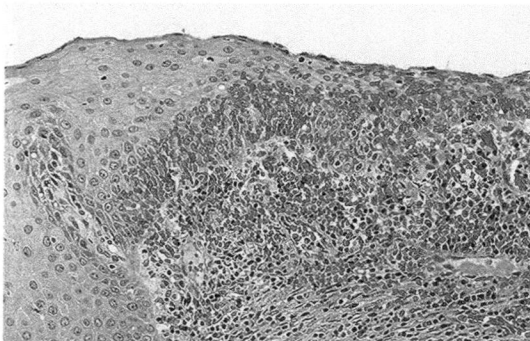

图 8-2　慢性子宫颈炎
子宫颈充血伴有出血，淋巴细胞浸润

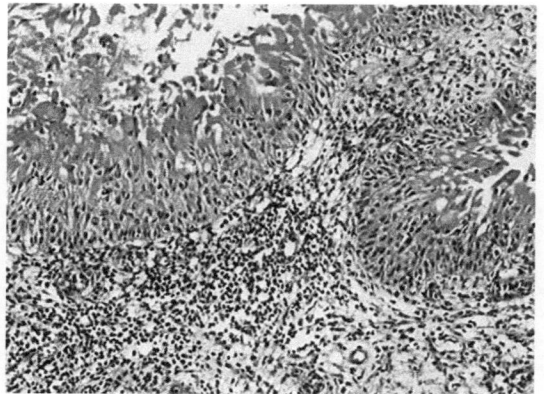

图 8-3　慢性子宫颈炎
子宫颈间质内有淋巴细胞、浆细胞及单核细胞浸润，
子宫颈上皮鳞状上皮化生

子宫颈腺囊肿（又称纳博特囊肿，Nabothian cyst）：慢性子宫颈炎时子宫颈腺的颈部易被增生的纤维组织压迫，或由于腺腔被黏液或化生的鳞状上皮阻塞，黏液潴留，腺体扩大成囊状，直径一般在数毫米至1cm不等；囊肿内衬柱状、立方扁平上皮，局部可见鳞状上皮化生。

子宫颈息肉（cervical ployp）：有些病例是由于炎症刺激子宫颈黏膜上皮、腺体和固有层结缔组织而呈局限性增生而形成。肉眼观，多为单发，直径自数毫米到数厘米不等，1cm以下多见；圆形或卵圆形，粉白色或粉红色，质软，常有蒂（图8-4，彩图-55）。镜下，主要由腺体和结缔组织构成。表面被覆单层柱状上皮或化生的鳞状上皮；间质充血、水肿伴数量不等的慢性炎性细胞浸润。

子宫颈肥大（hypertrophy of uterine cervix）：子宫颈长期慢性炎症刺激可引起

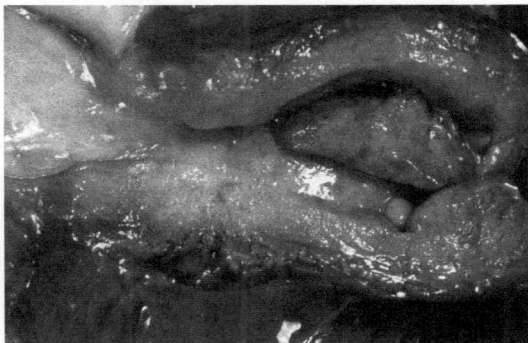

图8-4　子宫颈息肉
子宫颈内可见一炎性息肉，椭圆形，粉色

子宫颈肥大。肉眼观，子宫颈壁增厚变大，质地较硬，可达正常的2~4倍。镜下，子宫颈腺体增生，间质结缔组织增生，间质水肿。

二、子宫颈上皮内肿瘤

子宫颈上皮内肿瘤（cervical intraepithelial neoplasm，CIN）为子宫颈上皮非典型增生至原位癌这一系列癌前病变的连续过程。

子宫颈上皮非典型增生（dysplasia of cervical epithelium）属于癌前病变，子宫颈上皮部分被不同程度异型性的细胞所取代，有恶变的潜能。镜下，子宫颈上皮内出现程度不等的异型细胞：①细胞大小、形态不一；②核大、浓染、染色质增粗、核大小不一、形状不规则、核分裂象增多；③细胞极性紊乱等。病变由基底层逐渐向表层发展。根据病变程度的不同，非典型增生可分三级：Ⅰ级（轻度），异型细胞局限于上皮层的下1/3区（图8-5，彩图-56）；Ⅱ级（中度），增生的异型细胞占上皮层下部的1/3至2/3（图8-6，彩图-57）；Ⅲ级（重度），增生的异型细胞超过全层的2/3，但尚未累及上皮全层（图8-7，彩图-58）。轻度非典型增生在子宫颈慢性炎症中常可见到，多可迅速恢复，其恶变率很低。中度非典型增生可发展为重度非典型增生。而重度非典型增生则具有高度恶变危险。宫颈非典型增生经过治疗后，多数可消退，有些病例可长期存在，少数病例最终可发展为癌。

宫颈原位癌（carcinoma in situ）为异型增生的细胞累及上皮全层、尚未穿破上皮基膜的宫颈癌。宫颈原位癌的异型细胞比不典型增生者更具显著的多形性。镜下，上皮层完全为癌细胞所取代，细胞大小、形状不一，排列紊乱，层次不清，极向消失；核大浓染、大小及形状不一，偶见巨核、多核，核分裂象常见，并有病理性核分裂象；胞质相对减少，核质比值增大（图8-8，彩图-59）。有时，原位癌癌细胞可由表面沿基膜侵入腺体内，致整个或部分腺管被癌细胞所取代，但腺管轮廓尚存，腺体基膜完整，称为原位癌累及腺体。原位癌累及腺体也属于原位癌。部分宫颈原位癌可长期不发生浸润，个别病例甚至可自行消退。但由于原位癌特别是原位癌累及腺体具有发展为浸润癌的倾向，故一旦发现，应及时给予适当治疗。

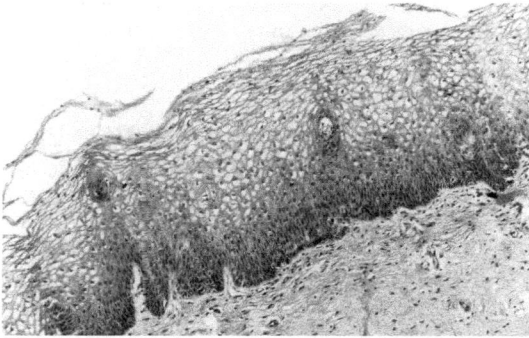

图 8-5　子宫颈上皮内肿瘤 I 级（轻度非典型增生）
异型细胞局限于上皮的下 1/3

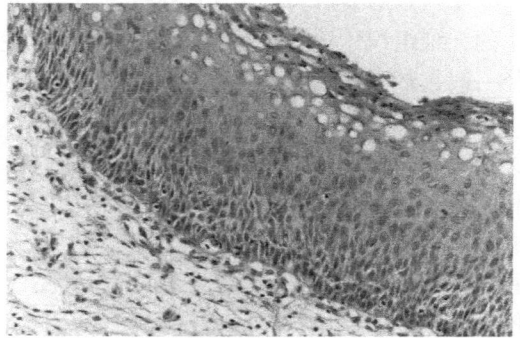

图 8-6　子宫颈上皮内肿瘤 II 级（中度非典型增生）
异型细胞局限于上皮的下 1/3 至 2/3

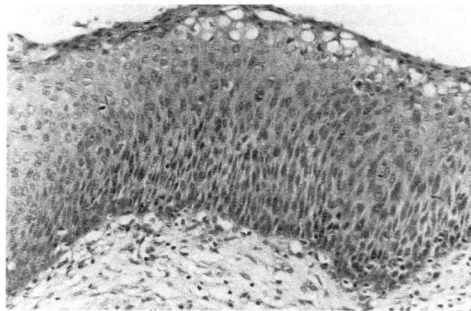

图 8-7　子宫颈上皮内肿瘤 III 级（重度非典型增生）
异型细胞超过全层的 2/3，但还未累及上皮全层

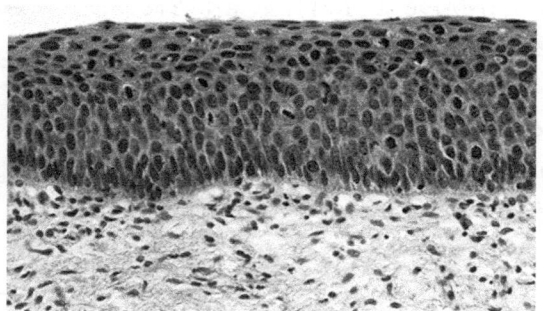

图 8-8　子宫颈上皮内肿瘤 III 级（宫颈原位癌）
异型细胞累及上皮全层，但未突破基膜

CIN 的分级：CIN-I 为 I 级非典型增生；CIN-II 为 II 级非典型增生；CIN-III 为 III 级非典型增生和原位癌。CIN 并不一定都发展为浸润癌。大约半数的 CIN-I 可自然消退，仅有不到 2% 的 CIN-I 最终发展为浸润癌。非典型增生发展为原位癌的概率和所需时间与其级别有关，病变的级别越高，转化概率越大，所需时间越短，所有的非典型增生发展为原位癌的平均时间为 10 年左右，CIN-III 级至少有 20% 在 10 年内发展为浸润癌。

三、子 宫 颈 癌

子宫颈癌（carcinoma of cervix）是女性生殖系统中常见的恶性肿瘤之一。发病年龄以 40~60 岁最多，平均年龄 50 岁左右。由于防癌工作的开展，很多子宫颈癌能在早期就被发现，因此晚期癌远较过去少，五年生存率明显提高。目前对子宫颈癌的临床和病理工作也都着重于对早期癌的发现和诊断。

（一）发病相关因素

子宫颈癌病因至今尚未完全明了。根据国内外资料，其发病与早婚、过早性生活、性生活紊乱、早年分娩、密产、多产、局部卫生不良、包皮垢、经济状况、种族和地理环境等因素有关。早婚指 20 岁前已结婚；过早性生活指 18 岁前已有性生活，此时生殖道发育尚未成熟，对致癌因素的刺激比较敏感，一旦感染某些细菌或病毒，可在与多个男子发生性关系的刺激下而导致宫颈癌。在未婚及未产妇中，宫颈癌发病率明显较低。约 50% 患者有早婚史。

多婚也是发病因素之一。凡有阴茎癌、前列腺癌或其前妻曾患子宫颈癌的均为高危男子，与高危男子有性接触的妇女，易患子宫颈癌。现流行病学调查显示性生活过早和性生活紊乱为子宫颈癌发病最主要的原因。近年发现通过性交感染某些病毒如单纯疱疹病毒Ⅱ型、人乳头瘤病毒、人巨细胞病毒等可能与宫颈癌发病有一定关系。在约85%的宫颈癌及其癌前病变（CIN-Ⅲ）的病例中发现人类乳头状瘤病毒（human papilloma virus，HPV）的16、18型的DNA序列，并已整合到宿主细胞的DNA中。子宫颈癌发病可能是多种因素综合引起的，其中的某一种因素可起主导作用，至于各因素间有无协同或对抗作用，有待进一步研究。

（二）组织发生和发展

1. 正常子宫颈上皮的生理　子宫颈上皮是由宫颈阴道部鳞状上皮与子宫颈管柱状上皮共同组成，两者交接部位在宫颈外口处，称原始鳞-柱交接部或鳞柱交界。但此交接部并非恒定，青春期和生育期，尤其是妊娠期，雌激素增多使柱状上皮外移至宫颈阴道部，绝经后雌激素水平降低，柱状上皮再度内移至宫颈管。这种随体内雌激素水平变化而移位的鳞-柱交接部称生理性鳞-柱交接部。在鳞-柱交接部所形成的区域称移行带区。在移行带区形成过程中，其表面被覆的柱状上皮可逐渐被鳞状上皮所替代。

2. 子宫颈癌的癌前病变　移行带区成熟的化生鳞状上皮（细胞内有糖原合成）对致癌物的刺激相对不敏感。但未成熟的化生鳞状上皮代谢活跃，在一些物质（如精液组蛋白、阴道毛滴虫、衣原体、单纯疱疹病毒以及人乳头瘤病毒等）的刺激下，可导致细胞分化不良，排列紊乱，细胞核异常，有丝分裂增加，形成子宫颈上皮内瘤样病变（CIN）。据上述可知各级CIN均有发展为浸润癌的可能。级别越高发展为浸润癌机会越高；级别越低，自然退缩机会越高。

3. 子宫颈浸润癌的形成　当子宫颈上皮化生过度活跃，伴随某些外来致癌物质刺激或CIN继续发展时，异型细胞突破上皮下基膜，累及间质，则形成宫颈浸润癌。

（三）病理变化

1. 子宫颈癌肉眼观分型

（1）糜烂型：黏膜潮红，呈颗粒状，质脆，触之易出血。

（2）内生浸润型：癌组织主要向子宫颈管壁内浸润，子宫颈一侧肿大，子宫颈管因癌肿生长而狭窄（图8-9，彩图-60）。

（3）外生菜花型：癌组织常形成乳头状或菜花状肿块向子宫颈表面突出生长，表面高低不平，质脆，易出血，常有坏死和浅表溃疡形成（图8-10，彩图-61）。

（4）溃疡型：癌组织向深部浸润生长时，表面有大块组织坏死、脱落形成火山口样溃疡，严重者整个宫颈及穹窿组织完全消失（图8-11，彩图-62）。

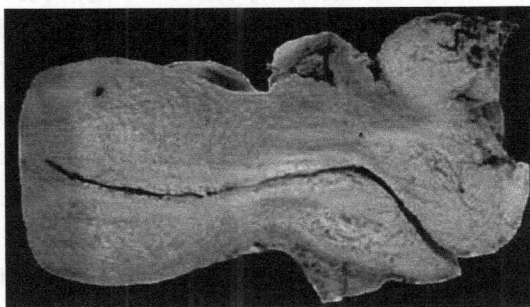

图8-9　子宫颈癌
癌组织向子宫颈壁内浸润，宫颈肥厚

2. 子宫颈癌的组织学类型　鳞状细胞癌占80%~90%；腺癌占10%~20%；其他类型如腺鳞癌、腺样囊性癌等很少见。

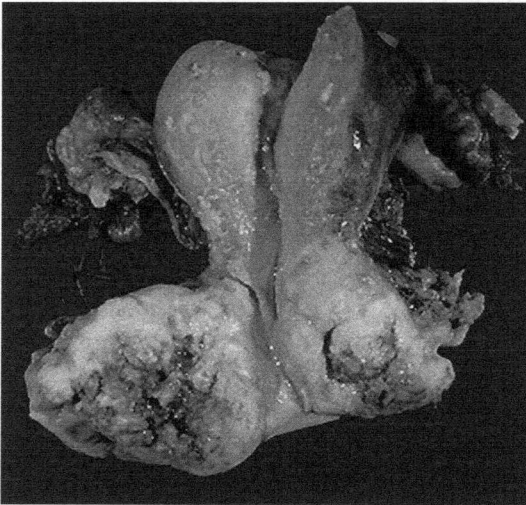

图 8-10　子宫颈癌
癌组织呈菜花状生长，表面坏死、出血

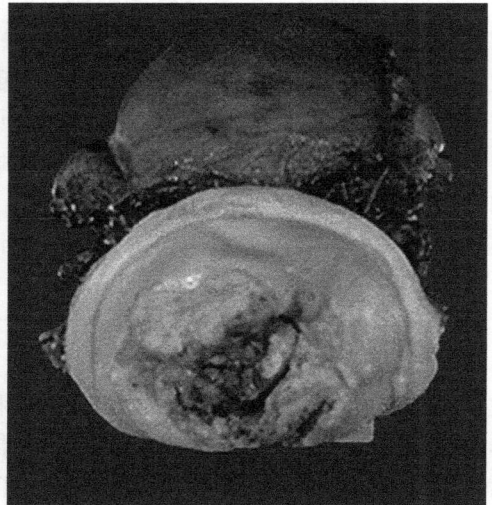

图 8-11　子宫颈癌
癌组织坏死脱落形成溃疡，溃疡底有出血

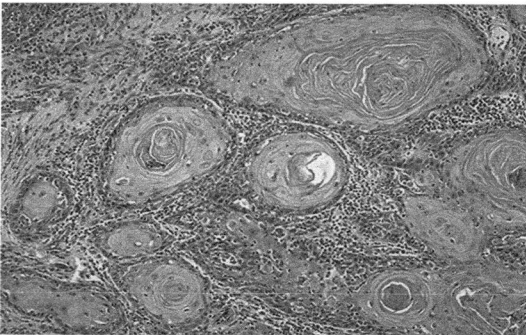

图 8-12　子宫颈癌
高分化鳞癌，癌巢中多数有角化珠形成，与间质分界清楚

（1）宫颈鳞状细胞癌：根据其发生过程分为早期浸润癌或微小浸润性癌和浸润癌。

1）早期浸润癌：在镜下发现癌细胞小团似泪滴状、锯齿状穿破基膜，向固有层间质内浸润，但浸润的深度不超过基膜下5mm。此时肉眼观察不能作出判断，只有镜下才能确诊。

2）浸润癌：癌组织向间质内浸润深度超过基膜下5mm。一般根据癌细胞分化程度分3级：Ⅰ级，高分化，癌巢中有多数角化现象，可见癌珠，核分裂象<2/高倍视野（图8-12，彩图-63）；Ⅱ级，中度分化，达宫颈上皮中层细胞的分化程度，细胞大小不一，癌巢中无明显角化现象，核分裂象2~4/高倍视野；Ⅲ级，低分化，多为未分化的小细胞（相当于宫颈上皮底层的未分化细胞），核分裂象>4/高倍视野。

（2）宫颈腺癌：细胞形态和组织类型多样化，有宫颈内膜腺癌、宫颈底偏离性腺癌、绒毛腺型乳头状腺癌、子宫内膜样腺癌、透明细胞腺癌等，其中宫颈内膜腺癌是宫颈腺癌中最常见的类型。癌组织具有宫颈腺体结构特点，细胞呈高柱状，核位于基底部，胞质少，含不等量黏液，细胞显示不同程度的异型性。根据细胞和组织的分化程度可分为高、中、低分化三级：高分化腺癌和正常宫颈腺体形态相似；中分化腺癌最多见，腺体散在分布，大小不等，腺体间纤维间质较多，癌细胞为单层或多层，细胞内含多少不等的黏液，核大深染，具有较明显的异型性，可见病理性核分裂象；低分化腺癌常无腺体结构或由很少腺腔形成，细胞呈片状或弥散排列，核大深染（图8-13，彩图-64）。

（四）扩展和转移

子宫颈癌的主要扩展途径为直接蔓延和经淋巴道转移，血行转移较少。癌组织可直接蔓延侵犯邻近组织。向下可侵犯阴道，向上可破坏整个子宫颈但侵犯子宫体不常见，向两侧可以延及子宫旁及盆壁组织，可因肿瘤压迫输尿管而引起肾盂积水。晚期可侵犯膀胱和直肠（图8-14，彩图-65）。淋巴道转移是子宫颈癌最重要和最多见的转移途径。一般是通过子宫颈旁淋巴管先转移至闭孔、髂内、髂外等淋巴结，再转移至髂总、深腹股沟或骶前淋巴结。晚期患者可转移至锁骨上淋巴结。血行转移在子宫颈癌很少见，其部位为肺、骨及肝。

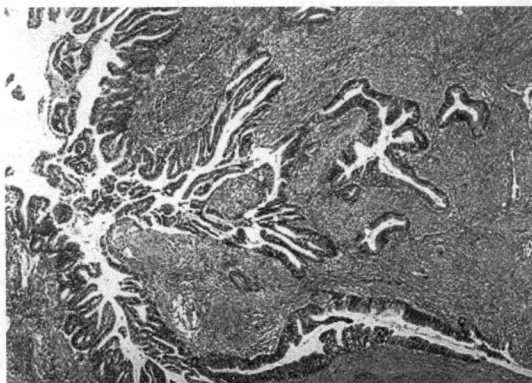

图 8-13　子宫颈癌
癌组织向深层浸润

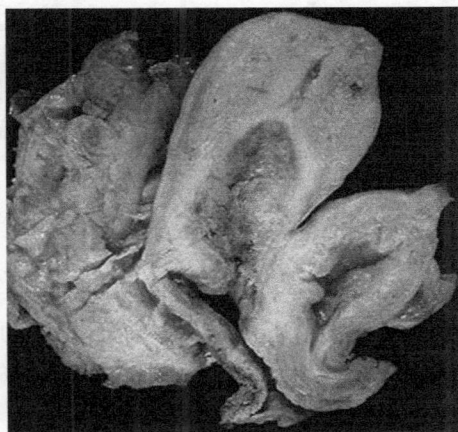

图 8-14　子宫颈癌
癌组织破坏子宫颈，累及宫体，侵及膀胱

（五）临床病理联系

早期子宫颈癌常无自觉症状，与子宫颈糜烂不易区别。随病变进展，癌组织破坏血管，患者出现不规则阴道流血或接触性出血。因癌组织坏死继发感染，同时刺激宫颈腺体使其分泌亢进，可致白带增多，呈浆液性或脓性、伴有特殊腥臭味。晚期因癌组织浸润盆腔神经，可出现下腹部及腰骶部疼痛。当癌组织侵及膀胱或直肠时，可引起子宫膀胱瘘或子宫直肠瘘。

临床上，依据子宫颈癌的累及范围分期如下：①0期，原位癌；②Ⅰ期，癌组织局限于子宫颈以内；③Ⅱ期，癌组织超出子宫颈进入盆腔，但未累及盆腔壁，侵及阴道，但未累及阴道的下1/3；④Ⅲ期，癌组织扩展至盆腔壁及阴道的下1/3或子宫旁组织受累达骨盆壁；⑤Ⅳ期，癌组织已超越骨盆，或累及膀胱黏膜或直肠，或转移。

子宫颈癌的预后取决于临床分期和组织学分级。对于已婚妇女，定期作子宫颈检查，是发现早期子宫颈癌的最有效措施。

第二节　子宫体疾病

一、子宫内膜增生症

子宫内膜增生症（endometrial hyperplasia）是内源性或外源性雌激素过多、孕激素缺乏

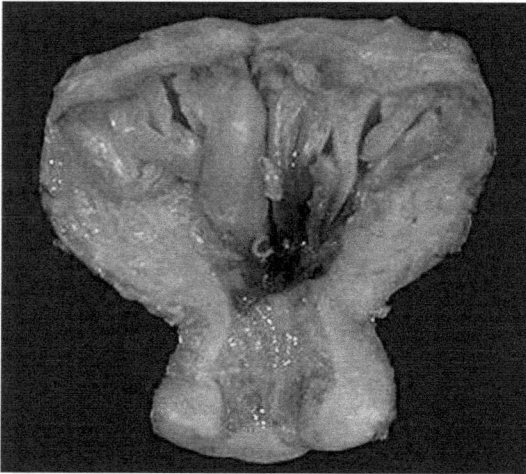

图 8-15　子宫内膜增生症
子宫内膜增厚，并突向宫腔内生长

引起的子宫内膜腺体或间质增生。临床主要表现为功能性子宫出血，月经量过多、不规则的子宫出血、经期延长等。育龄期和更年期妇女均可发病。子宫内膜增生、不典型增生和子宫内膜癌，无论是依据形态学还是生物学都为一连续的演变过程，病因和发生机制也极为相似。

（一）病理变化

肉眼观，增生的子宫内膜呈弥漫性或灶性增厚，厚度常超过 5mm（图 8-15，彩图-66）。

根据细胞形态和腺体结构增生和分化程度的不同，子宫内膜增生症可分为如下三种类型：

1. 单纯性增生（simple hyperplasia）　又称为轻度增生或囊性增生，主要表现为：腺体数量增加，轻度拥挤，但未达到背靠背拥挤的程度；腺体大小不一，部分腺腔扩张，形成大小不等的囊性变；无细胞的非典型变化。约 1% 的单纯性子宫内膜增生可进展为子宫内膜腺癌。

2. 复杂性增生（complex hyperplasia）　又称腺瘤型增生，可表现为：腺体明显增生，相互拥挤，出现背靠背现象；腺体结构复杂且不规则；无细胞异型性。内膜间质明显减少（图 8-16，彩图-67）。约 3% 可发展为子宫内膜腺癌。

3. 非典型增生（atypical hyperplasia）　在复杂性增生的基础上，伴有上皮细胞异型性，细胞极性紊乱，体积增大，核大，核质比例增大，核仁明显，可见多少不等的核分裂象（图 8-17，彩图-68）。重度不典型增生有时和子宫内膜癌较难鉴别，若有间质浸润则归属为癌，往往需经子宫切除后全面检查才能确诊。约 1/3 的患者可发展为子宫内膜腺癌。

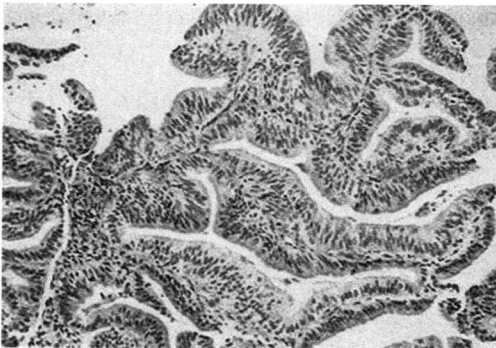

图 8-16　子宫内膜增生症
复杂性增生，子宫内膜腺体呈乳头状增生，腺体拥挤，腺上皮极性轻度紊乱

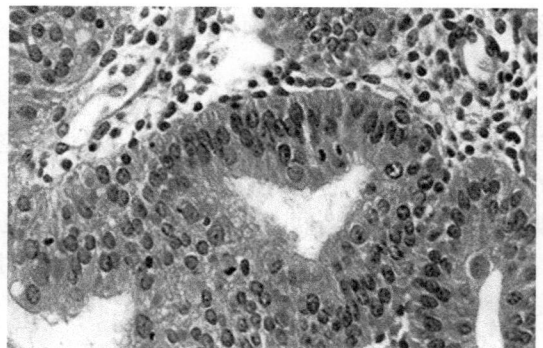

图 8-17　子宫内膜增生症
子宫内膜呈不规则增生，腺体不规则增大，可见背靠背现象和多少不等的核分裂象

（二）临床病理联系

子宫内膜增生症的子宫不规则出血是由卵巢滤泡不排卵所致。由于卵巢持续分泌雌激素,一方面引起子宫内膜增生,另一方面抑制垂体前叶促卵泡激素的分泌,终致卵泡因失去促卵泡激素的支持而发生退化,雌激素分泌因而急骤下降,增生的子宫内膜由于雌激素突然不足而发生坏死脱落,引起子宫出血。

二、子宫内膜异位症

当子宫内膜组织出现于正常子宫内膜以外的部位时,称为子宫内膜异位症(endometriosis),一般将子宫内子宫内膜异位症称为子宫腺肌病(adenomyosis)。

（一）子宫内膜异位症

子宫内膜异位症是目前常见妇科疾病之一,其发病率近年来明显增高。在妇科剖腹手术中,5%~15%患者有此病;在因不孕而行腹腔镜检查的患者中,12%~48%有子宫内膜异位症的存在。此病一般仅见于生育年龄妇女,以25~45岁妇女居多。

1. 病因　子宫内膜异位症的病因未明。初潮前无发病者,绝经后或切除卵巢后异位内膜组织可逐渐萎缩吸收,妊娠或使用性激素抑制卵巢功能可暂时阻止此病的发生。因此,子宫内膜异位症的发病与卵巢的周期性变化有关。遗传学研究显示,子宫内膜异位症是以多基因的方式遗传的,该病与7号和10号染色体连锁有关。在患此病妇女亲属中的发病率是无家族史妇女的7倍。

子宫内膜异位症发病机制尚未完全阐明,目前有下列学说:①移植学说又称种植学说,已被多数学者所接受,经期时经血中所含内膜腺上皮和间质细胞可随经血逆流,经输卵管进入腹腔,种植于卵巢和邻近的盆腔腹膜,并在该处继续生长和蔓延,形成盆腔子宫内膜异位症。②淋巴及静脉播散学说,有观察发现在盆腔淋巴管和淋巴结中发现有子宫内膜组织,在盆腔静脉中也发现有子宫内膜组织,因而提出子宫内子宫内膜异位症的发生可通过淋巴或静脉播散,同时认为远离盆腔部位的器官(如肺、手或大腿的皮肤和肌肉等)发生的子宫内膜异位症可能是通过淋巴或静脉播散的结果。③体腔上皮化生学说,卵巢表面上皮、盆腔腹膜都是由胚胎期具有高度化生潜能的体腔上皮分化而来。在反复受到经血、慢性炎症或持续卵巢激素刺激后,体腔上皮化生为子宫内膜样组织,形成子宫内膜异位症。④免疫学说,已知多数妇女在月经来潮时均有经血经输卵管逆流至腹腔,但仅少数发生盆腔子宫内膜异位症,因而认为此病的发生可能与患者免疫力异常有关。此外,异位子宫内膜的血管生成是子宫内膜异位症发生的重要机制之一。目前,有关子宫内膜异位症发病机制的学说甚多,但尚无一种可以解释全部内膜异位症的发生,因而有可能不同部位的内膜异位症有不同的发病机制,各种学说间可以相互补充。

2. 病理变化　异位子宫内膜可出现于子宫外许多组织和器官,但绝大多数位于盆腔内的卵巢、宫骶韧带、子宫下部后壁浆膜面以及覆盖直肠子宫陷凹、乙状结肠的腹膜层和阴道直肠隔,其中卵巢最常见,约占80%。其他部位有子宫颈、阴道、外阴、脐、膀胱、肾、输尿管、肺、胸膜、乳腺、淋巴结,甚至手、臂、大腿等处均有发病。

子宫内膜异位症的主要病理变化为异位内膜随卵巢激素的变化而发生周期性出血,伴有周围纤维组织增生和粘连形成,以致在病变区出现紫褐色斑点或小泡,最后发展为大小不等的紫蓝色实质结节或包块,但可因病变发生部位和程度不同而有所差异。

(1) 肉眼观:可见以下部位的改变。

1) 卵巢:双侧卵巢同时波及者约为50%。病变早期在卵巢表面上皮及皮质中可见紫褐色斑点或小泡,随着病变发展,卵巢内的异位内膜可因反复出血而形成单个或多个囊肿,但以单个为多见,称为卵巢子宫内膜异位囊肿。囊肿内含暗褐色黏糊状陈旧血液,状如巧克力液体,因此又称为巧克力囊肿(图8-18,彩图-69)。囊肿大小不一,一般直径多在5~6cm以下,但最大者直径可达25cm左右。当囊肿增大时,整个卵巢表面呈灰蓝色。经期囊肿内出血增多,囊腔内压力增高,囊壁可出现小的裂隙并有极少量血液渗漏至卵巢表面,裂隙被漏出物引起的腹膜局部炎性反应和组织纤维化所闭合,从而导致卵巢与其邻近的子宫、阔韧带或乙状结肠等紧密粘连不能活动,这是卵巢子宫内膜异位囊肿临床特征之一,并可借此与其他出血性卵巢囊肿相鉴别。

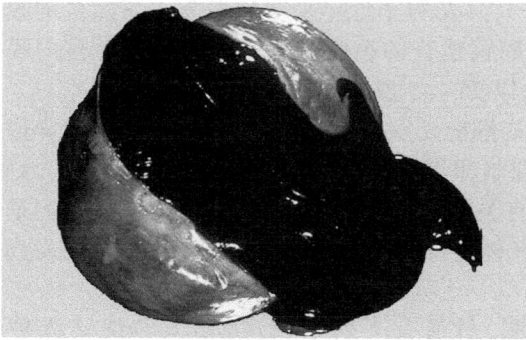

图8-18 巧克力囊肿
囊肿流出暗褐色黏糊状陈旧血液,如巧克力液体

2) 子宫骶韧带、直肠子宫陷凹和子宫后壁下段:早期宫骶韧带、直肠子宫陷凹或子宫后壁下段有散在紫褐色出血点或颗粒状散在结节。随病变发展,子宫后壁与直肠前壁粘连,直肠子宫陷凹变浅,甚至完全消失,严重者直肠子宫凹内的异位内膜向直肠阴道隔发展,在隔内形成包块,并向阴道后穹隆或直肠腔凸出。

3) 子宫颈:累及宫颈者较少。病灶可位于表浅的黏膜面或深部间质内。浅表者多系子宫内膜直接种植所致,在宫颈表面可见暗红色或紫蓝色小颗粒。深部病灶可能系直肠子宫陷凹异位灶直接蔓延而来,在宫颈剖面可见紫蓝色小点或含陈旧血液的小囊腔。

4) 输卵管:一般直接累及黏膜者少。输卵管常与其周围病变组织粘连,甚至因输卵管扭曲而影响其蠕动,但管腔多通畅(图8-19,彩图-70)。

5) 腹膜:早期病变通过腹腔镜检查,除在盆腔内见到典型的色素沉着于子宫内膜异位病灶外,还可发现无色素的早期子宫内膜异位腹膜病灶。其中有白色混浊腹膜灶、火焰状红色灶、腺样息肉灶和卵巢下粘连等。这些无色素灶发展为典型的色素灶需6~24个月。

(2) 镜下:在病灶中可见到子宫内膜上皮、内膜腺体或腺样结构、内膜间质及出血。但异位内膜反复出血后,上述典型的组织结构可能被破坏而难以发现。由于内膜异位的出血是来自间质内血管,故在镜

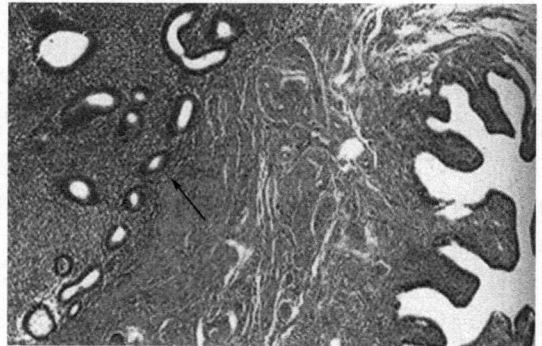

图8-19 输卵管子宫内膜异位症
输卵管浆膜侧见子宫内膜组织(箭头示)

检时能找到少量内膜间质细胞即可确诊本病。若临床表现和手术时肉眼所见病理改变十分典型,镜检下仅能在卵巢的囊壁中发现红细胞或有含铁血黄素的巨噬细胞等出血证据,也视为子宫内膜异位症。异位内膜虽可随卵巢周期变化而有增生和分泌改变,但其改变不一定与子宫内膜同步,往往仅表现为增生期改变,这可能与异位内膜周围组织纤维化以致血供不足有关。内膜异位症恶变极罕见。

3. 临床病理联系　育龄妇女有进行性痛经和(或)不孕史,妇科检查时扪及盆腔内有触痛性硬结或子宫旁有不活动的囊性包块,可初步诊断为子宫内膜异位症。超声、CT 和 MRI 等主要适合于有子宫内膜异位囊肿的患者。MRI 对诊断深部浸润型子宫内膜异位症较超声和 CT 均准确,内镜超声诊断肠壁子宫内膜异位症的准确性优于 MRI。

(二) 子宫腺肌病

当子宫内膜腺体及间质侵入子宫肌层时,称为子宫腺肌病。子宫腺肌病多发生于 30~50 岁经产妇,约有半数患者同时合并子宫肌瘤,约 15% 患者合并子宫内膜异位症。虽然尸检发现 10%~47% 的子宫肌层中有子宫内膜组织,但其中仅 70% 有临床症状。

1. 病因　子宫腺肌病病因至今不明。对子宫腺肌病标本进行连续切片检查,发现子宫肌层中的内膜病灶与宫腔面的子宫内膜有些是直接相连的,因此认为多次妊娠和分娩、刮宫时子宫壁的创伤和慢性子宫内膜炎可能是导致此病的主要原因。由于子宫内膜基膜下缺乏黏膜下层,并且子宫腺肌病常合并有子宫肌瘤和子宫内膜增生过度,基底层子宫内膜侵入肌层可能与高雌激素的刺激有关。

2. 病理变化　肉眼观,子宫多呈均匀增大,但很少超过 12 周妊娠子宫大小。病灶有弥漫型及局限型两种,一般为弥漫性生长,且多累及后壁,故后壁常较前壁厚。剖开子宫壁可见其肌层明显增厚且较硬,仅在肌壁中见到粗厚的肌纤维带和微囊腔,腔中偶可见陈旧性血液(图 8-20,彩图-71)。少数子宫内膜在子宫肌层中呈局限性生长形成结节或团块,称子宫腺肌瘤。腺肌瘤不同于肌瘤之处在于其与四周的肌层无明显分界,因而难以将其自肌层剥出。

镜下,子宫肌层内呈岛状分布的子宫内膜腺体与间质是本病的镜下特征。子宫腺肌病的诊断标准是距子宫内膜基底层以下至少一个低倍(10×10)视野深处的子宫肌层中出现子宫内膜腺体及间质,呈岛状分布,其周围有肥大的平滑肌纤维。异位的腺体多表现为增生期改变,少数腺体呈分泌期改变,间质和正常子宫内膜相似(图 8-21,彩图-72)。

三、子宫平滑肌瘤

子宫平滑肌瘤(leiomyoma)是女性生殖器官中最常见的一种良性肿瘤,多见于 30~50 岁妇女,20 岁以下罕见,绝经后肌瘤可逐渐萎缩。子宫平滑肌瘤的发生可能与过度的雌激素刺激有关。

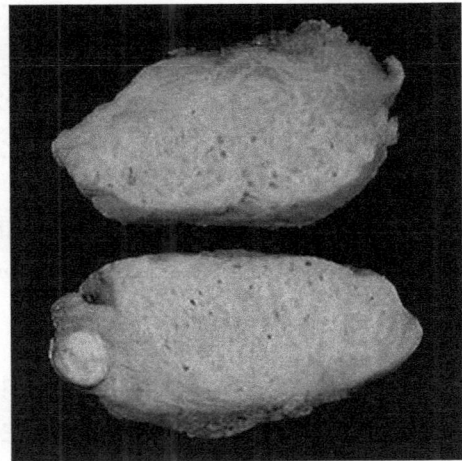

图 8-20　子宫腺肌病

在子宫肌壁中出现粗厚和海绵状的团块,子宫腺肌病的典型表现。左下方可见平滑肌瘤

（一）病理变化

肉眼观,子宫肌瘤大多数是多发性的,约占80%,数量不等,最多可达百余个。子宫体肌瘤约占90%,子宫颈肌瘤占2%~8%,子宫颈和子宫体同时存在的肌瘤约占2%。瘤体多为圆形、结节状,肿瘤的大小不等,小者镜下才可见到,大者可充满盆腔、甚至更大。表面光滑,边界清楚,无包膜,切面灰白色,质韧,编织状或旋涡状结构。肌瘤颜色与硬度因纤维组织多少而变化:含平滑肌多,色略红,质较软,而纤维组织多则色较白,质较硬。有时肿瘤可出现透明变性、黏液变性或钙化(图8-22,彩图-73)。

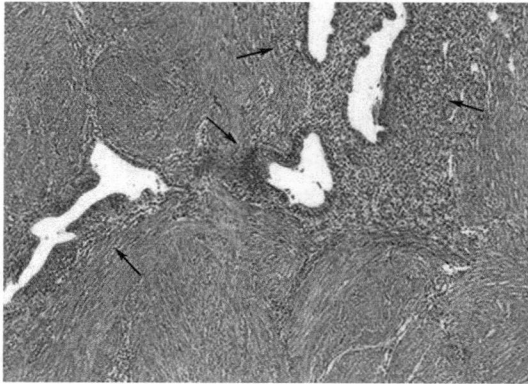

图 8-21　子宫腺肌病
子宫内膜组织异位至肌层内(箭头示)

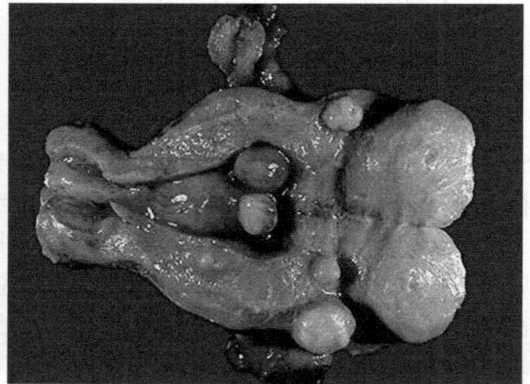

图 8-22　子宫平滑肌瘤
多发性子宫肌瘤

镜下,子宫肌瘤由近似正常的梭形平滑肌细胞构成,呈束状交错排列。胞质丰富,嗜伊红色,具有大小一致的两端钝圆的长杆状核,横断面为圆形。有时细胞核排列成栅栏状。

当肌瘤生长过快、血运供给不足时,可发生各种继发变性:①透明变性,最常见,约占肌瘤变性的63%。肉眼观瘤结节切面呈灰白色光滑的凹陷区,无编织样结构,似鹅卵石样外观,可伴有囊性变。镜下最常见的是肌细胞结构消失,代之以胶原纤维呈均匀的粉红色无结构区。②黏液变性,约占肌瘤变性的19%。为结缔组织黏液样变性,切面呈胶冻状。③钙化,约占肌瘤变性的8%,是透明变性的最终阶段。常见于血液供应不好的有蒂的浆膜下肌瘤、病程较长的肌瘤等。钙化灶常常稀少分散,钙化灶明显时整个肌瘤变硬如石,称为"子宫石",但很少见。切面可见白色钙化灶,有砂粉感。镜下见深蓝色大小不等、形状不一的层状钙盐沉积(图8-23,彩图-74)。

子宫肌瘤恶变率为0.4%~1.3%。如肿瘤组织出现坏死,边界不清,细胞异型,核分裂增多,应诊断为平滑肌肉瘤(leiomyosarcoma)(图8-24,彩图-75)。

（二）临床病理联系

临床上多数患者即便平滑肌瘤的体积很大,也可没有症状,出现症状表现为月经过多、经期延长、不规则流血及局部肿块等。主要的症状出血是由黏膜下平滑肌瘤引起的,病程长可引起贫血;有时肿瘤压迫膀胱可引起尿频;血流阻断可引起突发性疼痛和不孕;平滑肌瘤还可导致自然流产和绝经后流血等。临床症状明显者多采取手术治疗。

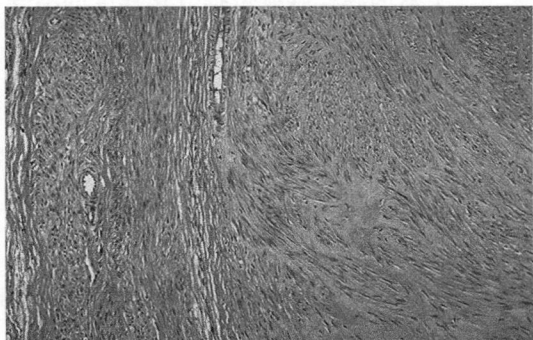

图 8-23 子宫平滑肌瘤
左侧正常子宫壁,右侧为肌瘤组织

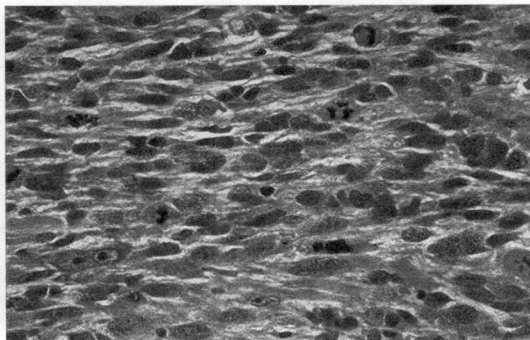

图 8-24 子宫平滑肌肉瘤
细胞异型性明显,并可见较多的病理性核分裂象

四、子宫内膜癌

子宫内膜癌(carcinoma of endometrium)又称子宫体癌,较常见,占女性生殖道恶性肿瘤的 20%～30%。近年来子宫体癌的发病率有上升趋势。多发生在 50 岁以上绝经期和绝经期后妇女。病因未明,一般认为与雌激素长期持续作用有关。主要临床表现为不规则阴道流血或伴下腹疼痛。

(一) 病理变化

肉眼观,子宫内膜癌依病变形态和范围分为弥漫型和局限型。

(1) 弥漫型:约占 65%以上,子宫内膜大部或全部为癌组织侵犯,可不同程度浸润子宫肌层。瘤体呈息肉状或菜花状,色灰白,质脆,表面可有出血、坏死或溃疡形成。癌组织从内膜表层长出并突向宫腔内,可充满宫腔甚至脱出于宫口外(图 8-25,彩图-76)。

(2) 局限型:癌灶局限于宫腔某一区域,多见于宫底及宫角,呈乳头状或菜花状突向宫腔,多为灰白色或淡棕色。瘤体较小而表浅时,诊断性刮宫可全部刮净。

镜下,有多种组织类型,其中绝大多数为腺癌,少见的有鳞状细胞癌、移行细胞癌、小细胞未分化癌等。

子宫内膜样腺癌:占 80%～90%。腺癌呈腺管状或乳头状,形状大小不一,排列紊乱,腺体密集、拥挤,可见腺体之间无间质而背靠背或共壁现象。腺体上皮增生呈筛状、分支状、小腺体形成,也可呈实体状。癌细胞呈柱状或多角形,复层或假复层排列,有不同程度的异型性。核大小不一、不规则、染色质多深染,核仁明显,核分裂象易见。间质明显减少,常有炎细胞浸润。癌组织不同程度浸润子宫壁。分化差的腺癌腺体少,腺结构消失,形成实性癌块(图 8-26,彩图-77)。

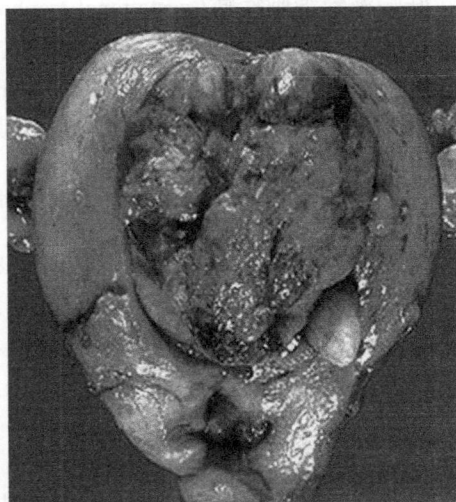

图 8-25 子宫内膜癌
宫腔内充填大块癌组织,可见出血、坏死

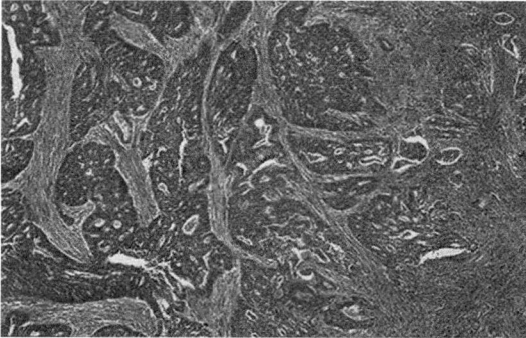

图 8-26　子宫内膜癌

癌组织形态不规则,腺体密集,排列失常,子宫壁内浸润

子宫内膜样腺癌依据分化程度的不等分三级。Ⅰ级(高分化腺癌):腺体规则,多数上皮排列密集呈假复层或复层,核分裂象少见;Ⅱ级(中度分化腺癌):腺体不规则,较多腺样结构或小腺体形成,癌细胞分化差,核分裂象易见;Ⅲ级(低分化腺癌):腺体结构少见,癌巢多为实性片块状,细胞异型性明显,核分裂象多见。

腺癌组织中含有鳞状上皮成分为腺棘癌;腺癌组织中含有鳞癌成分为鳞腺癌。此外还有分泌性癌、黏液性腺癌、浆液乳头状腺癌、透明细胞腺癌等。

(二)转移途径

一般情况下,子宫内膜癌生长较缓慢,局限在子宫内膜的时间较长,但也有极少数发展较快者。其转移途径主要是淋巴道转移和直接蔓延,晚期也可有血行转移。

1. 淋巴道转移　子宫底部的癌细胞多转移至腹主动脉旁淋巴结;癌灶在子宫角时可沿圆韧带的淋巴管转移至腹股沟淋巴结;子宫下段及扩散到子宫颈管的癌灶,可转移至子宫旁、髂内外和髂总淋巴结;子宫后壁的癌灶可转移至直肠淋巴结。

2. 直接蔓延　癌细胞向上经子宫角浸润至输卵管;向下浸润至颈管、阴道;向外经肌层浸润至浆膜面而蔓延至输卵管、卵巢,并可广泛种植在腹膜、子宫直肠窝及大网膜等处。

3. 血行转移　晚期患者可经血行转移至肺、肝和骨等处。

第三节　滋养层细胞疾病

妊娠滋养细胞疾病(gestational trophoblastic diseases,GTD)以滋养层细胞异常为特征的一组疾病,包括有葡萄胎、侵蚀性葡萄胎、绒毛膜癌和胎盘部位滋养细胞肿瘤。患者血清和尿液人类绒毛膜促性腺激素(human chorionic gonadotropin,HCG)含量都比正常妊娠要高。患者 HCG 检测可以作为临床诊断、随访观察和疗效评价的辅助指标。

一、葡　萄　胎

葡萄胎(hydatidiform mole)又称水泡状胎块,是胎盘绒毛的一种良性病变,可发生于育龄期的任何年龄,以 20 岁以下和 40 岁以上女性多见。葡萄胎有明显地域性差别,欧美国家比较少见,约 1000 次妊娠中有一次发病,而东南亚地区的发病率比欧美国家高。该病在我国比较常见,23 个省(市)、自治区调查统计表明,发病率为 1/150 次妊娠。

(一)病因和发病机制

葡萄胎的发病原因尚不明确。育龄期末期已经被明确认为是葡萄胎最高发时期;曾有葡萄胎病史的妇女再患葡萄胎的危险性增加,相反,活产和足月妊娠的妇女患病可能性减少。有研究发现妇女饮食中缺乏胡萝卜素或维生素 A,可能较易患葡萄胎。葡萄胎的发病机制尚存争议。

葡萄胎分为完全性葡萄胎(complete hydatidiform mole)和部分性葡萄胎(partial hydatidiform mole)。两者典型的表现为部分或全部绒毛的水肿和滋养细胞的增生。对葡萄胎的核型和遗传学分析表明,90%以上完全性葡萄胎的核型46,XX(少数为46,XY),其可能在受精时,父方的单倍体精子23,X在丢失了所有的母方染色体空卵中自我复制成为纯合子46,XX,两组染色体均来自父方,缺乏母方功能性DNA。其余10%的完全性葡萄胎为空卵在受精时两个精子结合(23,X和23,Y),染色体核型为46,XY。可见完全性葡萄胎均为男性遗传起源,由于缺乏卵细胞的染色体,故胚胎不能发育。部分性葡萄胎的核型绝大多数为69,XXX;69,XXY;69,XYY。由带有母方染色体的正常卵细胞(23,X)和一个没有发生减数分裂的双倍体精子(46,XY)或两个单倍体精子(23,X或23,Y)结合所致,往往可见胚胎的发育(图8-27)。

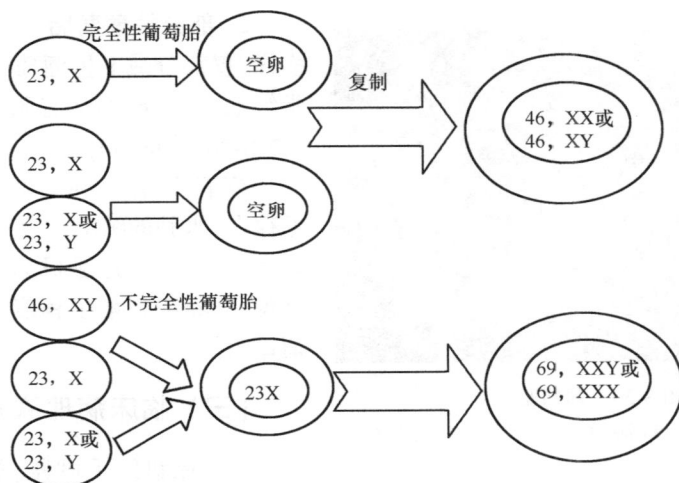

图8-27 葡萄胎发病机制示意图

(二) 病理变化

1. 完全性葡萄胎 肉眼观,病变局限于宫腔内,不侵入肌层。所有胎盘绒毛均肿大和高度水肿,形成透明或半透明的薄壁水泡,小泡大小不一,直径为0.1~1cm,内含清亮液体,有蒂相连,形似葡萄。但无胚胎结构(图8-28,彩图-78)。

镜下观有三个特点:①绒毛因间质高度水肿而增大;②绒毛间质内没有血管,或见少量残留的血管;③滋养细胞有不同程度增生为葡萄胎的最重要的特征。增生的细胞包括合体细胞滋养细胞(syncytiotrophoblast)和细胞滋养细胞(cytotrophoblast),两者以不同比例混合存在,并有轻度的异型性。细胞滋养细胞位于正常绒毛内层,呈立方体或多边形,胞质淡染,核圆居中,染色质较稀疏;合体滋养细胞位于正常绒毛的外层,细胞体积大而不规则,胞质嗜酸呈深红色,多核,核深染而不规则(图8-29,彩图-79)。正常绒毛在妊娠3个月后,滋养细胞仅剩合体滋养细胞,而葡萄胎时这两种细胞都持续存在,并且增生活跃,失去正常排列,呈多层或成片聚集。

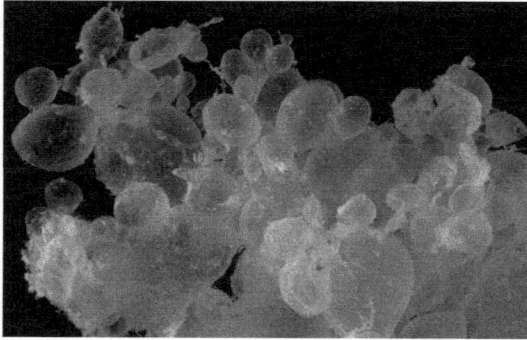

图 8-28 葡萄胎
绒毛高度水肿,有细蒂相连如葡萄状

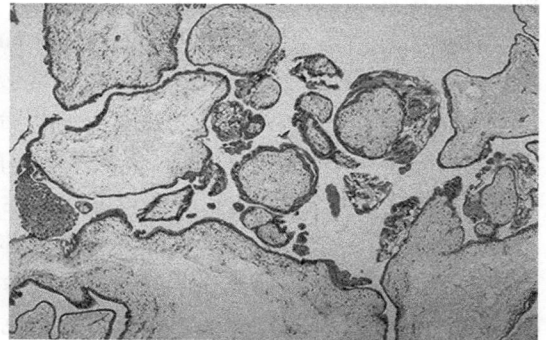

图 8-29 葡萄胎
葡萄胎有粗大无血管的绒毛和增生的滋养层

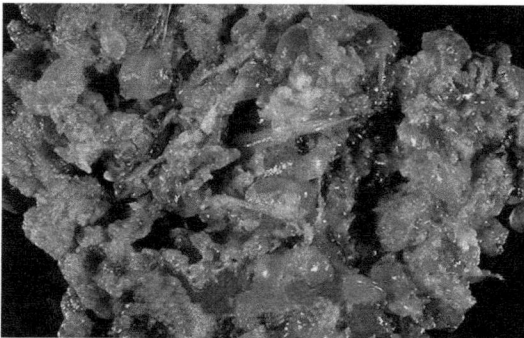

图 8-30 葡萄胎
显示有分散的葡萄状团块,内有正常外观的胎盘组织

2. 部分性葡萄胎 肉眼观,表现多种多样,仅部分绒毛呈葡萄状,仍保留部分正常绒毛,伴有或不伴有胎儿或其附属器官(图 8-30,彩图-80)。

镜下,既有水肿的绒毛又有正常的绒毛存在;水肿的绒毛常有一中心池;绒毛的轮廓很不规则,边缘极为曲折形成地图样外观;滋养细胞增生程度一般轻于完全性葡萄胎。

(三)临床病理联系

由于胎盘绒毛肿胀,故子宫体积明显增大,超出正常妊娠月的子宫大小。胚胎常早期死亡,故子宫虽可大如 5 个月妊娠,但听不到胎心音等。由于滋养层细胞显著增生,胎盘激素分泌显著增多,其中以绒毛膜促性腺激素(human chorionic gonadotropin, HCG)增多意义最大。葡萄胎一经确诊后应立即予以清除,大多数患者经彻底清宫后即可痊愈。10% ~ 15% 可恶变为侵蚀性葡萄胎,约 3% 恶变为绒毛膜癌。部分性葡萄胎的恶变率极低。

二、侵蚀性葡萄胎

侵蚀性葡萄胎(invasive mole)指水泡状绒毛向深部侵入子宫肌层、血管或子宫以外的部位。大多数来自完全性葡萄胎,多在葡萄胎清除后 6 个月内发生。

(一)病理变化

肉眼观,在子宫腔、肌层或邻近的子宫外组织等处,可见多少不等的水泡状物或血块,有时呈紫蓝色结节(图 8-31,彩图-81)。

镜下,肌层内可见绒毛水肿,滋养细胞过度增生及非典型增生的程度不等,常有出血坏死(图 8-32,彩图-82)。

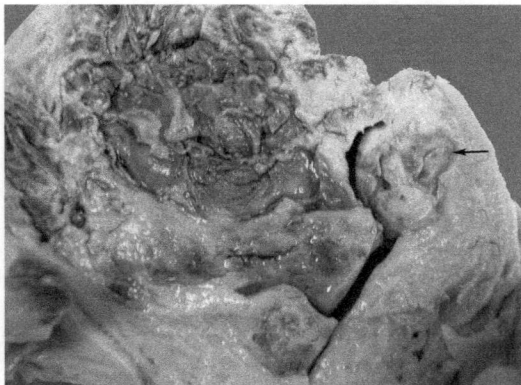

图 8-31 侵蚀性葡萄胎
子宫肌层内可见水泡状物

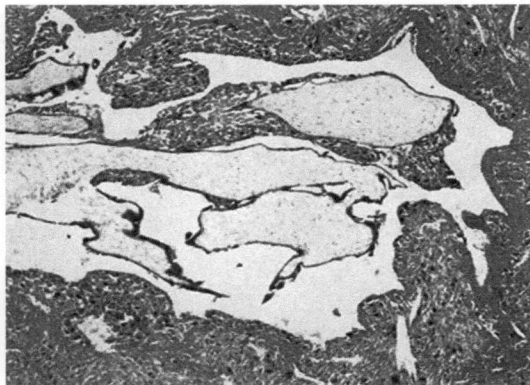

图 8-32 侵蚀性葡萄胎
子宫肌层内可见水肿的绒毛

(二) 临床病理联系

主要为在葡萄胎排出后,血或尿 HCG 水平持续增高;阴道持续或间继不规则流血;半数病例水泡状绒毛随血运转移至远处,主要部位是肺和阴道。胸片示肺内往往有转移灶;有时阴道可出现紫蓝色结节,破溃时可发生反复大出血。近年来由于化学疗法的进展,治疗侵蚀性葡萄胎有很好的疗效,预后较好。

三、绒 毛 膜 癌

绒毛膜癌(choriocarcinoma)简称绒癌,是一种滋养细胞高度恶性肿瘤。约 50% 继发于葡萄胎,25% 继发于自然流产,22.5% 发生于正常分娩后,2.5% 发生于异位妊娠。同葡萄胎一样,亚非地区的发病率明显高于欧美国家。

(一) 病理变化

肉眼观,绒癌呈单个或多个出血性结节,癌结节质软,色暗红或紫蓝色,位于子宫的不同部位。大结节可凸入宫腔,常侵入深肌层,甚至穿透宫壁达浆膜外,常伴有宫颈和阴道局部转移。切面可见肿瘤的中央有明显出血坏死,周边常有存活的癌组织(图 8-33,彩图-83)。

镜下,癌组织由分化不良的细胞滋养细胞和合体细胞滋养细胞两种构成,细胞异型性明显,核分裂象易见。两种细胞混合排列成巢状或条索状,个别癌巢主要由一种细胞组成。细胞滋养细胞核大,空泡状,核仁明显、有时为多个,胞质透明或颗粒状。合体滋养细胞核较小,胞质深伊红色、嗜双色或嗜碱,界限不清。癌组织自身无间质和血管,其生长依靠侵袭宿主血管获取营养,故癌组织和周围正常组织有明显出血坏死,有时癌细胞大多坏死,仅在边缘部查见少数残存的癌细胞。癌细胞亦不形成绒毛和水泡状结构,与侵蚀性葡萄胎明显不同(图 8-34,彩图-84)。

(二) 转移途径

绒癌常发生血道转移,最常见的转移部位为肺,子宫外有转移的绒癌患者中 90% 以上有肺转移;其他部位依次为阴道、脑及肝。转移灶所表现的症状和体征视转移部位而异。

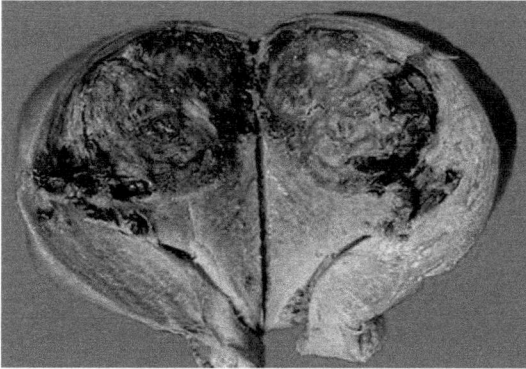

图 8-33 绒毛膜癌
肿瘤的中央有明显出血坏死,同时侵入深肌层

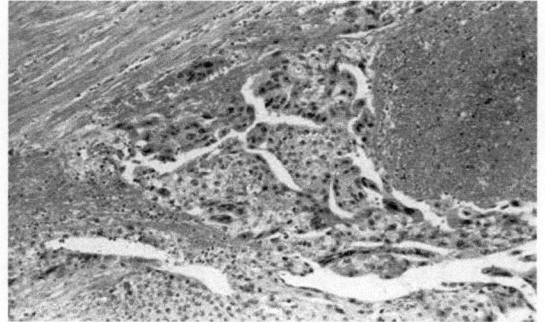

图 8-34 绒毛膜癌
两种癌细胞混合排列成巢状或条索状,无绒毛结构、
无间质、无血管

1. 肺转移 癌肿侵及支气管,多有咳嗽、血痰或反复咯血;阻塞支气管,可形成肺不张;转移灶接近胸膜可出现胸痛及血胸等。

2. 阴道转移 为宫旁静脉逆行性转移所致,转移灶多位于阴道下段前壁,呈紫红色结节突起。

3. 脑转移 常继发于肺转移后,是绒癌致死的主要原因。临床上表现为猝然跌倒、失明、失语、头痛、呕吐、抽搐、偏瘫以至昏迷。病情加重,颅压不断升高,形成脑疝而致死。

4. 肝转移 常同时有肺或阴道转移,是预后不良因素之一。常出现黄疸、肝区疼痛及消化道症状。

(三) 临床病理联系

绒癌最常见的临床表现为葡萄胎流产和妊娠数月甚至数年阴道流血。也有些患者开始出现转移的症状和体征,如有肺转移,可出现咯血、胸痛;脑转移可出现头痛、呕吐、瘫痪及昏迷;肾转移可出现血尿等症状。绒癌是恶性度很高的肿瘤,治疗过去以手术为主,多在1年内死亡。但自应用化疗药物后,患者预后显著改善,即便已发生转移的病例治愈率可达70%,甚至治愈后可正常妊娠。

四、胎盘部位滋养细胞肿瘤

胎盘部位滋养细胞肿瘤(placental site trophoblastic tumor, PSTT)是指来源于胎盘种植部位的一种特殊类型的滋养细胞肿瘤。少见,大多数病例发生于正常妊娠后。其病理形态及生物学行为与其他滋养细胞肿瘤有许多不同。

(一) 病理

肉眼观,具有多样性,子宫通常增大。肿瘤位于肌层内或息肉状突入子宫腔,为棕色、白色或黄色的肿块,质软,切面常见出血和坏死灶(图 8-35,彩图-85)。

镜下,肿瘤主要由中间滋养细胞组成。肿瘤细胞排列呈实性、片状或不规则的条索状。瘤组织中无绒毛结构可见。瘤细胞呈多边形、圆形或梭形,胞质丰富,嗜双色或嗜酸性,边界清楚,大于细胞滋养细胞;多为单核,核深染,核膜不规则。瘤细胞侵入肌束间但不破坏肌细胞。瘤组织中有广泛的纤维素样物质沉积。瘤细胞可从周边向血管腔方向浸润血管壁。

(二) 诊断

PSTT 临床表现及影像学检查无特异性,诊断需要结合辅助检查综合判断,确诊需要病理检查。

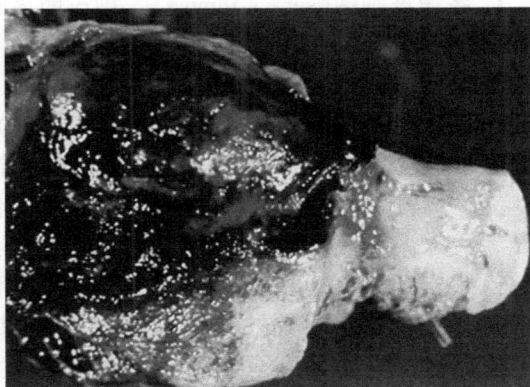

图 8-35　胎盘部位滋养细胞肿瘤
息肉样肿物充满子宫内膜腔,可伴出血

1. 血 HCG 测定　多数阴性或轻度升高。仅 1/3~1/2 患者升高,HCG 水平通常 <3000IU/L。

2. 血 HPL　轻度升高或阴性。

3. 超声检查　B 型超声显示子宫肌壁内低回声区,彩色多普勒超声可见以舒张期成分占优势的低阻抗、血流丰富肿块图像。

4. 病理学检查　诊断性刮宫一般根据刮宫标本即可作出胎盘部位滋养细胞肿瘤的组织学诊断。

(三) 临床病理联系

胎盘部位滋养细胞肿瘤虽然在局部呈浸润性生长,但一般较局限,临床表现多为良性。对化疗不够敏感,如扩散至子宫以外,预后较差。

第四节　卵巢肿瘤

卵巢肿瘤是女性生殖器官的常见肿瘤。可发于任何年龄,多见于 20~50 岁。近 20 年来发病率明显增加。由于卵巢肿瘤初期生长部位深在,缺乏早期症状,故早期诊断困难。约半数以上的恶性肿瘤,发现时就为晚期,因此存活率在妇科的恶性肿瘤中较低。

一、分类及病理

由于卵巢组织复杂,可发生多种肿瘤,是全身器官中肿瘤类型最多的部位。分类方法很多,现普遍以肿瘤的组织发生为分类的基础。常见以下几种类型:①卵巢表面上皮-间质肿瘤;②卵巢性索-间质肿瘤;③卵巢生殖细胞肿瘤。

(一) 卵巢表面上皮-间质肿瘤

卵巢表面上皮-间质肿瘤来自卵巢表面上皮和其下方的卵巢间质。最常见的卵巢肿瘤,占卵巢全部肿瘤的一半以上。良性多发生于生育期妇女,恶性多见于 50 岁以上的老年妇女。表面上皮-间质肿瘤类型有浆液性肿瘤、黏液性肿瘤、子宫内膜样肿瘤、透明细胞肿瘤及移行细胞肿瘤等,这类肿瘤的性质可分为良性、交界性及恶性。这里主要介绍浆液性肿瘤和黏液性肿瘤。

1. 浆液性肿瘤（serous tumors）　约占卵巢肿瘤的 25%，占卵巢良性肿瘤的 27%。绝大多数发生于成年人。多单侧发生，双侧性约为 30% 左右且多为老年妇女。其良性肿瘤、交界性肿瘤及恶性肿瘤的比例分别为 50%～70%、10%～15%、25%～30%。

（1）良性浆液性肿瘤（benign serous tumors）：浆液性肿瘤中最常见的一种。包括浆液性囊腺瘤、乳头状囊性瘤、表面乳头状瘤、腺纤维瘤及囊腺纤维瘤。

肉眼观，肿瘤多为圆形或卵圆形囊性肿块，体积大小不一，直径 1～30cm。表面光滑，囊内充满稀薄、清亮的浆液，多为单房性，少数可为多房性。囊内壁光滑为单纯性浆液性囊腺瘤；有稀疏或密集的乳头状突起，称为乳头状浆液性囊腺瘤；表面乳头状瘤可见卵巢表面大小不等的疣状赘生物；腺纤维瘤为实性，局部海绵状，由小的含无色液体的囊腔构成；囊腺纤维瘤呈囊实性，纤维成分越多，质地越硬（图 8-36，彩图-86）。

镜下，囊壁、腺腔、乳头表面衬覆单层或假复层上皮，呈单层低立方状、柱状、纤毛柱状或钉状，核多位于中央，染色质纤细，无病理性核分裂象（图 8-37，彩图-87）。囊内乳头粗细不等，多属一、二级分支的宽阔乳头，乳头中心纤维间质丰富，有时在囊壁和乳头间质内可见圆形钙化小体（砂粒体）。

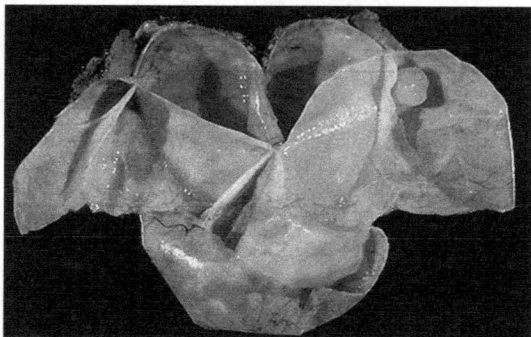

图 8-36　卵巢浆液性囊腺瘤
可见多个囊腔，腔内含有浆液，内壁较薄，光滑

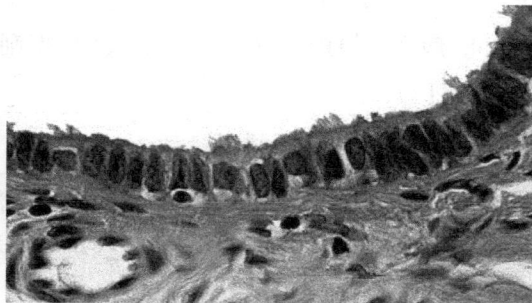

图 8-37　卵巢浆液性囊腺瘤
腺腔表面衬覆单层或假复层上皮，柱状或纤毛柱状

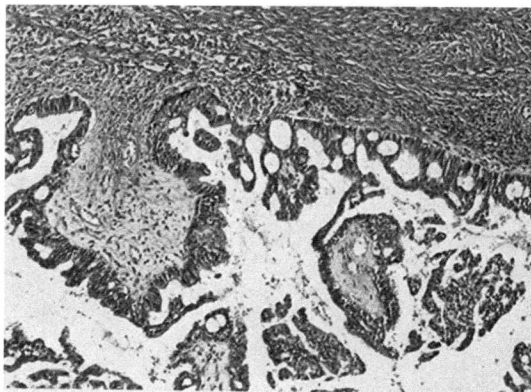

图 8-38　交界性浆液性囊腺瘤
瘤细胞增生，乳头分支增多，无间质浸润

（2）交界性浆液性肿瘤（borderline serous tumors）：约占浆液性肿瘤的 10%，双侧发生率为 25%～50%。其形态结构介于良、恶性浆液性肿瘤之间，属低度恶性，预后比浸润癌为好。包括浆液性交界性囊腺瘤、表面浆液性交界性乳头状瘤、浆液性交界性腺纤维瘤及囊腺纤维瘤。

肉眼观，肿瘤多呈囊性或囊实性，大小不等，直径在 2～25cm。囊内有数量不一、大小不等的乳头状赘生物或结节，内壁粗糙、细颗粒状、天鹅绒状或小泡状。乳头有一定的韧性，一般不发生出血、坏死。约有 48% 的肿瘤可以出现卵巢表面外生性的乳头。

　　镜下,主要表现为增生上皮多为 2~3 层,呈乳头状或筛孔状或微乳头状突起,结构趋于复杂:游离的细胞簇;轻、中度异型性;核分裂象较少;无间质浸润(图 8-38,彩图-88)。

　　(3) 恶性浆液性肿瘤(malignant serous tumors):卵巢最常见的恶性肿瘤,患者约半数为双侧性,以 45~65 岁妇女为最多。包括有浆液性囊腺癌、表面乳头状腺癌、腺癌纤维瘤。

　　肉眼观,肿瘤大小不等,半数病例直径可超过 15cm。浆液性囊腺癌分化较好者,多数为囊性,实性成分少。囊内多含混浊血性液体,部分或大部囊内或囊外有乳头状突起,乳头状物多为实性菜花状,分支细、脆、易脱落,可侵犯包膜并有出血、坏死。浆液性囊腺癌分化低的,以实性区为主,多结节状,切面灰白、质脆,常伴出血坏死。腹膜往往有种植性瘤结节(图 8-39,彩图-89)。

　　镜下,浆液性腺癌的组织学差异很大。分化好的肿瘤以乳头状和腺管状结构为主,腺管通常呈裂隙状或不规则形。乳头为多级不规则分支状,表面乳头纤细、密集、反复分支,乳头间质极少或不见。癌细胞增生多呈 3 层以上,具有明显异型性,核分裂象常见。包膜和间质均有浸润,有数量不等的砂粒体(图 8-40,彩图-90),常见交界性病变。分化差的肿瘤大部分呈实性,癌细胞片状,乳头结构减少或消失,间质被癌巢不规则分割。出现异型明显的瘤巨细胞,并可见较多的病理性核分裂象。没有交界性病变。

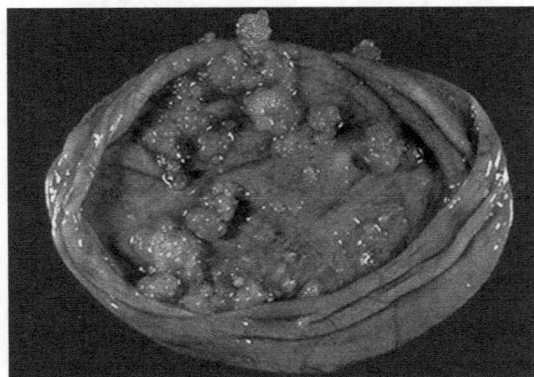

图 8-39　卵巢浆液性囊腺癌
囊内多含混浊血性液体,部分或大部囊内或囊外有乳头
状物多为实性菜花状

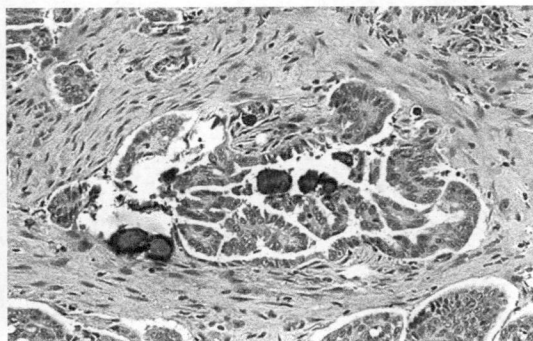

图 8-40　卵巢浆液性囊腺癌
可见砂粒体

　　根据乳头状结构的形成、细胞分化及核分裂象等可将浆液性癌分为三级:① I 级(高分化),多数有乳头结构,纤维间质明显,被覆细胞增生超过 4 层。细胞有异型性,多数在乳头或间质内可见砂粒体。② II 级(中分化),乳头结构不规则,纤维间质很少,部分区域为腺管状、筛状或实性片状排列。细胞异型性大,核分裂象多,可见砂粒体。③ III 级(低分化),乳头结构消失,瘤细胞呈实心片块或条索状,偶尔形成腺样结构。瘤细胞有明显异型性,核分裂象极多,可见瘤巨细胞和坏死灶。间质极少,砂粒体很少见。

　　2. 黏液性肿瘤(mucinous tumors)　由部分或全部含有细胞内黏液的肿瘤细胞组成的一类肿瘤。卵巢常见肿瘤,约占全部卵巢肿瘤的 15%~20%,好发年龄为 30~60 岁。其良性肿瘤、交界性肿瘤及恶性肿瘤的比例分别为 75%~85%、5%~15%、5%~15%。

　　(1) 良性黏液性肿瘤(benign mucinous tumors):占卵巢良性肿瘤的 20%~25%,好发于 20~50 岁,也见于 20 岁以下女性。单侧多见,双侧约 5%。包括黏液性囊腺瘤、黏液性腺纤维瘤及黏液性囊腺纤维瘤。

肉眼观,肿瘤体积较大,囊性肿块大小不一,一般直径为 15～30cm。圆或卵圆形,表面光滑,可为单房或多房,囊内含半透明胶冻状黏液,有时为清亮水样液体(图 8-41,彩图-91)。囊内壁光滑,很少有乳头。腺纤维瘤多呈分叶状、乳头状,以纤维实性成分为主。如若腺纤维瘤位于囊肿内,则为囊性腺纤维瘤。

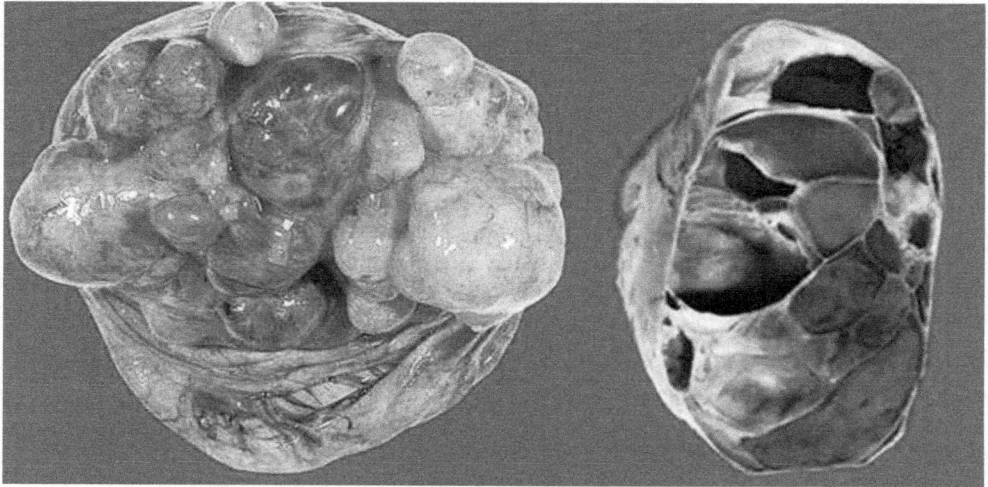

图 8-41 黏液性囊腺瘤

肿瘤为圆形或卵圆形,表面光滑,可为单房或多房,囊内含半透明胶冻状黏液

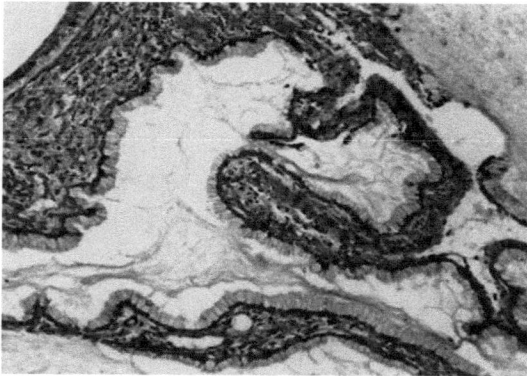

图 8-42 黏液性囊腺瘤

瘤细胞单层排列,胞质含清亮黏液,核扁平位于基底部,大小形状比较一致

镜下,囊腔和腺体内衬柱状黏液上皮,瘤细胞单层排列,胞质含清亮黏液,核扁平位于基底部,大小形状比较一致,染色质纤细,无明显核仁,亦无核分裂象。腺腔大小不等或凹陷成隧道样、葡萄状分支腺,间质成分多少不等(图 8-42,彩图-92)。

(2)交界性黏液性肿瘤(borderline mucinous tumors):潜在低度恶性的肿瘤,占卵巢黏液性肿瘤的 5%～15%,患病年龄为 9～70 岁,为双侧。根据被覆上皮的类型分为肠型(85%～90%)和宫颈内膜型两种。

肉眼观,肠型肿瘤体积较大,多数为15～20cm,单侧多见。包膜光滑,囊内容物稀薄或黏稠,多房性,50% 的肿瘤囊内壁有绒毛状或分枝状乳头突起,部分区域囊壁增厚,囊腔细小蜂窝状,但无实性区。宫颈内膜型肿瘤平均直径 7～8cm,多为单房。表现为多结节或单结节囊性肿块,囊腔较小。其大体结构与交界性浆液性肿瘤类似。

镜下,肠型的肿瘤由大小不等的囊和腺体组成,被覆的上皮为复层增生的肠型黏液上皮,上皮呈簇状、绒毛腺样或腺内乳头状生长,细胞核常为轻度、中度的异型。无间质浸润或伴有微浸润。宫颈内膜型更多的类似于浆液性交界性肿瘤,主要由宫颈型黏液上皮及浆液型上皮混合组成,常常混有少量其他的细胞类型。

（3）恶性黏液性肿瘤（malignant mucinous tumors）：较少见,约占卵巢恶性肿瘤的10%左右。发病年龄多在40~60岁,10%~20%病例为双侧。可以开始就为恶性的,也可以恶变而来。包括黏液腺癌、腺癌纤维瘤。

肉眼观,肿瘤体积较大,直径10~50cm,圆形或分叶状,表面灰白,囊性或囊实性,多房多见。囊腔大小不等,囊壁较厚,内有结节或乳头状突起,部分区域为实性。腔内多为血性胶冻样黏液。肿瘤可穿破包膜与周围组织器官粘连。

镜下,肿瘤由结构复杂的腺体和大小不等的囊腔构成,腺体排列紧密,可见背靠背、共壁和筛状结构,间质稀少或消失;瘤细胞排列层次增多,极性紊乱,形成小的实性片状;细胞异型性明显,核分裂象多见;间质浸润明显,浸润灶超过微浸润的上限（图8-43,彩图-93）。

（二）卵巢性索-间质肿瘤

卵巢性索-间质肿瘤（sex cord -sromal tumors of the ovary）是一组分化程度不等的粒层细胞、卵泡膜细胞、支持细胞、间质细胞、纤维细胞及其各种黄素化细胞等性腺间质成分单一或混合构成的肿瘤。卵巢胚胎发育的复杂性决定了卵巢性索-间质肿瘤往往有多向分化性。由于卵巢性索-间质细胞具有分泌类固醇激素的功能,所以性索-间质肿瘤又被称为卵巢功能性肿瘤。但其内分泌特性复杂多样,形态与功能也不完全一致,患者可表现出雌激素或

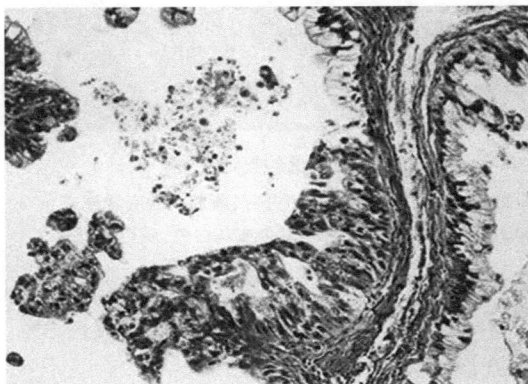

图8-43　黏液性囊腺癌
腺体结构复杂,肿瘤细胞增生,出现明显的核分裂

雄激素分泌紊乱的症状。卵巢性索-间质肿瘤约占全部卵巢肿瘤的5%~10%,其中多数是粒层细胞瘤和卵泡膜-纤维瘤组肿瘤。此外还有硬化性间质瘤、伴少量性索成分的间质瘤、印戒细胞间质瘤、支持-间质细胞瘤、支持细胞瘤等。

1. 粒层细胞瘤（granulosa cell tumor）　是以具有粒层细胞及黄素化粒层细胞形态特点的瘤细胞为重要成分的肿瘤。占卵巢肿瘤的1%~9%,好发年龄为45~55岁,少数也可发生于青春期前或幼女。粒层细胞瘤可分为成年型和幼年型两种。

（1）成年型粒层细胞瘤（adult granulosa cell tumor）：占所有粒层细胞瘤的95%以上。95%发生于性成熟后,一半以上在绝经后。多数患者以性激素分泌紊乱为首发症状,其中约3/4表现为雌激素分泌异常增多。

肉眼观,90%以上的患者为单侧发生,双侧者预后差。肿瘤呈圆形、卵圆形或分叶状,表面光滑,常有完整的包膜。大小不等,平均13cm左右。切面多为囊性或实性或二者并存,囊腔内含有浆液或陈旧性出血,肿瘤实性区呈黄色或灰白色,质可硬可软,色泽与质地取决于有无脂质细胞及脂质细胞和间质胶原纤维成分的多少。多可见出血和坏死（图8-44,彩图-94）。

镜下,瘤细胞多呈小圆形或多角形,胞质少。核圆、椭圆或梭形,核膜清楚,常可见纵沟,核染色质致密团块状或疏松空泡状,可见1~2个较小核仁,核分裂象较少见（图8-45,彩图-95）。根据分化程度的不同,瘤组织有不同的排列方式。高分化粒层细胞瘤表现为微滤

泡和大滤泡结构;中分化粒层细胞瘤表现以粱索和岛状结构为主;低分化粒层细胞瘤表现为绶带状和弥漫性结构。成年型粒层细胞瘤不论形态表现如何,均应被视为低度恶性肿瘤。

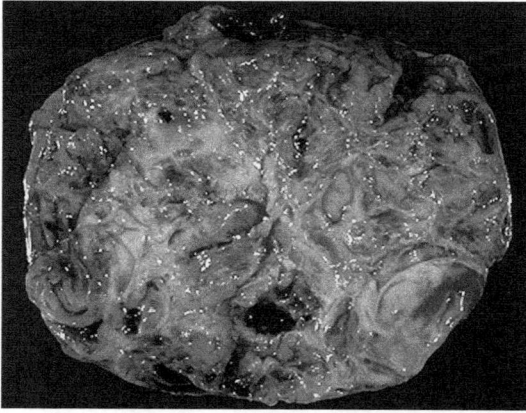

图 8-44　卵巢粒层细胞瘤
切面多为囊性或实性或二者并存,囊腔内含有浆液或陈旧性出血,肿瘤实性区呈黄色或灰白色,质可硬可软

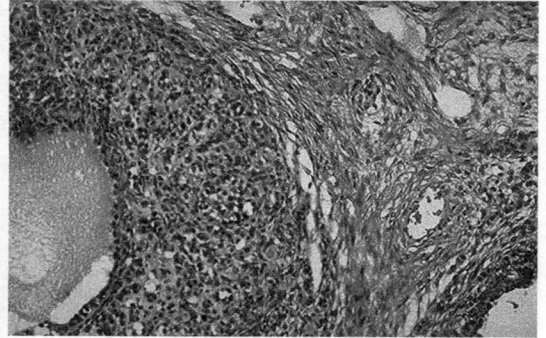

图 8-45　卵巢粒层细胞瘤
颗粒细胞瘤趋向于形成类似于原始的滤泡的结构

(2) 幼年型粒层细胞瘤(juvenile granulosa cell tumor):较少见,占所有粒层细胞瘤的 5% ,87% 发生于 20 岁之前,30 岁以上仅占 3%。80% 以上的青春期前患者出现同性假性早熟而就诊。

肉眼观,幼年型粒层细胞瘤表现与成年型粒层细胞瘤基本相同,出血坏死更明显。

镜下,肿瘤以均一实性区为主,伴明显的滤泡样结构。实性区一般瘤细胞弥漫成片,无定向排列,有的区域有数量不等的卵泡膜细胞成分将实性区分隔成结节状。滤泡不甚规则,但一般为中等大小,圆形或卵圆形,腔内含嗜酸和(或)嗜碱性液体或无液体。瘤细胞体积均匀一致,胞质丰富,嗜酸或透明,核圆形,染色深,核沟罕见。核分裂象较成年型多见。粒层细胞和卵泡膜细胞均常出现显著黄素化。

2. 卵泡膜-纤维肿瘤类　肿瘤为自纤维瘤至明显卵泡膜瘤分化的一个组织学谱系,包括卵泡膜瘤、纤维瘤、富于细胞的纤维瘤、纤维肉瘤、硬化性间质瘤、伴少量性索成分的间质瘤等。

(1) 卵泡膜瘤(thecoma):瘤细胞与卵泡膜细胞及其黄素化细胞相似的间质肿瘤。比粒层细胞瘤少见,其发病率仅为粒层细胞瘤的 1/3,占所有卵巢肿瘤的 0.5% ~ 1%。发病年龄较晚,多数为绝经后妇女。

肉眼观,绝大多数为单侧,大小不等,平均直径 8cm。与残留的卵巢组织界限清楚,但无包膜,质硬。切面实性,灰白、淡黄色。瘤组织因含脂质而呈浅黄色,间有灰白色纤维组织分隔,可见灶性或弥漫性水肿。

镜下,根据形态特点的不同分为典型卵泡膜瘤(typical thecoma)和黄素化卵泡膜瘤(luteinized thecoma)。①典型卵泡膜瘤:瘤细胞大小一致,胖梭形或卵圆形,胞质丰富,嗜伊红或空泡状,界限不清。核小,卵圆形或圆形,无核沟,核分裂象罕见。瘤细胞由产生胶原的梭形成纤维细胞分隔,可见玻璃样变性。间质水肿或黏液样变常比较明显。②黄素化卵泡膜瘤:在典型卵泡膜瘤背景上出现巢状或散在的大而嗜酸性的载脂黄素化细胞。

（2）纤维瘤（fibroma）：由产生大量胶原的梭形细胞构成的肿瘤，是性索间质肿瘤中较常见的一类。90%的患者30岁以上，其中50~60岁多见。双侧发生率为4%~8%。

肉眼观，肿瘤大小不等，约1/3纤维瘤直径<3cm，但也有不少直径可超过15cm的。较大的肿瘤表面光滑或结节状凸起，质地硬韧。切面灰白色，漩涡状常伴有囊性变。较小的肿瘤可呈息肉状突出卵巢表面或在卵巢内成为界限不清楚的结节（图8-46，彩图-96）。

镜下，肿瘤由成纤维细胞和纤维细胞构成，呈羽毛状、编织状或漩涡状排列。瘤细胞小，呈长梭形，胞质内可含有少量脂质。核为梭形，核分裂象罕见。间质胶原纤维丰富，玻璃样变性、间质水肿。纤维瘤中可出现散在的分化程度不等的粒层细胞巢或不成熟支持细胞围成的不完整的小管结构。

（3）纤维-卵泡膜瘤（thecofibroma）：是一类良性肿瘤。肉眼所见与纤维瘤无法区别；镜下形态介于卵泡膜瘤和纤维瘤之间。

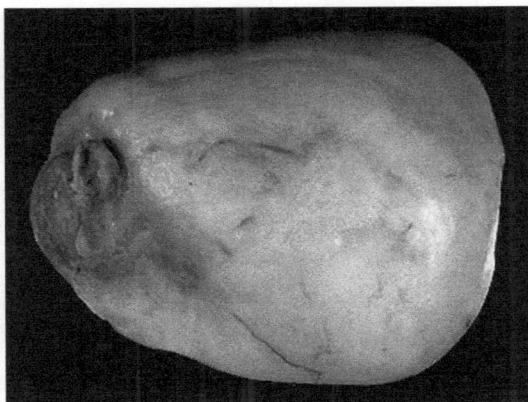

图 8-46　卵巢纤维瘤
肿瘤表面光滑或结节状凸起，质地硬韧

（三）卵巢生殖细胞肿瘤

卵巢生殖细胞肿瘤是来源于胚胎性腺的原始生殖细胞而具有不同的组织学特征的一组肿瘤。占卵巢肿瘤的20%~40%，儿童期和青春期的卵巢肿瘤60%~90%属于此类。成人的卵巢生殖细胞肿瘤，绝大多数为良性，95%是成熟囊性畸胎瘤。卵巢生殖细胞肿瘤包括无性细胞瘤、卵黄囊瘤、胚胎癌、多胚瘤、非妊娠性绒癌、畸胎瘤、混合性生殖细胞肿瘤等。我们主要介绍以下几种类型。

1. 畸胎瘤（teratomas）

（1）成熟畸胎瘤（mature teratoma）：由成熟组织构成，不含胚胎型成分，肿瘤几乎均为双倍体、正常46,XX核型。依据肉眼形态特点分为实性与囊性畸胎瘤。

1）成熟实性畸胎瘤（mature solid teratoma）：在卵巢实性畸胎瘤中占10%，肿瘤完全由成熟的三胚层组织构成。大多数实性畸胎瘤为未成熟性。主要见于10~20岁的儿童与年轻人，单侧多见。

肉眼观，瘤体较大，分叶状或球形，切面实性、灰红或灰白色，可有蜂窝状囊腔，含有脑样、软骨样和骨样组织。

镜下，肿瘤由三胚层分化成熟的组织组成，无原始神经上皮成分。

2）成熟囊性畸胎瘤（mature cystic teratoma）：由成熟的两或三胚层组织构成。占卵巢全部肿瘤的27%~44%，卵巢畸胎瘤的93%。多发于育龄期妇女，平均30多岁。双侧发生者占8%~15%。

肉眼观，肿瘤多为囊性，中等大小，一般10cm左右。圆形或卵圆形，表面光滑，软硬不一，按压时有凹陷。切面单房或多房，内含黄色油脂、皮脂、黏液、浆液、脱落的角化物及毛发等。典型囊壁内侧常有一个或数个突起的结节称"头结"或Rokitansky突起，余者囊壁厚薄不等。肿瘤中不规则的骨与牙齿不少见，还可能辨认出消化管、软骨、脑组织、甲状腺等多种组织结构混杂（图8-47，彩图-97）。

镜下,可见到三胚层分化的各种类型的成熟组织,杂乱排列,常常有器官样分化。其中以皮肤、皮脂腺、汗腺、毛囊及脂肪最多见;其次为软骨、神经胶质、神经细胞、骨及呼吸上皮和消化管黏膜与周围的平滑肌;其他如甲状腺、胃肠上皮及牙等较少见。罕见的组织有视网膜、胰腺、胸腺、垂体、肾、乳腺等。有时,肿瘤中的一些成分可明显增生或合并良性肿瘤(图 8-48,彩图-98)。

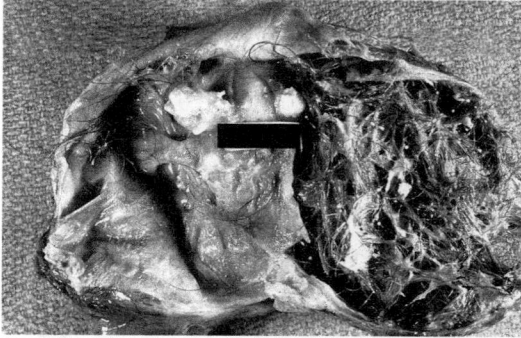

图 8-47　囊性畸胎瘤
瘤体内可见牙齿、毛发等

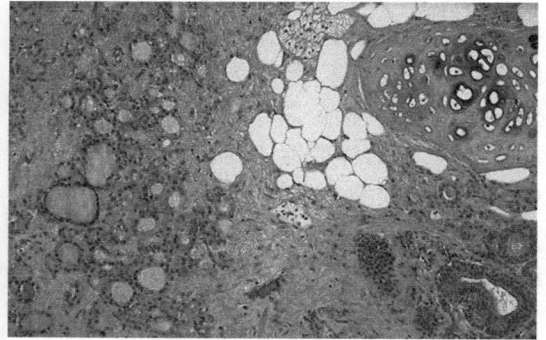

图 8-48　畸胎瘤
镜下可见软骨、脂肪组织、肠腺、甲状腺组织

(2) 未成熟畸胎瘤(immature teratoma):恶性的生殖细胞肿瘤,其中含有数量不等的不成熟的、胚胎型组织;除了不成熟的成分,未成熟畸胎瘤中通常都有各种成熟的组织。在畸胎瘤中的比例<3%,占恶性生殖细胞肿瘤的 20%。约 10%的未成熟畸胎瘤患者对侧卵巢有成熟畸胎瘤。大多发生于 20 岁以前,30 岁以上不足 10%。

肉眼观,肿瘤多为单侧性,体积一般较大,平均直径 18.5cm,球形或结节状,约 1/3 肿瘤穿透包膜,浸润周围组织器官或粘连。切面多为实性,夹杂有单个或多个大小不等的囊性部分。实性部分常为杂色,灰白、棕色或黄色,质地软硬不一,常有出血坏死。微囊通常<1cm,内含黏液、浆液、血性液体或皮脂、脂肪与毛发,有 25%的病例可见到皮样囊肿的成分。

镜下,可见由三胚层分化而来的未成熟和成熟组织混合组成。最重要的未成熟胚胎组织是神经外胚层菊形团或原始神经管,其他源自内、中、外三胚层的未成熟或欠成熟组织也常见到,数量与分化程度都有很大变异。

神经外胚层菊形团或原始神经管,细胞核深染,异型性明显。可全部由拥挤复层的嗜碱性梭形细胞组成,极向消失,大量核分裂象;可形成清楚的管腔,内衬长核的高柱状细胞;色素沉着性神经上皮常见。不成熟的神经胶质细胞伴细胞异型性与核分裂活跃。未成熟的间叶,可呈疏松黏液样,核分裂活跃,似袖套状围绕在内胚层结构的周围;或广泛分布的结缔组织,有灶性分化为不成熟的软骨、脂肪与骨样组织。不成熟的内胚层结构不常见。

一般说,肿瘤组织中未成熟组织及胚胎性组织含量与临床恶性程度有关。根据未成熟组织的含量多少,可将未成熟畸胎瘤分 3 级:1 级,主要为成熟组织,有少量未成熟组织,没有神经上皮或每一切片中神经上皮不超过一个低倍视野(40×);2 级,有较多未成熟组织,每一切片中所含神经上皮不超过 1~3 个低倍视野(40×);3 级,未成熟组织量多,每一切片中神经上皮超过 3 个低倍视野(40×)。未成熟畸胎瘤的预后与病理分级、临床分期密切相关。复发及转移者多为 2 或 3 级。

2. 无性细胞瘤(dysgerminoma) 单一增生的原始生殖细胞肿瘤,含有数量不等的淋巴细胞及吞噬细胞。占卵巢生殖细胞肿瘤的 1%,在原始的恶性生殖细胞肿瘤中约占 50%。患病年龄大多在 10~30 岁。患者多数为发育正常的女性。无性细胞瘤一般无内分泌症状,少数伴发内分泌改变。单侧发生占 80%,右侧居多。

肉眼观,肿瘤为圆形、卵圆形或分叶状,表面光滑,可见纤维性包膜和明显的血管走行。瘤体大小差异较大,最大可达 5kg,平均直径 15cm。切面多为实性,典型者有肉质感,奶油色、灰白或棕黄色,少数伴有灶状出血、坏死与囊性变(图 8-49,彩图-99)。

镜下,肿瘤由大而一致的圆形或多边形细胞构成,直径 15~25μm。瘤细胞聚集成大小不等的细胞巢状或索状或片状,周围有纤维组织间隔;少见瘤细胞被纤维组织分割成假性实心或空心的小管、腺样结构或滤泡状腔隙。肿瘤由多数不等的纤维结缔组织间质,疏松水肿或透明变性。散在淋巴细胞等炎细胞浸润,主要为 T 淋巴细胞,并可有组织细胞、嗜酸性粒细胞与浆细胞。20% 的肿瘤间质中可见淋巴细胞似袖套状围绕组织细胞。5%~10% 的肿瘤有 HCG 标记阳性的合体细胞分化,常位于

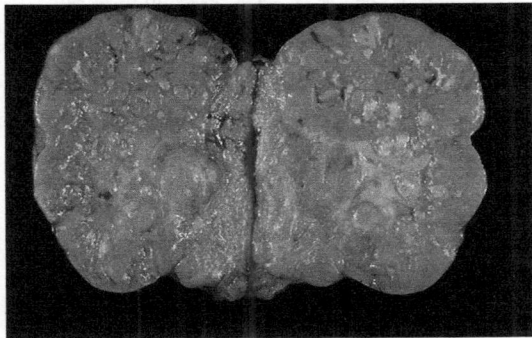

图 8-49 无性细胞瘤
肿瘤为圆形、卵圆形,表面光滑,切面多为实性,有肉质感,
奶油色、灰白或棕黄色

血窦样结构的周围,易出血,患者血 HCG 升高,但不伴有细胞滋养层细胞成分。无性细胞瘤还可伴有畸胎瘤、卵黄囊瘤、胚胎癌或绒癌等其他生殖细胞肿瘤。

3. 卵黄囊瘤(yolk sac tumor) 又称内胚窦瘤(endodermal sinus tumor),来源于原始生殖细胞或多潜能;卵黄囊瘤胚胎细胞向胚外的中、内胚层衍化为卵黄囊瘤内的各种成分。原始恶性生殖细胞肿瘤中约占 20%。卵黄囊瘤常与胚胎癌或无性细胞瘤伴发,也可伴发其他类型的生殖细胞肿瘤。患者以年轻女性与幼儿为主,通常为 20~30 岁。此瘤几乎全部为单侧发生,右侧多见,双侧一般为转移。

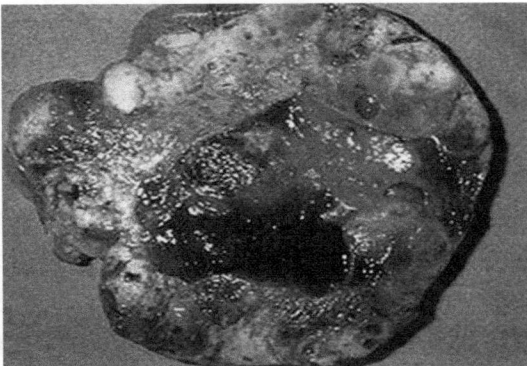

图 8-50 卵黄囊瘤
表面光滑,常呈圆形或卵圆形,切面囊实性,灰黄色,常灶性
出血坏死

肉眼观,肿瘤较大,直径 3~35cm,平均 15cm。表面光滑,有明显的包膜,常呈圆形或卵圆形。切面囊实性,灰黄色,质软而糟,常灶性出血坏死。囊腔大小不一,内含有稀薄液体、黏液样物质或血性液体。15% 的病例发现有其他生殖细胞肿瘤成分,尤其是毛发、皮脂等皮样囊肿的成分(图 8-50,彩图-100)。

镜下,肿瘤多种组织学形态往往混合存在,也可以一种或两种为主。瘤细胞由中量淡染或透明的胞质,核深染或为泡状,核仁明显,核分裂活跃,有不同程度的细胞异型性。常见有微囊、网状、腺泡-腺管、

S-D(schiller-duval)小体、乳头状、巨囊等形态特点,尤以 S-D 小体、透明小体与基膜样物质具有特征性。

微囊或网状是卵黄囊瘤最常见的结构。瘤细胞在疏松的黏液样基质中排列成微囊、筛状或迷宫样的裂隙,被覆原始上皮细胞,囊腔内衬由立方变为扁平上皮。网状区有时可见髓外红细胞生成。S-D 小体,见于 13% ~20% 的卵黄囊瘤,为独特的形态之一。表现为单一的圆形或长条状乳头,突入窦状腔隙中,乳头中央为纤维组织与毛细血管轴,表面被覆放射状排列的立方或矮柱状原始上皮细胞,周围包囊上皮扁平,似幼稚的肾小球(图 8-51,彩图-101)。不典型的 S-D 小体,仅见乳头结构和纤维血管轴。透明小体与基膜样物质均强嗜酸性,PAS 染色阳性,见于绝大多数卵黄囊瘤。透明小体(又称嗜酸性小体)为大小不一的圆形小体,位于瘤细胞胞质内或间质;也可见于其他卵巢肿瘤。基膜样物质为细胞外粗糙的不规则条索、团块或无定形的絮状物,散在分布在肿瘤中,其来源与透明小体相同。肿瘤的其他形态常以杂乱的形式与微囊或网状形态相混,少数以某一形态为主。

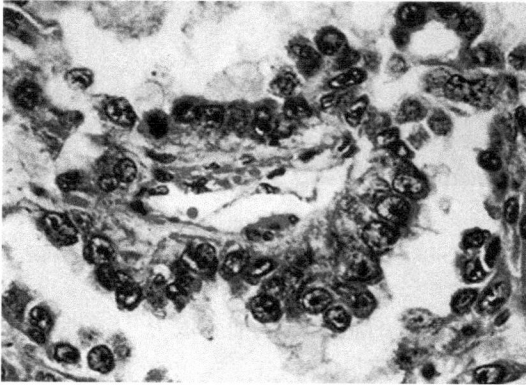

图 8-51 卵黄囊瘤
疏松网状结构,圆形乳头状突起,中心为毛细血管,为
Schiller-Duval 小体

不太常见的特殊组织学形态突出时,归为卵黄囊瘤的变异类型,诊断时要求该成分在整个肿瘤中的比例>50%。

4. 胚胎癌(embryonal carcinoma) 来自具有向胚外或胚内结构分化潜能的原始生殖细胞。在卵巢原始生殖细胞肿瘤中最多 1% ~3%。通常发生于儿童和年轻妇女,多数 4~28 岁。

肉眼观,肿瘤体积较大,中位直径 17cm,结节状,单侧性。质软,切面多彩性,灰白、棕红、灰黄色,伴有出血与坏死。实性为主,伴小囊腔形成,腔内黏液样物。

镜下,主要由原始上皮样细胞组成,排列成实性片块、杂乱的裂隙状或乳头状,片块中常有坏死,裂隙状趋向上皮分化。瘤细胞中等或较大,异型性明显,似胎盘细胞,胞质嗜双色性;核圆形、泡状或深染,核膜不规则,一个或多个大核仁;核分裂象多见。合体滋养层细胞样的巨细胞很容易见到,位于肿瘤上皮巢附近或间质中,还可见嗜酸性小体。间质成分常水肿,局灶性纤维化,乃至呈假肉瘤性反应等。

(四) 卵巢的转移性肿瘤

无论原发肿瘤在何处,卵巢是女性生殖系统中转移性肿瘤最好发的器官。癌症引起死亡的病例中,肉眼所见有卵巢转移证据的约 6%,另外有 6% 通过组织学证实。卵巢的转移性肿瘤有的经淋巴道转移,有的经血道转移,有的种植性转移,转移性肿瘤来自胃肠道、乳腺和子宫的最多,约占所有病例的 90%。有卵巢转移的患者预后差,5 年总生存率约为 20%。

卵巢的转移性肿瘤的特点主要有:双侧卵巢受累;多结节状生长;卵巢表面种植;小腺体、小管或单个细胞不规则浸润间质;卵巢门受累;广泛的淋巴管侵犯(图 8-52,彩图-102)。

二、转移途径

卵巢癌是较易扩散转移的肿瘤,因早期不易发现,一般确诊时大部分已到了晚期。尸检发现卵巢癌的病例 2/3 左右有腹水,约 88% 有腹腔播散。一般来说,卵巢癌扩散转移途径有局部直接蔓延、腹腔种植性转移、淋巴道转移与血道转移等途径,其中以腹腔种植性转移和淋巴道转移最为重要和常见。

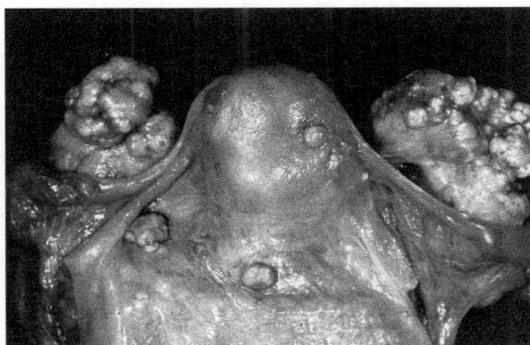

图 8-52　卵巢的转移性肿瘤
腺癌种植在子宫和卵巢表面

(一) 局部直接蔓延及腹腔种植性转移

卵巢癌穿破卵巢包膜或外生型癌细胞脱落,使之散落在盆腔内。最常见受累部位为输卵管、子宫、膀胱、直肠、乙状结肠及其他盆腔腹膜等。盆腔腹膜是卵巢癌最常种植的部位,其中子宫直肠陷凹最为多见,肝表面、膈肌下、肠系膜表面、肠壁、大网膜及各壁腹膜等亦可有转移灶。

(二) 淋巴道转移

淋巴道转移也是卵巢癌的重要扩散转移途径之一。75%~87%的病例有淋巴道转移,其中盆腔淋巴结 58%~80%,腹膜后和肠系膜淋巴结将近 80%,胸腔淋巴结 33%~50%,颈部、锁骨上、腋窝和(或)腹股沟淋巴结 26%~48%有转移。

(三) 血道转移

血道转移不常见,明确的血道转移的证据如骨转移仅为 4%~14%。一般卵巢癌细胞直接进入血管,随血流到达远处器官而形成转移。另一途径则是癌细胞先进入淋巴管形成淋巴转移,然后再进入血液循环形成血道转移。

第五节　乳腺疾病

乳腺结构和各部位主要病变如图 8-53(彩图-103)。

一、乳腺增生性病变

(一) 乳腺纤维囊性变

乳腺纤维囊性变(fibrocystic changes)是最常见的乳腺疾患,多发于 25~45 岁之间的女性,绝经前达发病高峰,绝经后一般不再进展,极少在青春期前发病。孕激素减少而雌激素分泌过多,与此病的发生有一定的关系,但发病机制仍不十分清楚。主要临床表现为乳房的包块,多见于乳房的外上象限。乳房局部有胀痛感或触痛,疼痛多与月经有关。

病理变化:根据病变特点的不同分为非增生型和增生型两种。

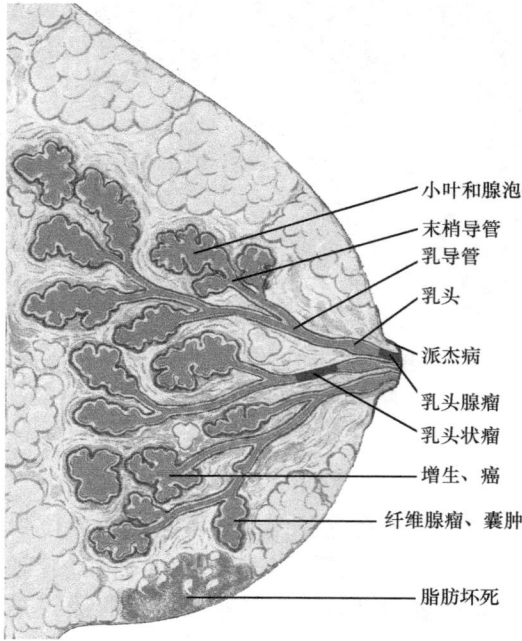

图 8-53　乳腺结构和各部位主要病变模式图

（1）非增生型纤维囊性变：肉眼观，常为双侧受累，多灶小结节性分布。结节边界不清，囊肿大小不一，多少不等，相互聚集的小囊肿和增生的间质纤维组织相间交错。较大的囊肿因内含有半透明的浑浊液体，外表面呈蓝色，称为蓝顶囊肿（blue-domed cysts）。质地视纤维硬化成分的多少而定（图 8-54，彩图-104）。

镜下，囊肿被覆的上皮可为柱状或立方上皮，但多数为扁平上皮，亦可无上皮，仅见纤维性囊壁，腔内偶见钙化。如囊肿破裂，内容物外溢进入周围的间质，可引发炎症性反应和间质纤维组织增生，纤维化的间质发生玻璃样变（图 8-55，彩图-105）。囊肿上皮常可见大汗腺化生（apocrine meta-pla-sia），细胞体积较大，胞质嗜酸性，细胞质的顶部可见典型的顶浆分泌小突起，形态和大汗腺的上皮相似。

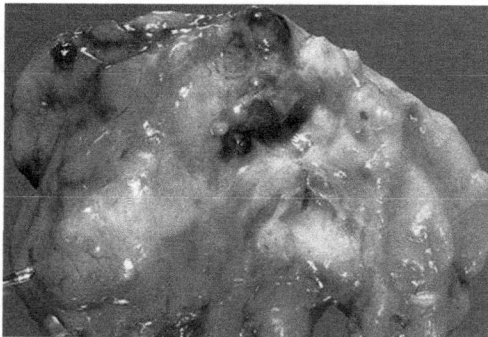

图 8-54　乳腺纤维囊性变
囊肿因内含有半透明的浑浊液体，外表面呈蓝色，称为蓝顶囊肿

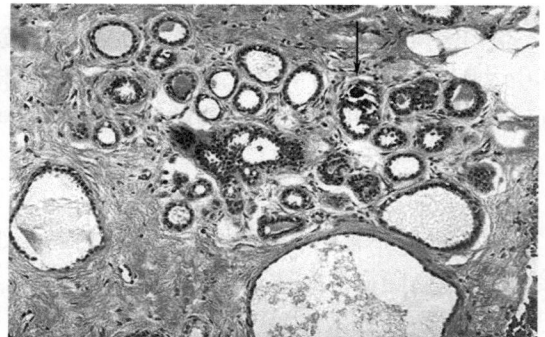

图 8-55　乳腺纤维囊性变
可见到囊性扩张导管、小叶区伴纤维结缔组织增生、间质纤维化玻璃样变性

（2）增生性纤维囊性变：除了囊肿形成和间质纤维增生外，增生性纤维囊性变往往伴有末梢导管和腺泡上皮的增生。增生上皮层次增多，并可形成乳头突入囊内，乳头顶部相互吻合，构成筛状结构。囊肿伴有上皮增生，尤其是有上皮异型增生时，有演变为乳腺癌的可能，一般视为癌前病变。

依据上皮增生轻重程度的不同分为：①轻度增生；②旺炽性增生；③非典型性增生；④原位癌。

非增生性纤维囊性变无继发浸润性癌的危险性；旺炽性增生性纤维囊性变癌变的危险度增加 1.5~2 倍；导管和小叶的非典型性增生演变为浸润性癌的机会增加 5 倍；导管和小叶原位癌进一步发展为浸润性癌的可能性则增加至 10 倍。这说明：乳腺纤维囊性变无论是临床、放射线影像，还是病理变化均与乳腺癌有某些相似之处，同乳腺癌的发生的确有一定关系,但是否发展为乳腺癌主要取决于导管和腺泡上皮增生的程度和有无非典型性增生。

(二) 硬化性腺病

硬化性腺病(sclerosing adenosis)是增生性纤维囊性变的一种类型,较少见。主要特征为小叶末梢导管上皮、肌上皮和间质纤维组织增生,小叶中央或小叶间的纤维组织增生使小叶腺泡受压而扭曲变形,一般无囊肿形成。

肉眼观,灰白、质硬,与周围乳腺界限不清。

镜下,每一终末导管的腺泡数目增加,小叶体积增大,但轮廓尚存。病灶中央部位纤维组织呈程度不等的增生,腺泡受压而扭曲,病灶周围的腺胞扩张。腺泡外层的肌上皮细胞明显可见,极少数情况下,腺泡明显受挤压,管腔消失,成为细胞条索,组织图像和浸润性小叶癌很相似(图 8-56,彩图-106)。

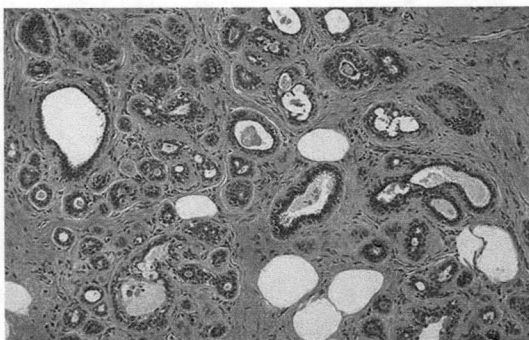

图 8-56 硬化性腺病
纤维间质中小导管增生显示显著的硬化性腺病

二、乳腺纤维腺瘤

乳腺纤维腺瘤是乳腺最常见的良性肿瘤,可发生于青春期后的任何年龄,多为 20～30 岁。其发生与雌激素刺激有关,所以很少发生在月经来潮前或绝经期后的妇女。主要的临床表现就是乳房肿块,而且多数情况下,乳房肿块是本病的唯一症状。一般为单发,但有 15%～20% 的病例可以多发。单侧或双侧均可发生。极少恶变。

(一) 病因及发病机制

乳腺纤维腺瘤病因尚不十分清楚,但多数专家认为与以下因素有关:①雌激素水平升高,即雌激素的过度刺激可导致乳腺导管上皮和间质成分异常增生形成肿瘤;②局部乳腺组织对雌激素过度敏感,即不同妇女乳腺组织对雌激素刺激的敏感性不同,对雌激素刺激敏感的妇女得病概率大大增加;③饮食及身体因素,即高脂、高能量饮食、肥胖、肝功能障碍等使体内雌激素增多,进而刺激乳腺导管上皮及间质纤维组织增生引起;④遗传倾向。

(二) 病理变化

肉眼观,肿瘤为圆形或卵圆形结节状,1～3cm 者较多见。表面光滑,与周围组织界限清楚,切面灰白色、质韧、略呈分叶状,可见裂隙状区域,常有黏液样外观(图 8-57,彩图-107)。

镜下,肿瘤主要由增生的纤维间质和腺体组成。腺体圆形卵圆形,或被周围的纤维结缔组织挤压呈裂隙状。间质通常较疏松,富于黏多糖,也可较致密,发生玻璃样变或钙化(图 8-58,彩图-108)。

三、乳　腺　癌

乳腺癌是女性最常见的恶性肿瘤。约有半数以上发生于乳腺的外上象限,其次为中央

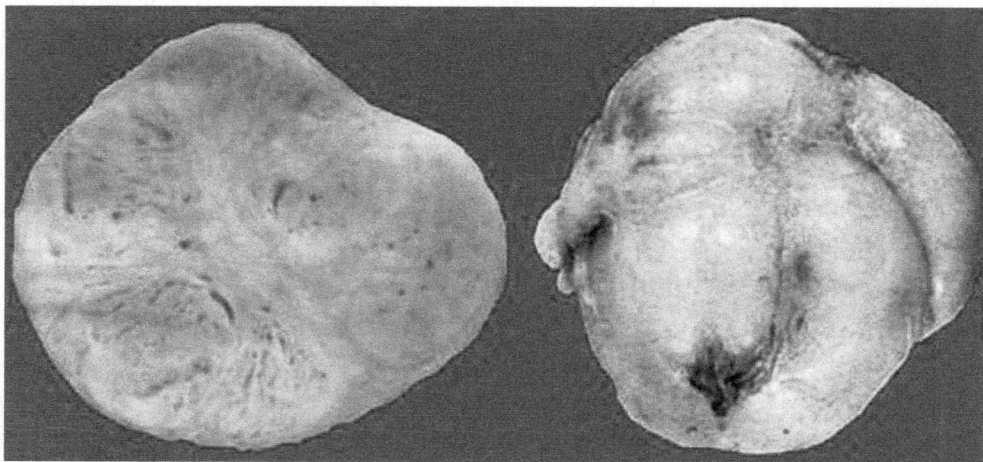

图 8-57　乳腺纤维腺瘤
肿瘤为圆形或卵圆形结节状,表面光滑,切面灰白色,可见裂隙状区域

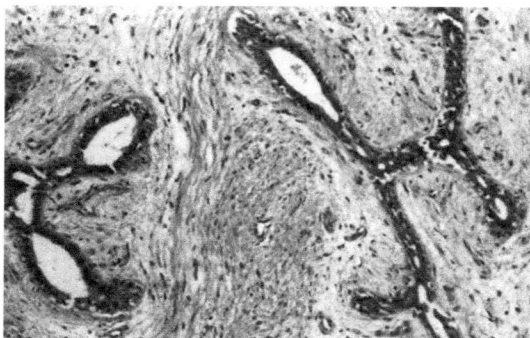

图 8-58　乳腺纤维腺瘤
肿瘤主要由增生的纤维间质和腺体组成

区,其他象限很少。它的发病常与遗传等因素有关,40~60 岁间、绝经期前后的妇女发病率较高;男性乳腺癌占全部乳腺癌患者的 0. 5% ~ 1%。全球每年有大约有 135 万新增加的乳腺癌患者。在西欧、北美等发达地区,乳腺癌发病率较高。我国本来是低发国,但是最近 20 年,每年的递增速度是 4.6%,现在乳腺癌已跃居女性恶性肿瘤之首,每年有大约 4 万多妇女死于本病,乳腺癌已成为严重威胁女性生命的严重疾病之一。

(一) 发病相关因素

乳腺癌的病因尚不清楚。近 20 年来,对乳腺癌的病因研究有了迅速、深入的进展,揭示出许多与其发病有关的因素。乳腺是多种内分泌激素的靶器官,比如雌激素、孕激素以及泌乳素等,其中的雌酮及雌二醇对乳腺癌的发病起主要作用。20 岁前本病少见,20 岁以后发病率迅速上升,45~50 岁较高,绝经后发病率下降。一级亲属中有乳腺癌病史者,发病危险性是普通人群的 2~3 倍。月经初潮年龄早、绝经年龄晚、不孕及初次足月产的年龄推迟均与乳腺癌发病有关。哺乳可降低乳腺癌发病的危险性。乳腺良性疾病与乳腺癌的关系尚有争论,但多数认为乳腺小叶有上皮高度增生或非典型增生者可能与乳腺癌发病有关。营养过剩、肥胖、高脂饮食等,可增加发病机会。乳腺是对射线最敏感的器官之一,放射电离辐射与乳腺癌的发病也有关。此外,环境因素及生活方式与乳腺癌的发病也有一定的关系。总之,乳腺癌的发生是多种因素相互作用的结果,但真正的病因还有待进一步探讨。

（二）组织发生和发展

乳腺癌多数来源于导管上皮,少数来自乳腺小叶终末导管。乳腺上皮增生Ⅰ级:单纯性增生或轻、中度增生与乳腺癌无明显的相关性,属于良性瘤样病变;乳腺上皮增生Ⅱ级:高度增生及轻、中度非典型性增生与乳腺癌有较高的相关性,其危险性增大 2~3 倍,属于良性的癌前病变;乳腺上皮增生Ⅲ级:重度非典型性增生与乳腺癌有高度的相关性,其危险性增大 5 倍,属于交界性恶性癌前病变;乳腺上皮增生Ⅳ级:原位癌,属于低度恶性的真性肿瘤。进一步发展为浸润癌。

（三）病理变化

乳腺癌组织形态十分复杂,类型较多,可分为非浸润性癌、浸润性癌和特殊类型癌。

1. 非浸润性癌　乳腺癌的早期阶段,当癌瘤局限在乳腺导管或腺泡内,未见突破其基膜时称非浸润性癌(noninfiltrating carcinoma),可分为导管内原位癌(intraductal carcinoma in situ)和小叶原位癌(lobular in situ)。

（1）导管内原位癌:发生于乳腺小叶的终末导管,导管明显扩张,癌细胞局限于扩张的导管内,导管基膜保持完整。近年来,由于乳腺放射影像学检查和普查,检出率明显提高,占所有乳腺癌的 15%~30%。根据组织学改变分为粉刺型、实体型、筛状型、微乳头型和混合型五种。下面我们主要介绍三种类型。

1）粉刺型导管内癌(comedo intraductal carcinoma):一半以上位于乳腺中央部位,直径多在 2~5cm,常可触及,1/3 为多中心性癌。切面可见扩张的导管内含灰黄色软膏样坏死物质,挤压时可由导管内溢出,状如皮肤粉刺,故称为粉刺癌。由于其间质纤维化和坏死区钙化,质地较硬,肿块明显,容易被临床和乳腺摄片查见。镜下,导管扩张;管腔内充满大量癌细胞。癌细胞体积较大,胞质丰富,分化不等,大小不一,核仁明显,伴丰富的核分裂象;癌细胞团中央常见凝固性坏死,面积较大,是其特征性的改变;坏死区常可查见

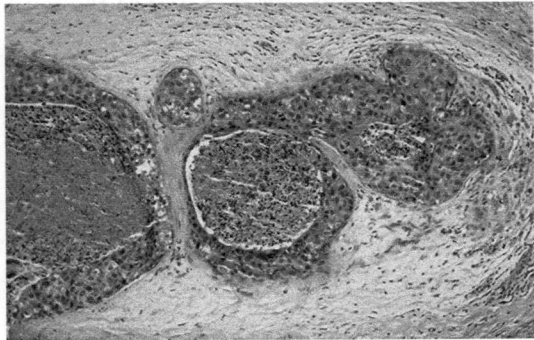

图 8-59　导管内原位癌(粉刺型)
导管扩张,管腔内充满大量癌细胞,癌细胞团中央常见凝固性坏死

钙化;肌上皮细胞大多消失;导管周围见间质纤维组织增生和慢性炎细胞浸润(图 8-59,彩图-109)。

2）实体型导管内癌(solid intraductal carcinoma):也称非粉刺型导管内癌(noncomedo intraductal carcinoma)导管明显扩张,但较粉刺型略轻;管腔被癌细胞完全充塞。细胞呈不同程度异型,但不如粉刺癌明显。细胞形态相对单一,边界清楚,胞质淡染,核圆,大小相对一致,核分裂象较少;一般无坏死或仅有轻微坏死,无较明显的中央型坏死;无特征性组织构型;导管周围间质纤维组织增生亦不如粉刺癌明显(图 8-60,彩图-110)。

3）筛状型导管内癌(cribriform intraductal carcinoma):相对多见。导管扩张;出现特征性的筛状结构,即在癌细胞团内出现多数空腔,呈一定的几何图形,仿佛是被冲凿出来的。无论呈现何种几何形状,边界都较整齐明晰;癌细胞小,形态较单一,核圆、深染;一般无坏死,但可出现小灶性坏死(图 8-61,彩图-111)。

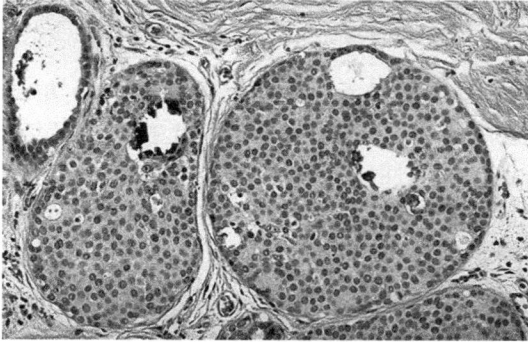

图 8-60　导管内原位癌（实体型）

导管明显扩张，但较粉刺型略轻；管腔被癌细胞完全
充塞

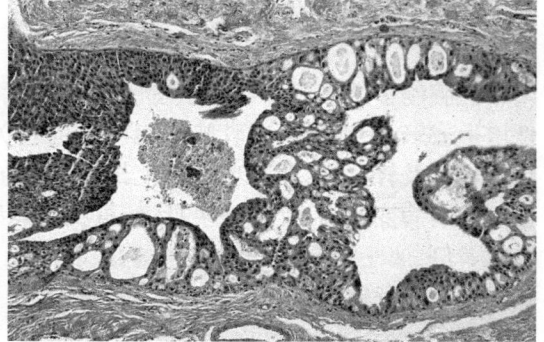

图 8-61　导管内原位癌（筛状型）

非粉刺型导管内癌，导管扩张；癌细胞团内出现多数空
腔，呈一定的几何图形

　　经活检证实的导管内原位癌如不经任何治疗，20 年后，其中有 30% 可发展为浸润癌，这说明并不是所有的导管内原位癌都能转变为浸润癌，通常需历经几年或十余年，才能够转变为浸润癌。转变为浸润癌的概率与组织类型有关，粉刺癌远远高于非粉刺型导管癌。

　　（2）小叶原位癌：发生于乳腺小叶的恶性上皮细胞增生。小叶轮廓大致保存；扩张的乳腺小叶末梢导管和腺泡内充满呈实体排列的癌细胞，癌细胞体积比导管内癌的癌细胞小，大小形状较为一致，为其细胞学特征，核圆形或卵圆形，核分裂象罕见；肌上皮通常消失；一般无坏死，但单个细胞或小灶状坏死亦可见；增生的癌细胞未突破基膜，网状纤维染色显示癌性小管有网状纤维包绕，无镜下微小浸润；无间质的炎症反应和纤维组织增生（图 8-62，彩图-112）。

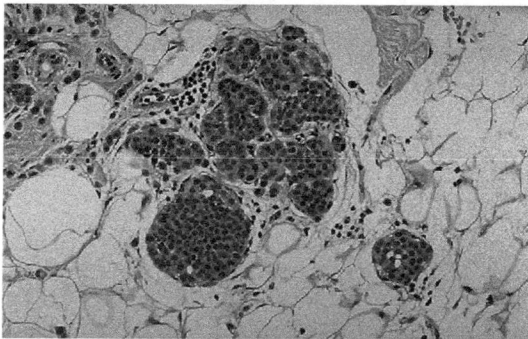

图 8-62　小叶原位癌

扩张的乳腺小叶末梢导管和腺泡内充满呈实体排列的癌细胞

　　30% ～40% 的小叶原位癌累及双侧乳腺，约 70% 为多中心性。因肿块小，临床上一般扪不到明显肿块，不易和乳腺小叶增生区别。发展为浸润性癌的概率和导管内原位癌相似。

　　2. 浸润性癌（infiltrating carcinoma）癌细胞突破乳腺导管或腺泡的基膜而侵入间质者为浸润性癌。包括浸润性导管癌（invasive ductal carcinoma）和浸润性小叶癌（invasive lobular carcinoma）两种类型。

　　（1）浸润性导管癌：由导管内原位癌发展而来，癌细胞突破导管基膜向间质浸润，是最常见的乳腺癌类型，约占乳腺癌 70% 左右。

　　肉眼观，肿瘤体积差异较大，灰白色，质硬，切面有沙砾感，无包膜，与周围组织分界不清，活动度差。常可见癌组织呈树根状侵入临近组织内，可深达筋膜（图 8-63，彩图-113）。如癌肿侵及乳头又伴有大量纤维组织增生时，由于癌周增生的纤维组织收缩，可导致乳头下陷。如癌组织阻塞真皮内淋巴管，可致皮肤水肿，而毛囊汗腺处皮肤相对下陷，呈橘皮样外观（图 8-64，彩图-114）。如肿瘤侵犯皮肤的 Cooper 韧带，可形成"酒窝征"。如癌组织穿破皮肤，可形成癌性溃疡。晚期乳腺癌形成巨大肿块，在癌周浸润蔓延，形成多个卫星结节。

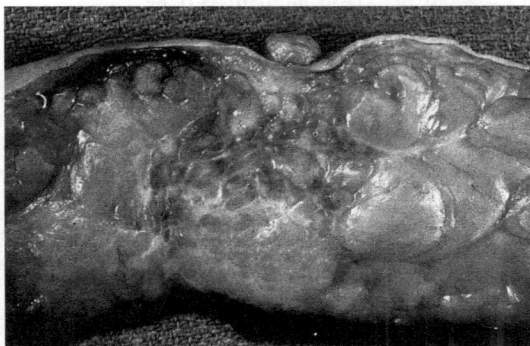

图 8-63　乳腺癌

无包膜,与周围组织分界不清;癌组织呈树根状侵入临近组织内

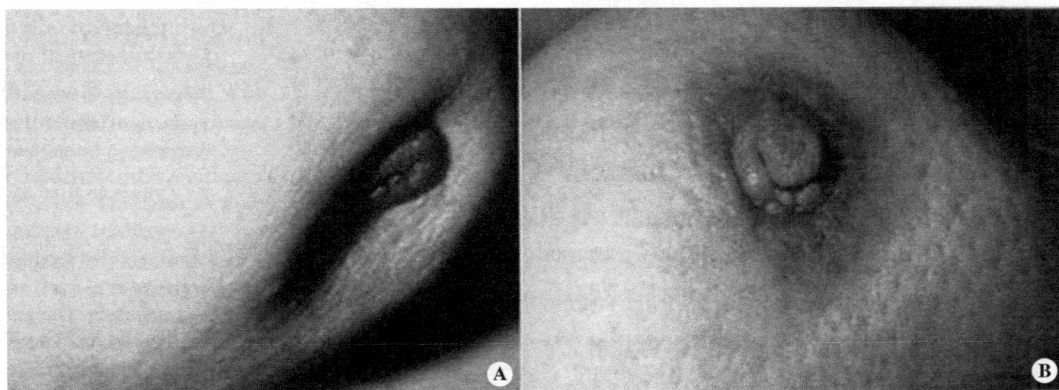

图 8-64　乳腺癌

乳头下陷(A);橘皮样外观(B)

镜下,组织学形态多种多样,癌细胞排列成巢状、团索状,或伴有少量腺样结构,可保留部分原有的导管内原位癌结构,或完全缺如。癌细胞大小形态各异,多数较大,胞质丰富,具有明显多形性。核大,核仁明显,核分裂象多见。常见局部癌细胞坏死,甚至大片坏死。癌细胞周围间质有致密的纤维组织增生,癌细胞在纤维间质内浸润性生长,二者比例各不相同(图 8-65,彩图-115)。由于癌组织和间质的比例的不同,可分为单纯癌(癌组织和间质比例相当)、髓样癌(癌组织多而间质少,且缺乏淋巴细胞浸润)和硬癌(间质多,癌细胞呈巢状散在分布于间质内)。

(2) 浸润性小叶癌:由小叶原位癌穿透基膜向小叶间质浸润,占乳腺癌的 5% ~ 10%。

肉眼观,边界不清的肿块,质实或硬,切面呈橡皮样,色灰白柔韧,与周围组织无明确界限,与浸润性导管癌类似。

镜下,癌细胞小或中等大,大小一致,胞质少,核小而圆,核分裂象少见,可有细胞内空泡,细胞间黏附性差。主要特点为癌细胞呈单行串珠状或细条索状浸润于纤维间质之间,并可围绕正常导管作同心圆状浸润,呈靶环形或牛眼状(图 8-66,彩图-116)。

大约 20%的浸润性小叶癌累及双侧乳腺,在同一乳腺中呈弥漫性多灶性分布,因此不容易被发现。

(3) 特殊类型癌:种类较多。预后较好的主要有典型髓样癌、小管癌、黏液腺癌、乳头状癌等;预后较差的有富于脂质癌、印戒细胞癌和透明细胞癌,以及伴化生异向分化的癌如大汗腺癌、鳞状细胞癌、佩吉特病等。在此简单介绍几种。

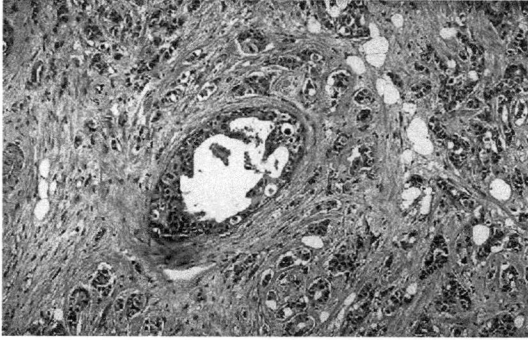

图 8-65　浸润性导管癌
癌细胞排列成巢状、团索状,癌细胞在纤维间质内浸润
性生长

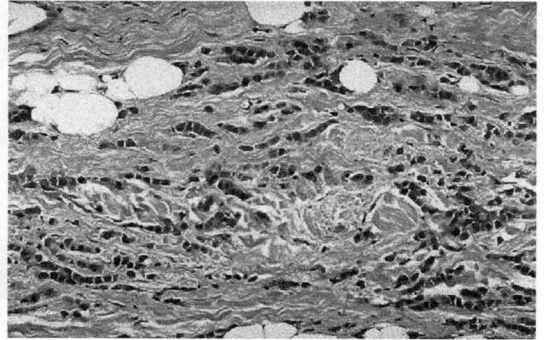

图 8-66　浸润性小叶癌
癌细胞呈单行串珠样或细条索样

1)黏液腺癌(mucinous adenocarcinoma):有黏液形成的腺癌,比较少见。发病年龄以绝经后妇女多见,平均 55 岁左右,也可见于男性。肉眼观,肿瘤一般较大,直径多为 2～5cm;界限较清楚,质地较软,切面湿润、呈亮灰色、半透明胶冻样。镜下,主要特点为在黏液湖中散在漂浮着小簇状的癌细胞团。

2)典型髓样癌(typical medullary carcinoma):乳腺导管癌的一种特殊类型。肉眼观,肿瘤常呈结节状或球形,多位于外上象限或内下象限。界限清楚,边缘平滑,似有假包膜。瘤体较大,直径多为 4～6cm 。质软如脑髓,灰白色,中心常有出血坏死。镜下,癌细胞构成的实质多,间质少,癌细胞聚集成大小不等的实体性癌巢,其间仅有少量纤维性间质相分隔。癌细胞异型性多较明显并呈合胞体状。间质内有明显的淋巴细胞、浆细胞浸润。

3)佩吉特病(Paget disease):又称 Paget 癌、湿疹样癌等。很少见,男女均可发生,多见于女性,此癌预后较差。发生于乳头或乳晕区的皮肤,表现为乳头部红肿,皮肤变厚、粗糙,轻度糜烂、渗出和痂皮形成,乳头皲裂以致乳头溃烂(图 8-67,彩图-117)。镜下,乳头的表皮内可见单个散在或成小簇的癌细胞称为 Paget 细胞,细胞大,胞质丰富,透明或淡染的细颗粒状,细胞核大、深染,呈圆形或卵圆形,可见核分裂象(图 8-68,彩图-118)。

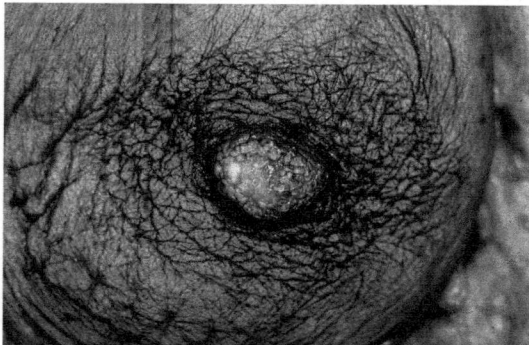

图 8-67　乳腺佩吉特病
表现为乳头部红肿,皮肤粗糙、糜烂、渗出和痂皮形成,
乳头皲裂和溃烂

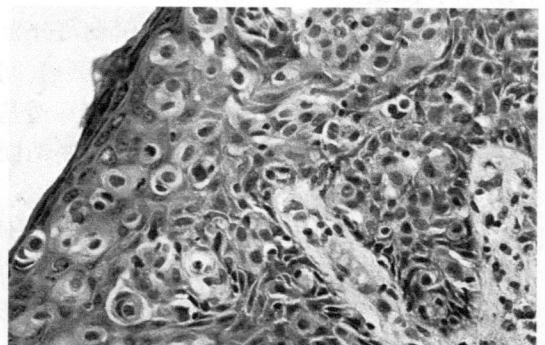

图 8-68　乳腺佩吉特病
可见单个散在或成小簇的癌细胞称为 Paget 细胞

（四）转移和扩散

1. 直接蔓延　癌细胞沿乳腺导管直接蔓延,可累及相应的乳腺小叶腺泡。癌细胞可沿乳腺小叶间及小叶间的 Cooper 氏韧带和筋膜浸润周围组织,且随着癌组织不断扩大,甚至可侵及胸大肌和胸壁。

2. 淋巴道转移　乳腺淋巴管丰富,淋巴管转移是乳腺癌最常见的转移途径。首先转移至同侧腋窝淋巴结,肿瘤体积越大,病期越晚,腋窝淋巴结转移率越高。之后可相继转移至锁骨下淋巴结,逆行转移至锁骨上淋巴结。乳内淋巴结的转移多在腋下转移之后发生,多为晚期表现。锁骨上淋巴结转移多数是癌细胞通过腋窝或乳内淋巴结后发生,多为同侧。位于乳腺内上象限的乳腺癌常转移至乳内动脉旁淋巴结,进一步至纵隔淋巴结。少部分病例可通过胸壁浅部淋巴管或深筋膜淋巴管转移到对侧腋窝淋巴结。

3. 血道转移　晚期乳腺癌可经血道转移至肺、肝、骨、脑、脑膜、肾上腺、胸膜等组织或器官。乳腺癌死亡尸检,肺转移占 60%~80%,肝转移占 50%~60%,骨转移约占 50%。

（五）雌激素和孕激素受体

乳腺和子宫内膜类似,同为雌二醇和孕激素的靶器官,在正常乳腺上皮细胞的核内均含有雌二醇受体(estrogen receptor,ER)和孕激素受体(progesterone receptor,PR),激素在细胞核内与受体形成二聚体的激素受体-复合物,促使 DNA 复制,启动细胞分裂周期。阻断 ER 和 PR 的作用环节可抑制乳腺癌的生长。

一般来讲,大多数 ER 和 PR 均为阳性的乳腺癌患者进行内分泌治疗效果显著,二者均阴性者对内分泌治疗反应较差。其次,ER 和 PR 还与乳腺癌的预后有关,阳性者转移率低,无瘤存活时间长;反之则较差。此外,c-erbB-2 肿瘤基因蛋白和 ER 表达有一定的相关性,前者表达阳性的,后者常为阴性,细胞增殖活性高,预后差。应用抗 c-erbB-2 的单克隆抗体"herceptin"对 c-erbB-2 过度表达并有转移的乳腺癌采用靶向治疗已试用于临床。目前 ER、PR 和 c-erbB-2 生物学标记已成为乳腺癌的常规检测手段。

（六）临床病理联系

早期乳腺癌往往不具备典型的症状和体征,不易引起重视,常通过体检或乳腺癌筛查发现。据我国肿瘤登记年报显示:女性乳腺癌年龄发病率在 0~24 岁年龄段处较低水平,25 岁后逐渐上升,50~54 岁达到高峰,55 岁以后逐渐下降。

乳腺癌的常见临床表现:80%的乳腺癌患者以乳腺肿块首诊,患者常无意中发现乳腺肿块,无痛性,肿块多为单发,质硬,边缘不规则,表面欠光滑。非妊娠期哺乳期乳头溢液(血性、浆液、脓液等)。皮肤可见"酒窝征"、橘皮样外观等。乳头下陷或抬高及乳头皮肤瘙痒、糜烂、破溃等。腋窝淋巴结肿大在不少患者中见到。乳腺癌的早期发现、早期诊断,是提高疗效的关键。应结合患者的临床表现及病史、体格检查、影像学检查、组织细胞病理学检查(在有条件的医院),进行乳腺癌的诊断。

四、男性乳腺发育

男性乳腺发育(gynecomastia)是指由于男性乳腺腺体和间质的共同增生引起的乳腺肥大。引起男性乳腺发育的原因很多,可能是内源性或外源性的雌激素过多或雄激素减少或两者都有，或药物等因素均有可能导致男性乳腺发育。临床上以乳头中心部增生为主，单侧双侧均可。

肉眼观，在乳晕下可查见纽扣样的结节性增大，卵圆形或盘状，界限较清。乳腺肥大明显者似女性青春期乳腺。

镜下，主要表现为乳腺导管数目和上皮细胞呈不同程度增生伴导管周围纤维间质增多，常无小叶形成。可见导管周围密集的玻璃样胶原纤维增生，但更为显著的是导管的变化，导管上皮呈乳头状增生。细胞形态规则，呈柱状或立方状，很少有小叶形成。该病易于在临床检查时发现，但必须和少见的男性乳腺癌鉴别。

第六节　前列腺疾病

一、前列腺增生症

前列腺增生症（hyperplasia of prostate）又称前列腺肥大，多发生于 50 岁以上的老年人。其发病率依年龄增长而增加，60~90 岁最多，70 岁以上男性均有不同程度增生，但约半数症状不明显。

（一）病因和发病机制

本病的病因和发病机制还未完全明了，一般认为和体内雄激素及雌激素平衡失调有关。正常情况下，雄激素主要促进前列腺上皮细胞的分泌，雌激素则主要促进前列腺间质结缔组织、平滑肌纤维和部分腺体增生。尿道周围部前列腺称为前列腺内区（包括尿道周围的中叶及部分侧叶，系由 Müller 管分化而来），对雌激素敏感；而包膜下前列腺称为前列腺外区，对雄激素敏感。青春期阉割者不发生前列腺增生，所以雄激素的存在可能是前列腺增生所必需的条件。因此，前列腺增生的原因可能和雄激素减少、雌激素相对增高的平衡失调有关。此外，前列腺癌的发生与遗传因素、性活动、饮食习惯、种族与地区等也有一定的关系。

（二）病理变化

肉眼观，增生的前列腺可达正常的 2~4 倍，甚至可达 100g 以上。切面见增生多发生于尿道两侧与后侧。增大的前列腺呈结节状，一般直径在 0.5~2cm，灰白色，有纵横交错的条纹，其间夹杂有蜂窝状小孔或小囊腔。切面的形态特点和增生的成分有关，如纤维、肌肉组织增生较显著时，则质地较实韧；如腺体增生较显著，则呈白色或灰黄色蜂窝状或囊性结构，用手指压迫时可有较多白色混浊的分泌物溢出于切面上。增生周围的前列腺组织可被压迫而形成一假性包膜，因此能将增生的结节剥离出来（图 8-69，彩图-119）。前列腺明显肿大，压迫膀胱颈部，且部分可突入膀胱三角区；膀胱扩张肥厚，黏膜面可见代偿肥大的平滑肌条索呈梁状（图 8-69，彩图-119）。

镜下，可见前列腺的腺体、平滑肌和纤维结缔组织呈不同程度增生，导管和腺泡大小不一，有些扩张成囊，囊内常含淀粉样小体，为浓缩的糖蛋白分泌物，部分发生钙化。腺上皮细胞呈柱状或立方形，可形成乳头状突入腺泡腔内。上皮细胞和基膜之间常见间断或连续排列的基底细胞存在。后期，腺体和间质不同比例增生，增生的腺体腺泡数目增多且不同

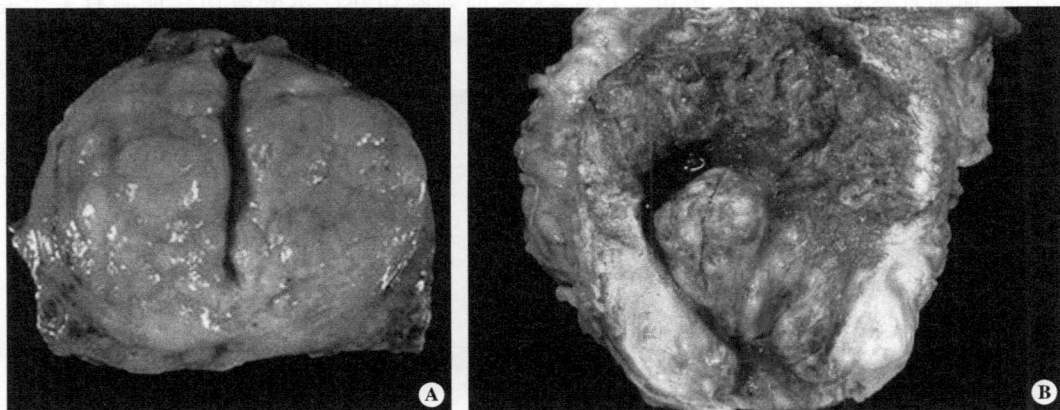

图 8-69　前列腺增生症

A. 前列腺明显肿大；B. 膀胱扩张肥厚，黏膜面可见代偿肥大的平滑肌条索呈梁状

程度扩大，腺泡腔内有分泌物及脱落的上皮细胞。纤维及平滑肌增生，形成多数的小结节，以后腺体也相继增生，夹杂于增生的平滑肌与纤维组织之间而逐渐形成大小不等的、由纤维及肌组织包绕的腺体结节。纤维及平滑肌细胞肥大、增生，包绕或穿插于增生的腺体之间，形成宽窄不一的间隔。间质中可见多少不等的淋巴细胞浸润（图 8-70，彩图-120）。

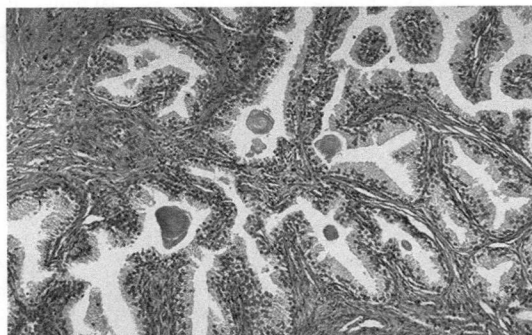

图 8-70　前列腺增生症

前列腺的腺体、平滑肌和纤维结缔组织呈不同程度增生，囊内含淀粉样小体

（三）临床病理联系

前列腺增生患者临床上出现排尿困难和尿潴留，且由于尿道受压和增大的前列腺牵拉致尿道括约肌过度紧张，会产生滴尿现象。尿液潴留可进一步诱发尿路感染或肾盂积水，严重者最后可致肾衰竭。约有半数患者需要进行治疗才能解除痛苦。前列腺增生是内分泌紊乱所引起良性组织增生，不是肿瘤。

二、前列腺癌

前列腺癌（prostatic cancer）是源自前列腺上皮的恶性肿瘤，多发于 50 岁以后，发病率随年龄增加逐渐升高。欧美地区发病率和死亡率仅次于肺癌，位居所有癌肿的第二位。亚洲地区前列腺癌的发病率则较低，中国仅为美国的 1/50，但近年来呈逐渐上升趋势。睾丸切除术或服用雌激素可抑制肿瘤生长，说明雄激素和前列腺癌的发生具有相关性。同正常前列腺一样，前列腺癌上皮细胞也具有雄激素受体，激素和受体结合可促进肿瘤生长。

（一）病理变化

肉眼观，早期癌块很小，一般难以发现，后期可呈多个小结节或融合成鸡蛋大或更大的结节。约 70% 的肿瘤发生在前列腺的周围区，以后叶多见。结节常位于前列腺包膜下，境界不清,质地较坚实,灰白或浅黄色。75%~85%前列腺切除标本分段切片证明有多个癌灶,由多中心发生(图8-71,彩图-121)。

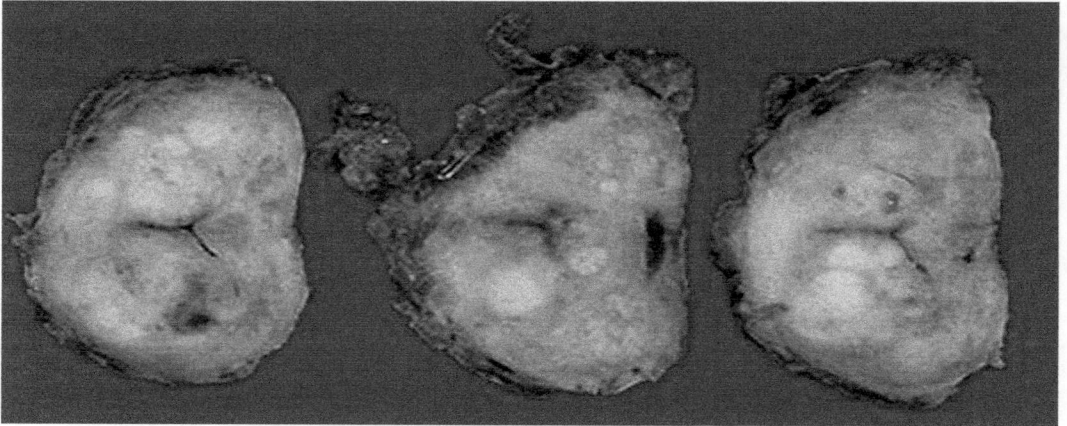

图 8-71 前列腺癌
可见多个小癌结节,质地较坚实,灰白或浅黄色

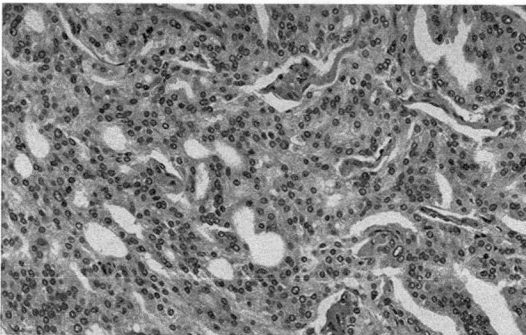

图 8-72 前列腺癌
癌组织有腺泡结构,排列拥挤,细胞核染色深,间质较少

镜下,95%以上的前列腺癌为腺癌,少数为移行细胞癌和鳞状细胞癌。多数为分化较好的腺癌,癌组织腺泡较规则,排列拥挤,可见背靠背现象。腺体由单层立方或柱状上皮构成,外层的基底细胞常常缺如。偶可见腺体扩张,腺上皮在腔内呈乳头或筛状。癌细胞胞质一般无显著改变,但是细胞核体积增大,呈空泡状,含有一个或多个大的核仁。癌细胞核大小形状不一,但多形性不是很明显。(图8-72,彩图-122)。前列腺癌并不全是高分化癌,在低分化腺癌中,癌细胞排列成条索状、巢状或片状。高分化前列腺癌最可靠的恶性证据为包膜、淋巴管、血管及周围神经的浸润。

(二) 转移和扩散

前列腺癌的蔓延和转移与癌细胞分化程度有一定关系。高分化腺癌蔓延和转移较晚,可长期局限于前列腺内,预后较好。分化较差的腺癌可直接侵犯周围器官,预后较差。①5%~20%的前列腺癌可发生局部浸润和远方转移,常直接向精囊和膀胱底部浸润,后者可引起尿道梗阻。②淋巴转移比较常见,最常见为转移至盆腔淋巴结,随之再蔓延至腹膜后淋巴结。还可转移至横膈上淋巴结、左锁骨上淋巴结和纵隔淋巴结。③血道转移主要转移到骨,常多发,以脊椎骨最常见,其次为股骨近端、盆骨和肋骨等。男性有肿瘤骨转移者应首先考虑前列腺癌转移的可能。偶见内脏的广泛转移。

(三) 临床病理联系

早期前列腺癌一般无症状,常在因前列腺增生的切除标本中,或在死后解剖中偶然发现。大多数前列腺癌呈结节状位于被膜下,肛诊检查可直接扪及。

主要症状:①压迫症状,逐渐增大的癌组织压迫尿道可引起进行性排尿困难,表现为尿线细、尿流缓慢、尿流中断、排尿不尽、费力等。此外,还有尿频、尿急,甚至尿失禁。肿瘤压迫直肠可引起大便困难或肠梗阻,也可压迫输精管引起射精缺乏,压迫神经引起会阴部疼痛,并可向坐骨神经放射。②转移症状,前列腺癌可侵及膀胱、精囊、血管神经束,引起血尿、血精、阳痿等。盆腔淋巴结转移可引起双下肢水肿。前列腺癌骨转移,引起骨痛或病理性骨折、截瘫。前列腺癌也可侵及骨髓引起贫血或全血象减少。

正常前列腺组织可分泌前列腺特异性抗原(prostatic specific antigen,PSA),但前列腺癌的 PSA 分泌量可高出正常前列腺 10 倍以上。故血中 PSA 水平明显增高时,应高度疑为癌,必要时,可行前列腺组织穿刺,由组织病理检查确诊。前列腺癌可分泌酸性磷酸酶,临床上常以此作为前列腺癌的一个检测指标。

三、前列腺炎症

前列腺炎(prostatitis)是多种原因和诱因引起的前列腺的炎症,病理变化错综复杂,可导致以尿道刺激症状和慢性盆腔疼痛为主要临床表现的疾病。前列腺炎的临床表现具有多样性,可出现会阴、耻骨上区、腹股沟区、生殖器疼痛不适;尿道症状为排尿时有烧灼感、尿急、尿频、排尿疼痛,可伴有排尿终末血尿或尿道脓性分泌物;急性感染可伴有恶寒、发热等全身症状。这里介绍比较常见的慢性前列腺炎(chronic prostatitis)。

慢性前列腺炎致病因素主要为病原体感染,但机体抵抗力较强和(或)病原体毒力较弱,以逆行感染为主,病原体革兰阳性杆菌最常见,其次为葡萄球菌属,肠球菌属等;有时为不明原因引起,其机制不清。前列腺结石和尿液反流可能是病原体持续存在和感染复发的重要原因。

镜下,常见炎症灶状侵犯前列腺导管和腺泡,腺腔扩张并充满富含中性粒细胞的分泌物,间质内可见淋巴细胞、浆细胞和组织细胞浸润。

第七节　睾丸和阴茎肿瘤

一、睾丸肿瘤

睾丸肿瘤多为恶性,其发生率约占所有男性癌瘤的 2%。根据组织发生部位可将其分为两大类:一类为起源于睾丸生殖细胞的肿瘤,包括精原细胞瘤、胚胎性癌、畸胎瘤、绒毛膜癌及内胚窦瘤等,较多见;另一类来自睾丸性索间质,包括睾丸间质细胞瘤和支持细胞瘤等,较少见。

(一) 精原细胞瘤

精原细胞瘤(seminoma)起源于睾丸原始生殖细胞,占所有睾丸肿瘤的 30% ~ 40%。最多发生于中年以后男性,常为单侧性,右侧略多于左侧。发生于隐睾的概率较正常位置睾丸高几十倍。本瘤为低度恶性。

精原细胞瘤可分为典型性和精母细胞性两大类。

1. 典型精原细胞瘤(classic seminoma) 最常见,占所有精原细胞瘤的 93%。

肉眼观,肿瘤体积大小不一,小者仅数毫米,大者可达十余厘米,通常直径为 3 ~5cm。实性、淡黄色均质状,如鱼肉,可含境界鲜明的坏死区。由于睾丸白膜比较韧厚,未被肿瘤破坏,故通常睾丸的原始轮廓尚保存(图 8-73,彩图-123)。

镜下,典型的精原细胞瘤有瘤细胞形态结构单一和间质内有淋巴细胞浸润两个特征。瘤细胞弥漫分布或呈条索状结构,细胞的形态一致,与正常生精小管内精原细胞相似,瘤细胞体积大,圆形或多角形、境界清楚、胞质丰富透明,含大量糖原;核大、位于中央,核膜及染色质呈粗块状,有 1~2 个特别明显的嗜酸性核仁,核分裂象变动较大。瘤细胞被间质的纤维结缔组织分隔成大小不一的巢状,80%病例有多少不等的淋巴细胞和浆细胞浸润,有时可有淋巴滤泡形成(图 8-74,彩图-124)。生长缓慢,预后良好。此外,尚有间变性精原细胞瘤、精原细胞瘤伴滋养层巨细胞、精原细胞瘤伴卵黄囊瘤成分等亚型。

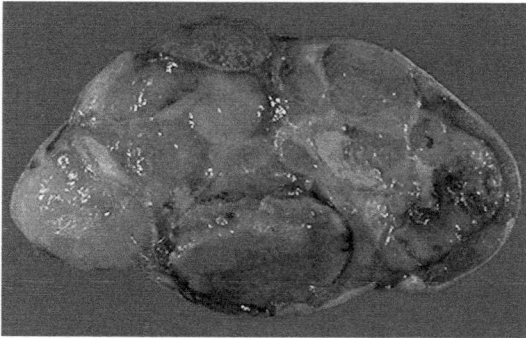

图 8-73 精原细胞瘤

肿瘤呈黄褐色,分叶状,仅右侧边缘有少量正常睾丸组织

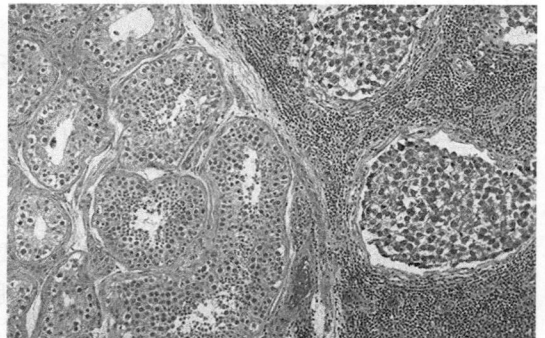

图 8-74 精原细胞瘤

左侧正常组织;右侧为瘤组织,细胞大小和染色不一,呈巢状,巢间伴有淋巴细胞浸润

2. 精母细胞性精原细胞瘤(spermatocytic seminoma) 占所有精原细胞瘤的 4% ~7%,老年人多见。

肉眼观,肿块质软,胶冻状外观。

镜下,由大小明显各异的瘤细胞组成,特异巨细胞常见,与淋巴细胞样小细胞结合在一起;核圆形,核分裂象多见;胞质致密不含糖原。肿瘤外周常有明显的生精小管内浸润,无淋巴细胞浸润。本瘤仅发生于睾丸内,并且从不合并非精原细胞瘤性胚细胞瘤成分。常为双侧,不转移,预后良好。

精原细胞瘤对放射治疗高度敏感,公认治疗方法是睾丸切除术后对腹膜后淋巴结进行体外放疗,5 年存活率接近 95%。淋巴道转移较常见,血道转移较少发生。

(二) 胚胎性癌

胚胎性癌(embryonal carcinoma)起源于具有多分化潜能的原始生殖细胞,为高度恶性肿瘤,发病高峰在 30~40 岁,婴儿及儿童也可发生。

肉眼观,睾丸肿大,单侧,肿瘤常侵犯睾丸被膜及附睾。结节状,可有包膜,切面肿瘤实性,灰白或灰黄色,常有广泛出血坏死(图 8-75,彩图-125)。

镜下,以癌组织结构的多样性为特征。癌细胞为未分化的大小不一、形态不规则的细胞,细胞核大、染色深、核分裂象较多。癌细胞排列成各种不规则的条索状、网状、乳头状等。间质的形态很不一致,有的为胶原纤维,有的为肿瘤性原始间叶组织,有的为肉瘤样间质。

胚胎性癌常可与精原细胞瘤混合存在,或合并其他生殖细胞瘤。胚胎性癌生长迅速,对放射线不敏感,预后较差。转移较早,多经淋巴道转移到髂内、髂总淋巴结。血道转移到肝、肺等处也较常见。

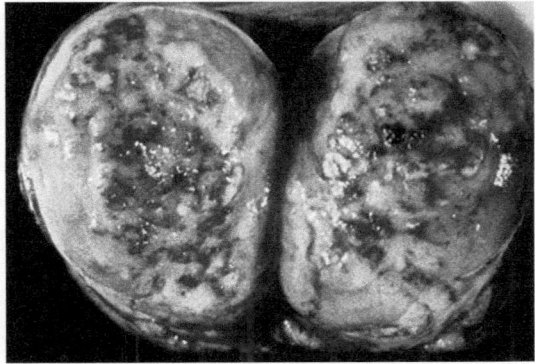

图 8-75 胚胎性癌
结节状,可有包膜,切面肿瘤实性,灰白或灰黄色,有出血坏死

二、阴茎肿瘤

阴茎癌(carcinoma of penis)是来源于阴茎头、冠状沟和包皮内板黏膜以及阴茎皮肤的恶性肿瘤,是阴茎最常见的恶性肿瘤,占阴茎肿瘤的 90% 以上。最常见的病理类型是阴茎鳞状细胞癌,约占阴茎癌的 95%,阴茎癌几乎成为阴茎鳞状细胞癌的代名词。此外,还有 Merkel 细胞癌、神经内分泌小细胞癌、皮脂腺癌、透明细胞癌和基底细胞癌等少见类型。阴茎癌多发生于 40~70 岁的中老年人。一般较阴茎乳头状瘤的患者大 10 岁,所以它在初期可能为乳头状瘤,若干年后恶变为鳞状细胞癌。大家公认的是包茎和包皮过长与阴茎癌关系密切,包皮垢以及慢性炎症刺激是阴茎癌的重要原因,患阴茎癌者绝大多数包皮过长。阴茎癌与 HPV 有一定关系,减低 HPV 的感染概率,能有效地防止阴茎癌的发生。

(一)病理变化

阴茎癌多发生于包皮内面、阴茎头和冠状沟等处。肉眼观,早期病变可呈湿疹样、小乳头状、红斑或白斑,逐渐增大,局部隆起,表面呈菜花状或溃疡状,溃疡底高低不平,边缘不整且常隆起如围堤状,并常因合并感染而有恶臭。切面上可见灰白色癌组织向下浸润生长,可累及海绵体,破坏阴茎结构,晚期可直接蔓延到阴囊及会阴部(图 8-76,彩图-126)。镜下,绝大多数阴茎癌为高分化鳞状细胞癌,由明显细胞间桥和角化珠形成。

(二)转移和扩散

阴茎癌局部蔓延至尿道常见。阴茎癌转移发生较早,且大多沿淋巴道转移到腹股沟淋巴结,远处转移很少见。

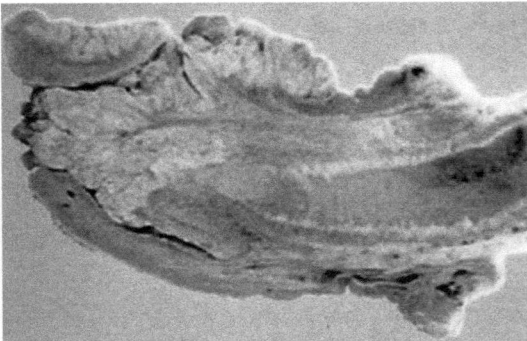

图 8-76 阴茎癌
癌组织位于龟头,呈菜花状,并浸润阴茎海绵体和尿道

(三) 临床病理联系

临床上,患有包茎的阴茎癌患者病变早期不易被发现,可触及包皮内有结节或肿块,且逐渐增大,并可穿破包皮露出癌肿。包皮口有脓性或血性分泌物流出。包皮过长的患者,外翻显露阴茎头可见病变处出现丘疹、乳头状或扁平突起、疣或菜花状斑块、溃疡,病变逐渐增大,表面常伴有恶臭分泌物。由于伴有感染,阴茎癌患者常伴有单侧或双侧腹股沟淋巴结肿大,约有一半淋巴结肿大的患者经病理证实为淋巴结转移。

(薛占瑞　陈学军)

第九章 作用于生殖系统的药物

第一节 子宫平滑肌兴奋药

子宫平滑肌兴奋药(oxytocics)是选择性兴奋子宫平滑肌的一类药物,可引起子宫收缩。由于子宫平滑肌兴奋药的种类、剂量及子宫生理状态不同,该类药物使子宫平滑肌产生的收缩也不同。引起子宫近似分娩的节律性收缩的药物主要用于催产、引产;引起强制性收缩的药物主要用于产后子宫出血、子宫复原等。

一、缩 宫 素

缩宫素(oxytocin,pitocin,又称催产素)是一种神经垂体激素。它的前体激素原由下丘脑室旁核、视上核神经元产生,并沿下丘脑-垂体束转运至神经垂体,储存于神经末梢。在转运过程中,激素原与神经垂体转运蛋白结合形成复合物,转化为垂体后叶素(pituitrin),其中主要成分之一即缩宫素。当受到适宜的刺激时,缩宫素通过毛细血管释放入血,随血液循环到达靶器官发挥药理作用。缩宫素可从牛、猪垂体后叶提取,也可人工合成。提取的制剂中除含有缩宫素外,还有少量加压素;而人工合成的只含有缩宫素。其效价以单位(U)计算,一个单位相当于 2 μg 纯缩宫素。

【体内过程】 缩宫素易被胰蛋白酶破坏,故口服无效。肌内注射吸收良好,3~5 min起效,作用维持时间 20~30 min;静脉注射起效快,作用维持时间短,故通常需要静脉滴注维持疗效。缩宫素可透过胎盘,大部分经肝代谢,少部分以原形经肾排泄。

【药理作用】

1. 兴奋子宫平滑肌 缩宫素可直接兴奋子宫平滑肌,加强子宫平滑肌的收缩力以及收缩频率。小剂量缩宫素(2~5 U)能够加强子宫(特别是妊娠末期的子宫)的节律性收缩,使收缩振幅加大,张力稍有增加,其收缩与正常分娩近似,使子宫底部肌肉节律性收缩,子宫颈松弛,这有利于促使胎儿顺利娩出。大剂量的缩宫素(5~10 U)将引起子宫平滑肌持续性的强直收缩,对胎儿和母体不利。子宫平滑肌对缩宫素的敏感性与体内雌激素和孕激素水平关系密切。雌激素可提高子宫平滑肌对缩宫素的敏感性,孕激素可降低子宫平滑肌对缩宫素的敏感性。在妊娠早期,孕激素的水平高,缩宫素对子宫平滑肌的收缩作用弱,这保证了胎儿的安全发育;在妊娠后期,雌激素的水平高,特别是在临产时,子宫平滑肌对缩宫素的反应更加敏感,有助于胎儿的娩出,因而只需小剂量的缩宫素即可达到引产和催产的目的。

2. 促进排乳 缩宫素能使乳腺腺泡周围的肌上皮细胞收缩,从而促进乳汁排出。

3. 降低血压 大剂量的缩宫素能短暂地松弛血管平滑肌,导致血压下降;但小剂量的缩宫素不会引起这一变化。

【临床应用】

1. 催产和引产 静脉滴注小剂量缩宫素可用于无禁忌证孕妇的催产和引产。如用于对胎儿正常、产道无障碍但宫缩无力的产妇的催产,也用于死胎、过期妊娠或因患严重疾病需要终止妊娠的患者的引产。

2. 产后止血 皮下或肌内注射较大剂量缩宫素(5~10 U)可迅速引起子宫强直性收缩,压迫子宫肌层内血管,抑制产后出血。但缩宫素作用时间短,需要加用麦角制剂维持子宫收缩状态。

3. 催乳 哺乳前,缩宫素滴鼻或小剂量肌内注射可促进排乳。

【不良反应和注意事项】 缩宫素偶尔会引起过敏反应、恶心、呕吐、血压下降等,过量时可引起子宫持续性强直收缩,导致胎儿窒息或子宫破裂。因此应用时必须注意:①严格掌握剂量,避免子宫强直性收缩。②严格掌握禁忌证,对于产道异常、胎位不正、头盆不称、前置胎盘、有剖宫产史的患者及三次妊娠以上的经产妇,禁止使用缩宫素,以防止引起严重不良反应。

二、垂体后叶素

垂体后叶素(pituitrin)是从牛、猪的垂体后叶中提取的粗制品,含有缩宫素和加压素,缩宫素和加压素的化学结构基本相似。加压素具有抗利尿作用和较弱的兴奋子宫平滑肌作用,在较大剂量时可收缩血管,尤其对毛细血管和小动脉的收缩作用明显。临床上,垂体后叶素主要用于治疗尿崩症和肺出血。垂体后叶素因加压素含量较高,对子宫平滑肌的选择性不高,目前很少用于兴奋子宫,已逐渐被缩宫素所代替。不良反应有恶心、呕吐、腹痛、心悸、面色苍白及过敏反应等。高血压、冠心病、妊娠高血压综合征等患者禁用。

三、麦角生物碱

麦角(ergot)是一种麦角菌干燥菌核,寄生在黑麦及其他禾本科植物中。它含有多种生物碱,均为麦角酸的衍生物,按照化学结构可分成两类:①肽生物碱类:代表药有麦角胺和麦角毒,二者均难溶于水,对血管作用明显,起效缓慢,作用维持时间较久。②胺生物碱类:代表药有麦角新碱和甲麦角新碱,二者易溶于水,对子宫的兴奋作用强。

【药理作用】

1. 兴奋子宫平滑肌 麦角新碱和甲麦角新碱能选择性地兴奋子宫平滑肌,起效迅速。本类药物剂量稍大时即可引起包括子宫体和子宫颈在内的子宫平滑肌强直性收缩,妊娠子宫对麦角碱类的敏感性高于未妊娠子宫。因此,此类药物只适用于产后止血和子宫复原,不宜用于催产和引产。

2. 收缩血管 麦角胺和麦角毒能直接收缩动静脉血管;大剂量使用本类药物还会伤害血管内皮细胞,长期服用将导致血栓甚至肢端干性坏疽。

3. 阻断肾上腺素 α 受体 肽生物碱类可阻断肾上腺素 α 受体,翻转肾上腺素的升压作用,但无临床应用价值。胺生物碱类无此作用。

【临床应用】

1. 抑制子宫出血 麦角新碱和甲麦角新碱主要用于治疗产后或其他原因引起的子宫出血,通过促使子宫平滑肌强直性收缩,机械地压迫血管止血。

2. 加速子宫复原 当子宫复原缓慢时,可应用本类药物加速子宫复原。

3. 治疗偏头痛 麦角胺和麦角毒收缩脑血管,减少动脉搏动的幅度,用于偏头痛的诊断及其发作时的治疗;与咖啡因合用有协同作用。

4. 人工冬眠　氢化麦角碱对中枢神经系统有抑制作用,舒张血管,降低血压。与异丙嗪、哌替啶配成冬眠合剂。

【不良反应】　注射麦角新碱可引起恶心、呕吐、血压升高等不良反应,偶有过敏反应出现。严重者会导致呼吸困难、血压下降。长期或大量应用麦角毒和麦角胺可损害血管内皮细胞,造成血栓甚至肢端坏死。妊娠高血压综合征和高血压患者慎用,动脉硬化及冠心病患者禁用。本类药物还禁用于催产和引产。

四、前列腺素类

前列腺素(prostaglandin)是一类不饱和脂肪酸,对心血管、呼吸、消化及生殖等系统均有广泛的生理、药理作用。可用于子宫兴奋的前列腺素类药物有:地诺前列素、硫前列酮和地诺前列酮等。

前列腺素类具有收缩子宫平滑肌的作用。其中,地诺前列素和地诺前列酮的收缩作用最强,在分娩中具有重要意义。该类药物对妊娠各期子宫都有兴奋作用,尤其对分娩前的子宫非常敏感,在妊娠初期和中期的收缩作用比缩宫素强。它们引起子宫收缩的特性与生理性的镇痛相似,在增强子宫平滑肌节律性收缩的同时,尚能松弛子宫颈。可用于足月或过期妊娠的引产,也可用于发生良性葡萄胎时异物的排出。

该类药物的主要不良反应为恶心、呕吐、腹痛等。不宜用于支气管哮喘和青光眼患者。引产时的禁忌证和注意事项与缩宫素相同。

第二节　子宫平滑肌舒张药

子宫平滑肌舒张药又称抗分娩药,具有抑制子宫平滑肌的作用,该类药物降低子宫收缩力,主要用于治疗痛经和早产。常用药物有 β_2 受体激动药、硫酸镁、钙通道阻滞药、前列腺素合成酶抑制药、缩宫素受体拮抗药等。

一、利　托　君

利托君可选择性激动子宫平滑肌细胞膜上的 β_2 受体,降低子宫平滑肌的收缩强度和频率,舒张子宫,减少子宫的活动,对妊娠和非妊娠子宫均有抑制作用。临床上主要用于防治早产。

可能出现的不良反应有心率加快、血压升高、血糖升高等,偶尔导致肺水肿。糖尿病患者和使用排钾利尿药的患者慎用。心脏病、甲状腺功能亢进及支气管哮喘等患者禁用。

β_2 受体激动药还有很多,如沙丁胺醇、克伦特罗、特布他林等。

二、硫　酸　镁

硫酸镁除具有抗惊厥、导泻和降血压作用外,对子宫平滑肌有舒张作用,降低子宫收缩强度和收缩频率。用于防治早产、妊娠高血压综合征及子痫。

硫酸镁静脉注射后常引起潮热、出汗、口干等不良反应。偶见血钙降低,肺水肿。注射速度过快还会引起头晕、恶心、呕吐、眼球震颤等。用药剂量过大甚至出现肾功能不全、心脏抑制和呼吸抑制等严重不良反应。

三、硝苯地平

硝苯地平为钙通道阻滞药,通过抑制子宫平滑肌细胞的 Ca^{2+} 内流,松弛子宫平滑肌,降低子宫收缩力。可用于治疗早产。其主要不良反应包括一过性低血压、头痛、潮热、心率加快等。一般不良反应轻微,患者能够耐受。

四、吲哚美辛

吲哚美辛为前列腺素合成酶抑制药,可引起胎儿动脉导管过早关闭,诱导肺动脉高压,损伤肾脏,减少羊水量等。本药仅在 β_2 受体激动药、硫酸镁等药物无效或使用受限时应用。

第三节 雌激素类药物与抗雌激素类药物

一、雌激素类药物

卵巢分泌的雌激素(estrogens)主要是雌二醇(estradiol)。从孕妇尿中提取出的雌酮(estrone)和雌三醇(estriol)等,为雌二醇的肝脏代谢产物。天然雌激素活性相对较低,常用的雌激素类药物多是以雌二醇作为母体,人工合成的长效、高效衍生物,如炔雌醇(ethinylestradiol)、炔雌醚(quinestrol)及戊酸雌二醇(estradiol valerate)等。一些结构较简单的非甾体药物也具有雌激素样作用,如己烯雌酚(diethylstilbestrol)。

【体内过程】 天然雌激素口服后经消化道吸收,但易在肝脏代谢,故生物利用度低,宜注射给药。血浆中的大部分雌激素与性激素结合球蛋白或白蛋白结合,结合率可达 50% 以上。雌激素代谢产物大部分以葡萄糖醛酸或硫酸结合的形式从肾脏排出,也有部分通过胆汁排出,并形成肝肠循环。

人工合成的炔雌醇、炔雌醚及己烯雌酚等在肝脏内代谢速度缓慢,口服效果好,维持时间长。其中,炔雌醚可储存于脂肪组织中,逐渐缓慢释放,维持疗效时间长。雌激素酯类衍生物制剂肌内注射可延缓吸收,延长作用时间。

【药理作用】

1. 促进女性成熟 雌激素促使女性性器官发育和成熟及维持女性第二性征,如子宫发育、乳腺腺管增生以及脂肪分布变化等。

2. 调节排卵 小剂量雌激素促进排卵前促性腺激素分泌,促进排卵。大剂量雌激素可作用于下丘脑-垂体系统,通过负反馈机制减少促性腺激素释放,发挥抗排卵作用。

3. 影响乳腺发育和乳汁分泌 小剂量雌激素可刺激乳腺导管及腺泡的生长和发育;大剂量雌激素抑制催乳素对乳腺的刺激作用,减少乳汁分泌。

4. 促进子宫内膜增殖 雌激素促使子宫内膜和肌层增殖变厚,其引起的内膜异常增殖可导致子宫出血。在黄体酮的协同作用下,雌激素使子宫内膜继续增厚并进入分泌期,提高子宫平滑肌对缩宫素的敏感性。同时,它还可以使阴道上皮细胞增生,浅表层细胞发生角化。

5. 影响代谢 雌激素具有轻度水钠潴留作用,这是因为雌激素激活肾素-血管紧张素系统,增加醛固酮的分泌,促进肾小管对水、钠的重吸收;雌激素还可增加骨骼中钙盐的沉积,加速骨髓闭合;大剂量雌激素降低低密度脂蛋白,升高高密度脂蛋白含量。

6. 其他　雌激素可增加凝血因子Ⅱ、Ⅵ、Ⅸ、Ⅹ的活性,从而促进血液凝固,还可增加纤溶活性。另外,雌激素还具有抗雄激素作用。

【临床应用】

1. 围绝经期综合征　围绝经期综合征也称更年期综合征,是由于卵巢功能降低,雌激素分泌减少,垂体促性腺激素分泌增加,造成内分泌平衡失调所引起的一系列症状。采用雌激素替代治疗,可有效抑制垂体促性腺激素的分泌,减轻出现的各种症状。

2. 卵巢功能不全和闭经　雌激素可对原发性或继发性卵巢功能低下患者进行替代治疗,促进外生殖器、子宫的发育,维持第二性征。雌激素与孕激素联合使用,可调整月经周期。

3. 功能性子宫出血　雌激素通过促进子宫内膜增生,修复出血创面而达到止血目的。

4. 乳房胀痛和回乳　部分女性停止哺乳后,因乳汁持续分泌,引起乳房胀痛。此时,采用大剂量雌激素能干扰催乳素对乳腺的刺激作用,抑制乳汁分泌,克服乳房胀痛。

5. 骨质疏松　雌激素对骨的作用表现出剂量依赖性,大剂量雌激素增加骨密度的效果更显著。雌激素和孕激素联合使用可预防围绝经期女性由于骨质丢失所引起的骨质疏松。雌激素与雄激素联合使用可治疗绝经期和老年性骨质疏松。但由于存在安全隐患,目前仅采用小剂量预防和治疗骨质疏松症,短期用药,不做长期治疗。

6. 晚期乳腺癌　绝经五年以上的乳腺癌患者可用雌激素治疗,缓解率可达40%左右。但绝经不足五年患者禁用,因此时使用可能促进肿瘤的生长。

7. 前列腺癌　大剂量雌激素类药物可使前列腺癌症状改善,肿瘤病灶退化。这是因为雌激素抑制垂体促性腺激素的分泌,使睾丸萎缩,降低雄激素水平,同时又具有抗雄激素的作用。

8. 痤疮　青春期痤疮是由于雄激素分泌过多,刺激皮脂腺分泌,引起腺管阻塞及继发性感染所致。故可用雌激素治疗,抑制雄激素分泌,拮抗雄激素的作用。

9. 避孕　雌激素与孕激素合用可避孕。

【不良反应和注意事项】　常见不良反应有恶心、呕吐、食欲缺乏、头晕等。使用时,从小剂量开始,逐渐增加剂量可减轻上述反应。大剂量使用可引起水、钠潴留而导致水肿,故高血压患者慎用。长期大量应用本类药物可引起子宫内膜过度增生,导致子宫出血,故有子宫出血倾向以及患有子宫内膜炎者慎用。本类药物主要在肝脏代谢,肝功能不全者易诱发胆汁淤积性黄疸,故肝功能不全者慎用。妊娠期间不应使用雌激素,以免造成胎儿发育异常。

二、抗雌激素类药物

根据药物作用机制不同,抗雌激素类药物包括雌激素受体拮抗药,选择性雌激素受体调节药以及芳香化酶抑制药。代表药物有氯米芬、他莫昔芬、雷洛昔芬等。

氯米芬(clomiphene)为三苯乙烯衍生物,与己烯雌酚的化学结构相似。本药有较弱的雌激素活性和中等程度的抗雌激素作用。它促进垂体前叶分泌促性腺激素,诱发排卵。这与其竞争下丘脑的雌激素受体,抑制雌激素的负反馈作用有关。主要用于月经紊乱及闭经,对无排卵(女)及缺精子(男)的不育症、黄体功能不全及多囊卵巢等有一定疗效。大剂量长期使用可引起卵巢肥大,故卵巢囊肿患者禁用。

雷洛昔芬(raloxifene)是选择性雌激素受体调节药,其对乳腺和子宫内膜上的雌激素受体作用极小,但特异性拮抗骨组织的雌激素受体。故主要用于绝经后女性的骨质疏松症。

他莫昔芬(tamoxifen)通过与乳腺癌细胞的雌激素受体结合,阻断雌激素对肿瘤细胞的增殖作用,从而抑制肿瘤细胞的生长。主要用于治疗绝经后晚期乳腺癌,疗效较好。

第四节　孕激素类药物与抗孕激素类药物

一、孕激素类药物

卵巢黄体分泌的天然孕激素为黄体酮(又称孕酮,progesterone),含量很低。临床应用的一般是人工合成品及其衍生物。按照化学结构,该类药物可分为两类:17α-羟孕酮类,由黄体酮衍生而来,如氯地孕酮、甲羟孕酮、甲地孕酮等;19-去甲睾酮类,由炔孕酮衍生而来,结构与睾酮相似,如炔诺酮、炔诺孕酮等。

【体内过程】　黄体酮口服后在胃肠及肝脏内被迅速代谢,疗效差,故常采用注射给药。黄体酮的血浆蛋白结合率较高。其代谢产物主要与葡萄糖醛酸结合,从肾排出。人工合成的炔诺酮、甲地孕酮等作用较强,在肝脏代谢较慢,可以口服,是避孕药的主要成分。甲羟孕酮和甲地孕酮的未结晶混悬液和己酸孕酮的油溶液可肌内注射,发挥长效作用。

【药理作用】

1. 对生殖系统的作用　①月经后期,在雌激素作用的基础上,黄体酮促进子宫内膜继续增厚、充血、腺体增生并产生分支,由增殖期转为分泌期,有利于受精卵的着床和胚胎的发育。②黄体酮抑制子宫对缩宫素的敏感性,其机制是黄体酮与缩宫素竞争受体,为胎儿的安全发育起到保护作用。③一定量的黄体酮抑制黄体生成素的分泌,从而抑制排卵,有避孕作用。④黄体酮促进乳腺腺泡发育,为哺乳作准备。

2. 对代谢的影响　黄体酮与醛固酮结构相似,有竞争性拮抗醛固酮的作用,促进 Na^+ 和 Cl^- 的排泄。另外,黄体酮是肝药酶诱导剂,促进某些药物代谢。

3. 升高体温的作用　黄体酮通过下丘脑体温调节中枢,轻度升高体温,使月经周期的黄体期基础体温偏高。

【临床应用】

1. 功能性子宫出血　黄体功能不足可使子宫内膜不规则的成熟与脱落,进而导致子宫持续性出血。应用孕激素类药物可使子宫内膜同步转为分泌期,有助于子宫内膜的全部脱落。

2. 痛经和子宫内膜异位症　在临床上,孕激素和雌激素联合使用可抑制排卵并减轻子宫痉挛性收缩而止痛,也可使异位的子宫内膜萎缩退化。

3. 先兆流产与习惯性流产　对于黄体功能不足所导致的先兆性流产与习惯性流产,可以使用大剂量孕激素类药物治疗,但疗效不明显。

4. 子宫内膜腺癌、前列腺肥大和前列腺癌　大剂量孕激素类药物使子宫内膜癌细胞分泌耗竭,发生退化,还可以反馈性抑制垂体前叶分泌间质细胞刺激激素,减少睾酮的分泌,促进前列腺细胞的萎缩退化。

【不良反应】　孕激素不良反应相对较轻,偶见恶心、呕吐、头晕及乳房胀痛等。长期应用孕激素可引起子宫内膜萎缩,月经量减少,易诱发阴道真菌感染。大量使用 19-去甲睾酮类可致肝功能障碍。

二、抗孕激素类药物

抗孕激素类药物干扰孕酮的合成和代谢,主要包括:孕酮受体阻断药和3β-羟甾脱氢酶抑制药。代表药有米非司酮、曲洛司坦等。

米非司酮是炔诺酮的衍生物,不仅具有抗孕激素和抗皮质激素的活性,而且还具有较弱的雄性激素样作用。该药口服有效,生物利用度和血浆蛋白结合率较高,血药浓度半衰期长,因此可延长下一个月经周期,故不宜持续给药。由于米非司酮可以对抗黄体酮对子宫内膜的作用,具有显著的抗着床效应,故米非司酮单独使用是房事后避孕的有效措施。此外,它还具有抗早孕作用,用于终止早期妊娠。可能会延长子宫出血,但一般不做特殊处理。

第五节 雄激素类药物与抗雄性激素类药物

一、雄激素类药物

天然雄激素(androgens)主要是睾酮,由睾丸间质细胞分泌,肾上腺皮质、卵巢和胎盘也可少量分泌。临床常用的为人工合成睾酮衍生物,如甲睾酮(methyltestosterone)、丙酸睾酮(testosterone propionate)和苯乙酸睾酮(testosteronephenylacetate)等。睾酮不仅有雄激素活性,还具有促进蛋白质合成的作用(即同化作用)。某些人工合成的睾酮衍生物雄激素活性较弱,但其同化作用相对较强,这些药物被称为同化激素,如苯丙酸诺龙、美雄酮及司坦唑醇等。

【体内过程】 睾酮口服易吸收,但易被肝脏迅速代谢,故口服无效。在血浆中,大部分睾酮与血红蛋白结合。其代谢物可与葡萄糖醛酸或硫酸结合,失去活性,经肾脏排泄。将其片剂植于皮下,吸收缓慢,作用可长达6周。睾酮的脂类化合物极性较低,吸收缓慢,持续时间较长。甲睾酮不易被肝脏破坏,既可口服给药,又可舌下给药。

【药理作用】

1. 对生殖系统的作用 ①促进男性性器官及附属性器官的发育和成熟,维持男性第二性征,促进精子的生成和成熟。②大剂量睾酮负反馈地抑制垂体前叶分泌促性腺激素。③睾酮可减少女性卵巢分泌雌激素。具有直接抗雌激素的作用。

2. 同化作用 雄激素能显著地促进蛋白质合成(同化作用),减少蛋白质分解(异化作用),降低尿素生成量和尿素的排泄量,因而促进生长发育,增长肌肉,增加体重,同时出现水、钠、钙、磷潴留现象。

3. 对骨髓造血的作用 在骨髓造血功能低下时,大剂量睾酮能促进肾脏分泌促红细胞生成素;也可直接刺激骨髓造血,使红细胞生成增加。

【临床应用】

1. 睾丸功能不全 对无睾症或类无睾症的男性性功能低下患者,可用睾酮替代疗法治疗。

2. 围绝经期综合征与功能性子宫出血 雄激素通过其抗雌激素作用,使子宫平滑肌及其血管收缩,内膜萎缩而达到止血目的。围绝经期患者更为适用。对于严重出血的患者,可联用己烯雌酚、黄体酮和丙酸睾酮的混合物,注射给药以止血。停药需要逐渐减量,避免出现撤退性出血。

3. 晚期乳腺癌与卵巢癌 对于晚期乳腺癌或卵巢癌,采用雄激素治疗可使部分患者的病情得到缓解。这可能与其抗雌激素作用有关,也可能与抑制垂体促性腺激素的分泌、减少卵巢分泌雌激素有关。另外,雄激素尚有对抗催乳素刺激癌组织的作用。其治疗效果与癌细胞中雌激素受体含量呈正比。

4. 贫血 用丙酸睾酮或甲睾酮可使骨髓功能改善,故用于再生障碍性贫血以及其他贫血性疾病。

5. 虚弱 小剂量雄激素可使各种消耗性疾病、骨质疏松、肌肉萎缩、生长延缓、长期卧床、放疗等患者食欲增加,加快体质恢复。

【不良反应】 女性长期应用雄激素,可出现如痤疮、多毛、声音变粗、闭经、乳腺退化、性欲改变等男性化现象。男性患者则可能发生性欲亢进,或者出现女性化现象,这是因为雄激素在性腺外组织转化为雌激素所致,长期用药负反馈性地使睾丸萎缩,精子减少。多数雄激素可干扰肝内毛细胆管的排泄功能,引起胆汁淤积性黄疸。

【禁忌证】 孕妇及前列腺癌患者禁用。由于该类药物有水、钠潴留作用,故肾炎、肾病综合征、肝功能不全、高血压及心力衰竭患者也应慎用。

二、抗雄激素类药物

抗雄激素类药物是对抗雄激素生理效应的药物,包括雄激素合成抑制药和雄激素受体阻断药等。

环丙孕酮是 17α-羟孕酮类化合物,具有较强的孕激素样作用,反馈性地抑制下丘脑-垂体系统,减少血浆中的黄体生成素与促卵泡素,降低睾酮的分泌水平。另外,环丙孕酮还可阻断雄激素受体,抑制内源性雄激素的药理效应,从而缓解男性严重性功能亢进。对于前列腺癌患者,当其他药物使用无效或使用受限时,可口服环丙孕酮。环丙孕酮与雌激素合用可治疗女性严重痤疮和特发性多毛症。由于本类药物抑制性功能和性发育,故禁用于未成年人。因其可影响肝功能、糖代谢、血象和肾上腺皮质的功能,故用药期间需严密监控。另一种抗雄激素类药物非那雄胺可减少睾酮转化为二氢睾酮,也可降低雄激素作用,主要用于治疗前列腺增生。

第六节 避 孕 药

生殖过程包括精子和卵子的形成、成熟、排放、受精、着床及胚胎发育等多个环节。阻断其中任何一个环节均可达到避孕或终止妊娠的目的。这些环节多发生在女性体内,故而女用避孕药极多,男用避孕药较少。

一、抑制排卵的避孕药

本类药物为甾体避孕药,多数是不同类型的雌激素和孕激素配伍组成的复方制剂,是最常用的女性避孕药。

【药理作用】

1. 抑制排卵 雌激素通过负反馈机制抑制下丘脑促性腺激素释放激素的释放,减少促卵泡激素分泌,从而抑制卵泡的生长、成熟,同时孕激素又抑制黄体生成素,两者协同作用而抑制排卵。

2. 抗着床 甾体避孕药抑制子宫内膜的正常增殖,腺体减少,内膜萎缩,不利于受精卵的着床。

3. 使宫颈黏液稠度增加 甾体避孕药使精子不易进入子宫腔,达到避孕效果。

4. 其他作用 甾体避孕药影响子宫及输卵管平滑肌的生理功能,使受精卵难以在适当的时间到达子宫;还可抑制黄体内甾体激素的合成。

【不良反应】

1. 类早孕反应 少数女性在用药初期可出现轻微的类早孕反应,如恶心、呕吐、择食及乳房胀痛等。一般坚持用药2~3个月后本症状减轻或消失。

2. 子宫不规则出血 常见于用药最初几周,如出血,可加服炔雌醇缓解。

3. 闭经 少数女性服药后发生闭经。如连续两个月闭经,应停止服药。

4. 乳汁减少 少数哺乳期女性用药后乳汁减少。最终可通过乳汁影响乳儿,使其乳房肿大。

5. 凝血功能亢进 甾体避孕药可诱发血栓性静脉炎、肺栓塞或脑血管栓塞等。

6. 其他 用药后可能出现痤疮、皮肤色素沉着,血压升高等现象。

【禁忌证及注意事项】 对于甾体避孕药,充血性心力衰竭或有其他水肿倾向者慎用;急、慢性肝病及糖尿病需用胰岛素治疗者不宜使用;甾体避孕药可减少子宫内膜癌、卵巢癌、子宫肌瘤以及乳腺纤维囊性和纤维腺性病变的发病率;增加子宫颈癌和乳腺癌的发病率;宫颈癌患者严禁使用。

【药物相互作用】 肝药酶诱导剂,如苯巴比妥、苯妥英钠等,可加速本类避孕药在肝脏内的代谢速率,影响避孕效果,甚至导致突破性出血。

二、抗着床避孕药

该类药物又称探亲避孕药,常用药有炔诺酮、甲地孕酮、左炔诺酮等。它们可快速抑制子宫内膜的发育和分泌,干扰孕卵着床,起到避孕作用。其主要优点是使用灵活方便,应用不受月经周期的限制,无论在排卵前、排卵期或排卵后服用都有效。一般夫妻同居当晚或者房事后,避孕工具失败或没有采取措施者,均可口服本类药物应急避孕。

三、男性避孕药

棉酚(gossypol)是棉花根、茎和种子中含有的一种黄色酚类物质。棉酚可破坏睾丸曲细精管的生精上皮细胞,减少精子数量,直至无精子生成。停药后可逐渐恢复。长期连续服用两个月以上即可达到节育标准,避孕有效率达90%以上。常见不良反应有恶心、呕吐、食欲减退、乏力、心悸及肝功能改变等。服药者如发生低血钾肌无力症状,应立即处理。另外,棉酚可能引起不可逆性精子生成障碍,故不作为常规避孕药。

孕激素和雄激素联用,在较大剂量时可反馈性地抑制腺垂体促性腺激素的分泌,从而抑制精子的发生。二者有协同作用,用药时减少各药的剂量,从而减少其不良反应。

四、外用避孕药

常用的外用避孕药多为一些杀精作用较强的药物。将其制成胶浆或栓剂等剂型,放入阴道后,药物可自行溶解并同时分散在子宫颈表面和阴道壁,杀灭精子,从而达到避孕效果。这种避孕方法的不良反应相对较小,极少产生全身性反应。代表药有壬苯醇醚、孟苯醇醚及烷苯醇醚等。另外,外用避孕药使用简便,不会影响人体正常的生理功能,但避孕失败率高于其他避孕方法。

五、抗早孕药

抗早孕药是指在妊娠12周以内产生完全流产而终止妊娠的药物。临床常用孕激素受体阻断药米非司酮与前列腺素衍生物米索前列醇配伍使用。

米非司酮口服能拮抗孕激素活性,可破坏子宫蜕膜,促进子宫平滑肌收缩,软化且扩张宫颈而诱发流产。在临床上用于抗早孕,房事后紧急避孕,也可以用于诱导分娩。本药具有完全流产率高、对母体不良反应小、流产后月经周期迅速恢复、对再次妊娠无影响等特点。少数用药者可能发生严重出血。

(王寒明)

参 考 文 献

柏树令 . 2010 . 系统解剖学 . 第 7 版 . 北京：人民卫生出版社

陈晓蓉, 徐晨 . 2011 . 组织学与胚胎学 . 合肥：中国科学技术大学出版社

高英茂 . 2010 . 组织学与胚胎学 . 北京：高等教育出版社

迈克尔 . E. 马登 . 2012 . 断层解剖学 . 第 2 版 . 刘树伟主译 . 天津：天津科技翻译出版公司

彭裕文 . 2010 . 局部解剖学 . 第 7 版 . 北京：人民卫生出版社

石增立 . 2011 . 病理生理学 (案例版) . 北京：科学出版社

王建枝, 殷莲华 . 2013 . 病理生理学 . 第 8 版 . 北京：人民卫生出版社

吴基良, 罗健东 . 2007 . 药理学 . 北京：科学出版社

杨宝峰 . 2013 . 药理学 . 第 8 版 . 北京：人民卫生出版社

杨光华 . 2002 . 病理学 . 北京：人民卫生出版社

朱大年, 王庭槐 . 2013 . 生理学 . 第 8 版 . 北京：人民卫生出版社

朱启文, 高东明 . 2012 . 生理学 (案例版) . 第 2 版 . 北京：科学出版社

邹仲之, 李继承 . 2008 . 组织学与胚胎学 . 第 7 版 . 北京：人民卫生出版社

Guyton AC, Hall JE. 2006. Textbook of Medical Physiology. 11th . Philadelphia：Saunders

Kumar V, Cotran RS, Robbins SL. 2002. Robbins Basic Pathology. 7th. Philadelphia：Saunder

彩　图

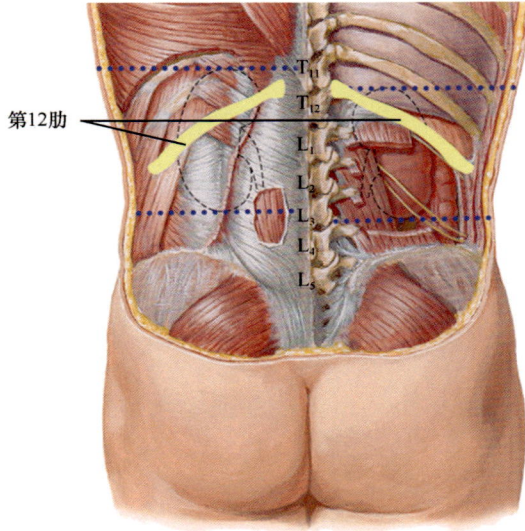

彩图 -1　肾的位置（后面）

第12肋

T₁₁
T₁₂
L₁
L₂
L₃
L₄
L₅

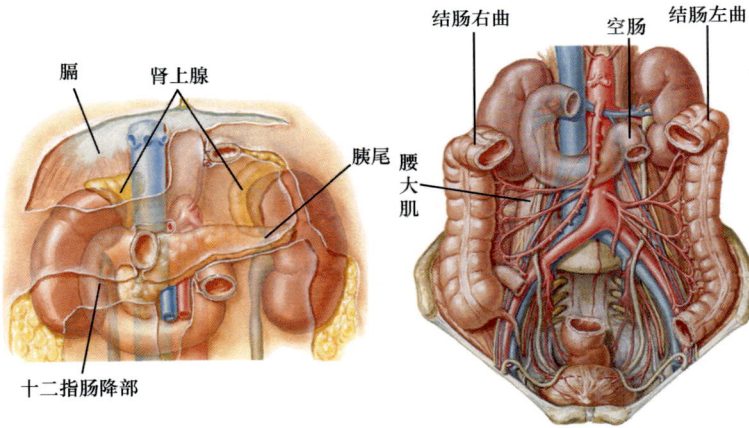

彩图 -2　肾的毗邻

膈　　肾上腺

十二指肠降部

胰尾

结肠右曲　空肠　结肠左曲

腰大肌

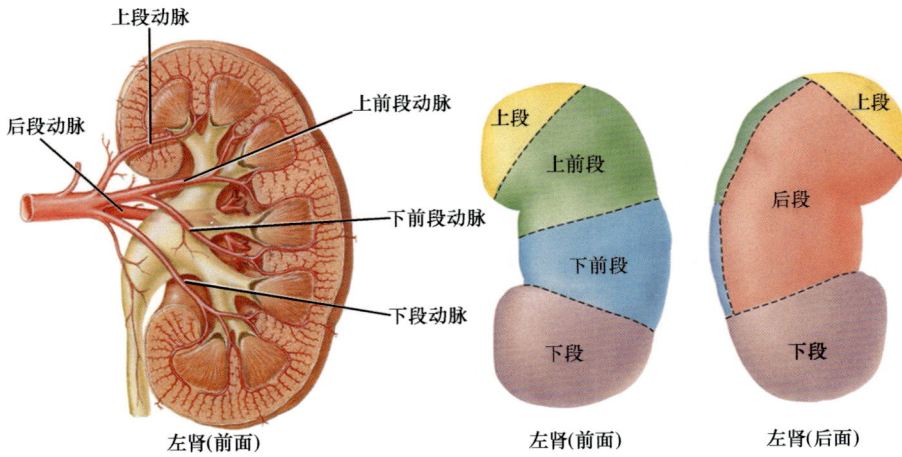

彩图 -3　肾的血管与肾段

上段动脉

后段动脉

上前段动脉

下前段动脉

下段动脉

左肾(前面)

上段
上前段
下前段
下段

左肾(前面)

上段
后段
下段

左肾(后面)

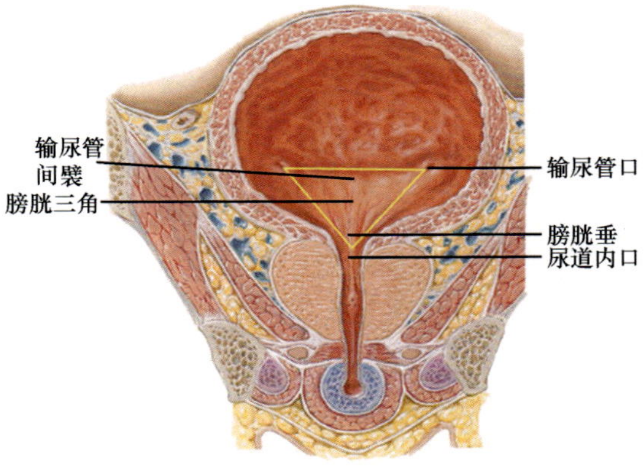

输尿管间襞
膀胱三角
输尿管口
膀胱垂
尿道内口

彩图 -4　膀胱冠状切面前面观（男性）

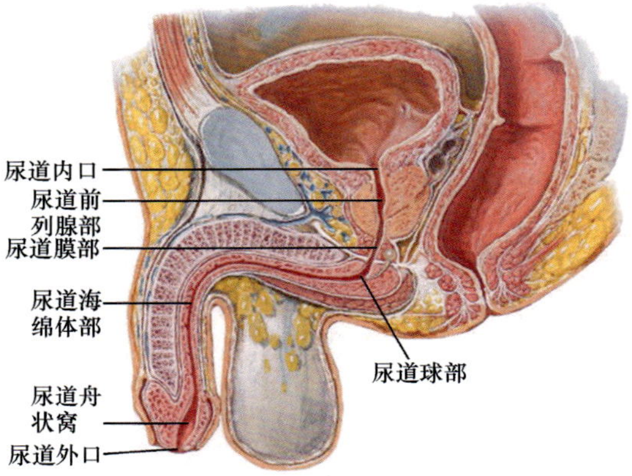

尿道内口
尿道前列腺部
尿道膜部
尿道海绵体部
尿道球部
尿道舟状窝
尿道外口

彩图 -5　膀胱和男性尿道（侧面观）

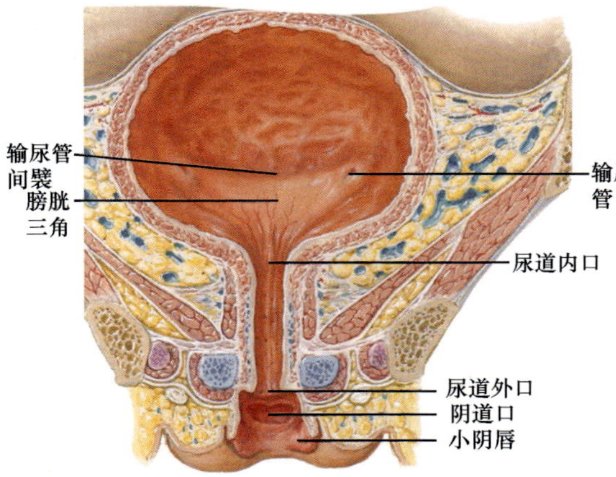

输尿管间襞
膀胱三角
输尿管口
尿道内口
尿道外口
阴道口
小阴唇

彩图 -6　女性尿道

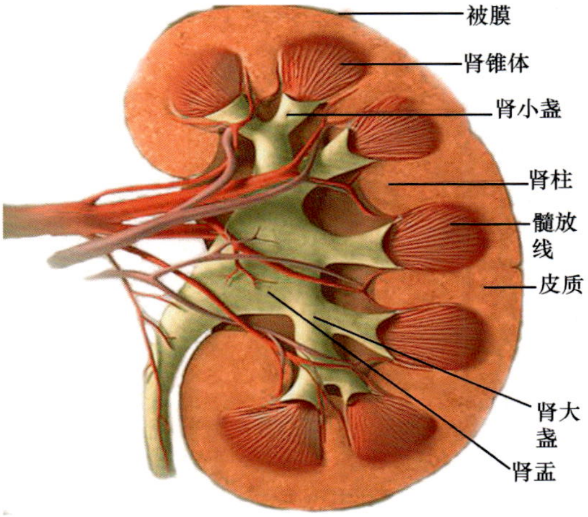

被膜
肾锥体
肾小盏
肾柱
髓放线
皮质
肾大盏
肾盂

彩图 -7　肾冠状剖面模式图

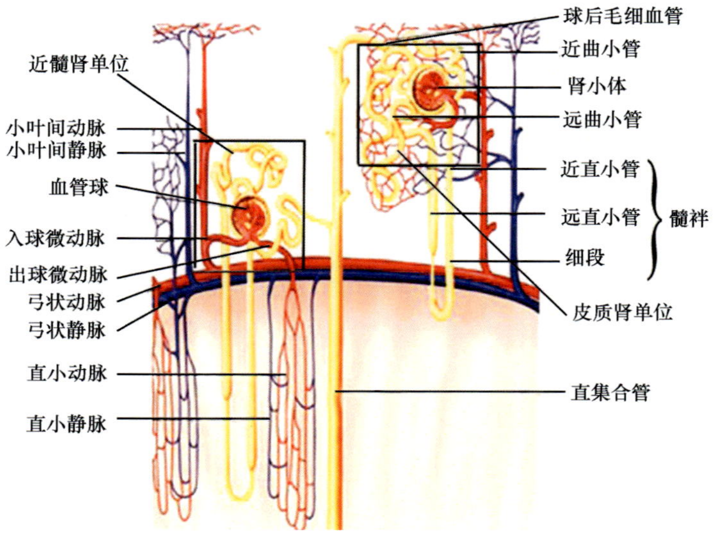

近髓肾单位
小叶间动脉
小叶间静脉
血管球
入球微动脉
出球微动脉
弓状动脉
弓状静脉
直小动脉
直小静脉
球后毛细血管
近曲小管
肾小体
远曲小管
近直小管
远直小管
细段
皮质肾单位
髓袢
直集合管

彩图 -8　肾单位和集合管模式图

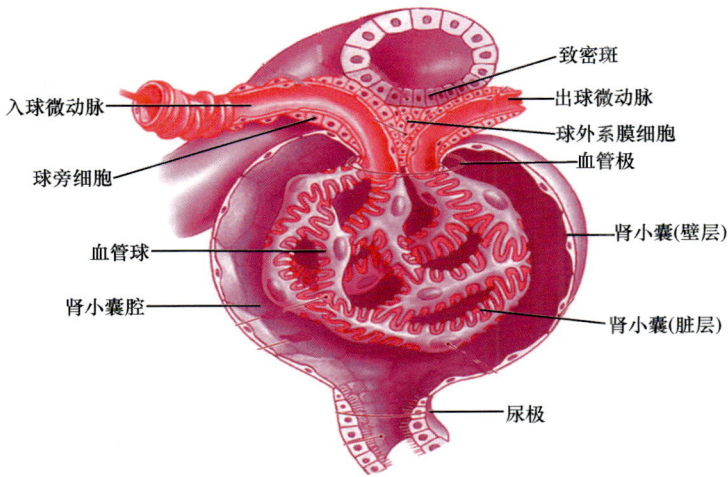

彩图 -9 肾小体和球旁器结构模式图

入球微动脉
球旁细胞
血管球
肾小囊腔

致密斑
出球微动脉
球外系膜细胞
血管极
肾小囊(壁层)
肾小囊(脏层)
尿极

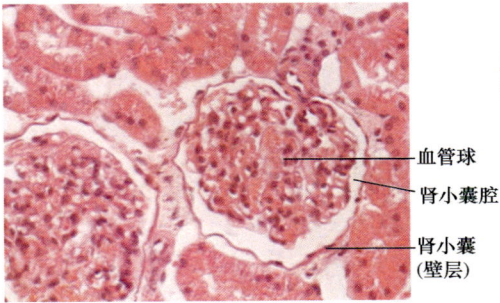

血管球
肾小囊腔
肾小囊
(壁层)

彩图 -10 肾小体光镜图

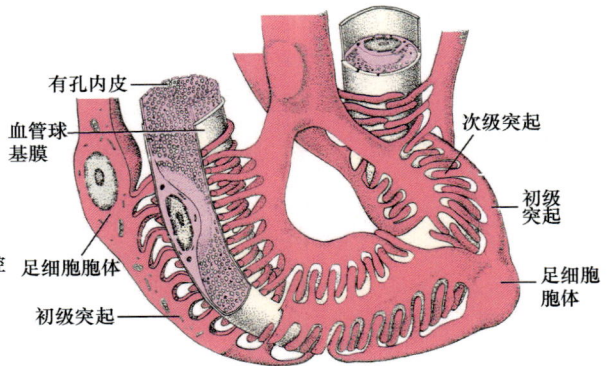

有孔内皮
血管球
基膜
足细胞胞体
初级突起

次级突起
初级突起
足细胞
胞体

彩图 -11 足细胞模式图

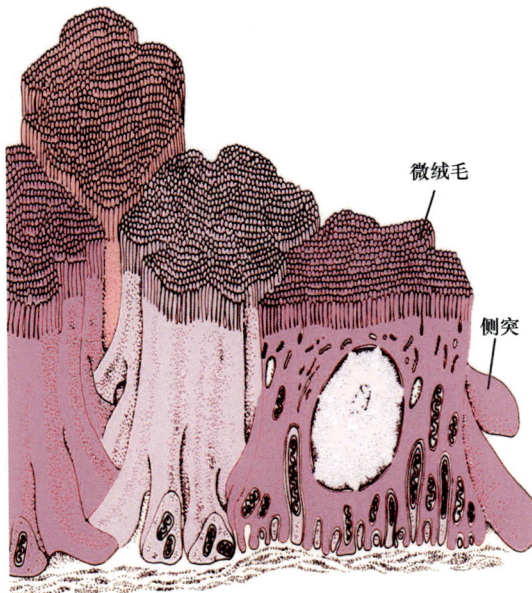

微绒毛
侧突

彩图 -12 近端小管上皮细胞超微结构模式图

近曲小管细胞

远曲小管细胞

近曲小管

远曲小管

近端小管直部

远端小管直部

细段

集合管

细段细胞

集合管细胞　闰细胞

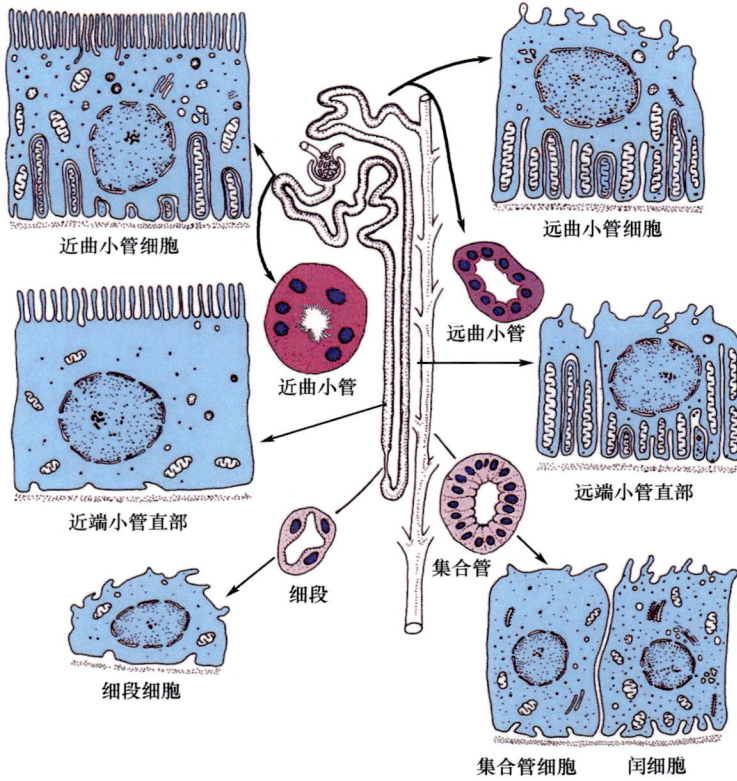

彩图 -13　肾小管和集合管上皮细胞超微结构模式图

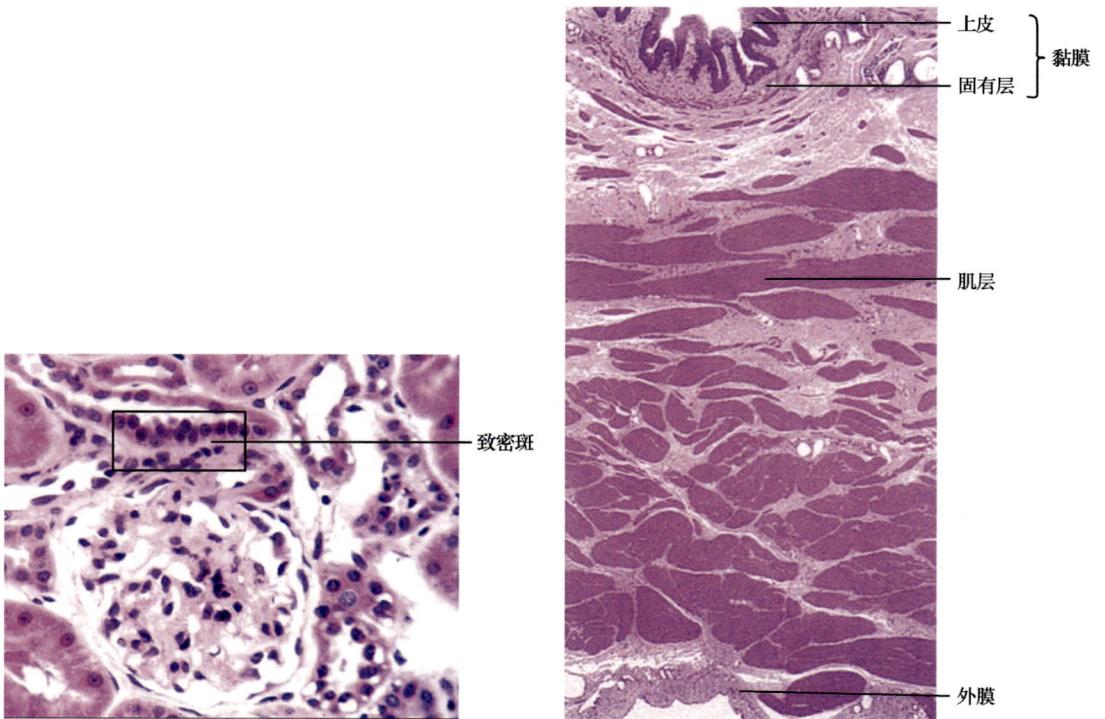

上皮

固有层

黏膜

肌层

外膜

致密斑

彩图 -14　致密斑光镜图

彩图 -15　膀胱光镜图

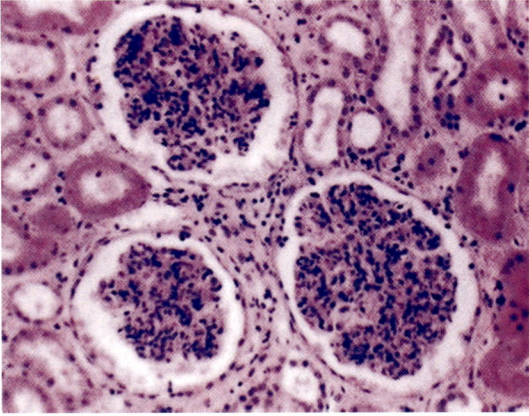

彩图-16　弥漫性毛细血管内增生性肾小球肾炎

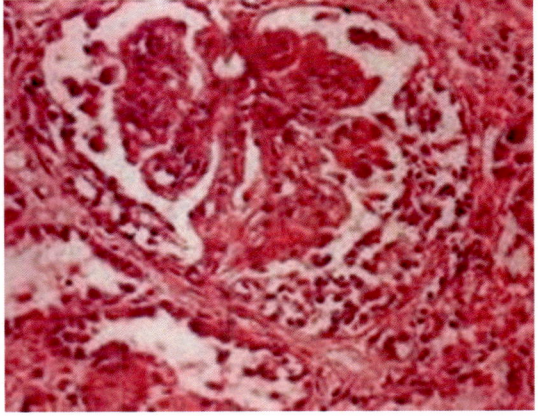

彩图-17　肾小球囊壁层上皮细胞增生形成细胞性新月体

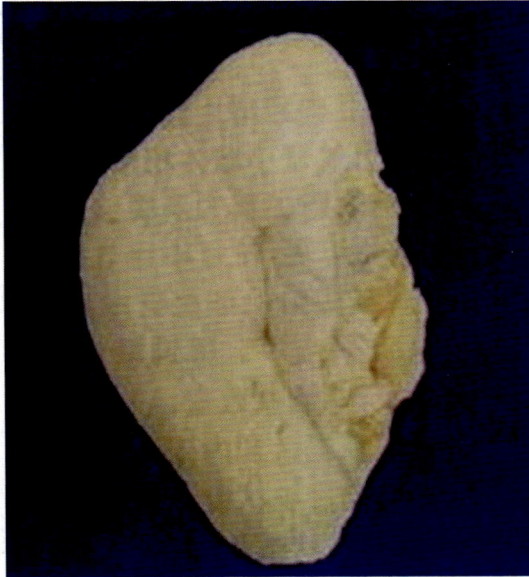

彩图-18　膜性肾小球肾炎

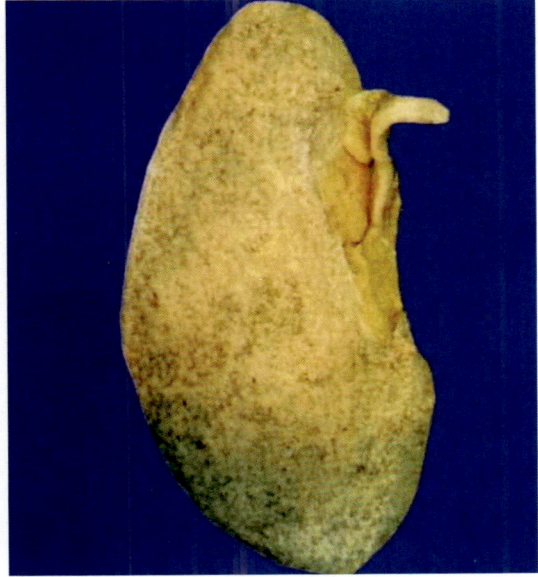

彩图-19　慢性肾小球肾炎

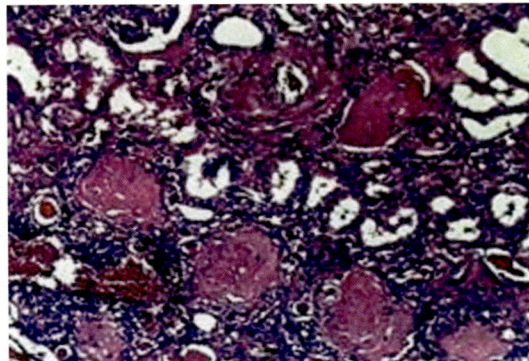

彩图-20　慢性肾小球肾炎

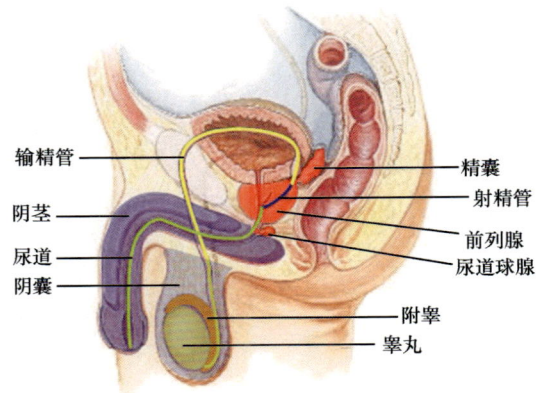

彩图-21　男性生殖系统

输精管
阴茎
尿道
阴囊
精囊
射精管
前列腺
尿道球腺
附睾
睾丸

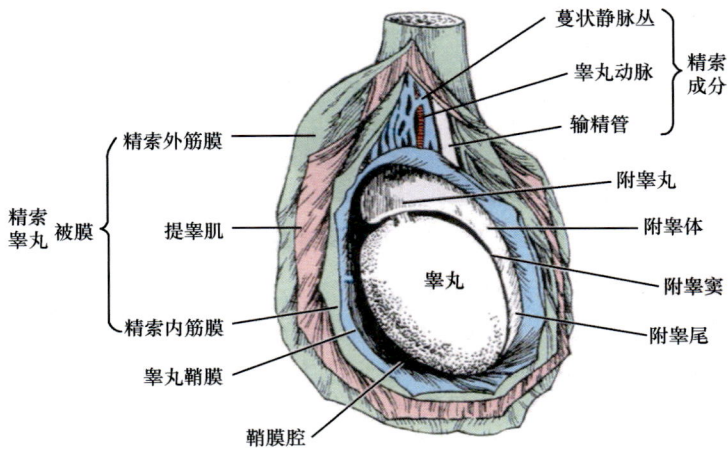
彩图 -22　睾丸及附睾（左侧）

精索成分
蔓状静脉丛
睾丸动脉
输精管

精索睾丸被膜
精索外筋膜
提睾肌
精索内筋膜
睾丸鞘膜

附睾丸
附睾体
附睾窦
附睾尾

睾丸
鞘膜腔

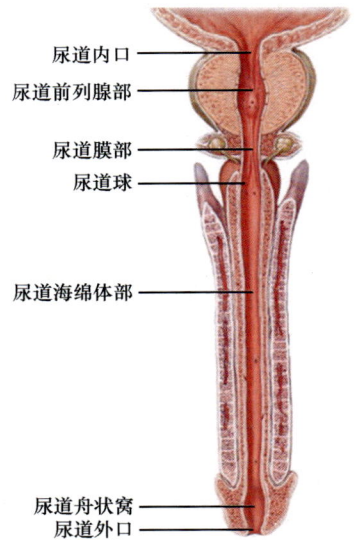
彩图 -23　男性尿道（前面观）

尿道内口
尿道前列腺部
尿道膜部
尿道球
尿道海绵体部
尿道舟状窝
尿道外口

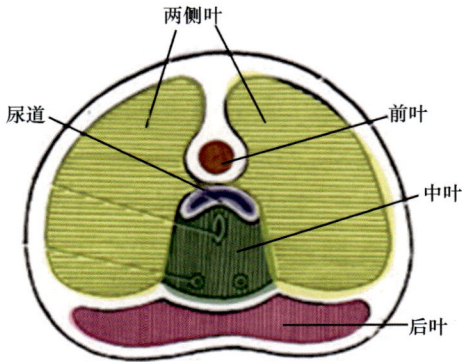
彩图 -24　前列腺分叶

两侧叶
尿道
前叶
中叶
后叶

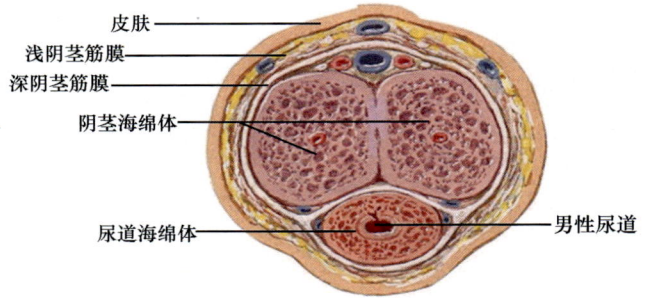
彩图 -25　阴茎中部水平切面

皮肤
浅阴茎筋膜
深阴茎筋膜
阴茎海绵体
尿道海绵体
男性尿道

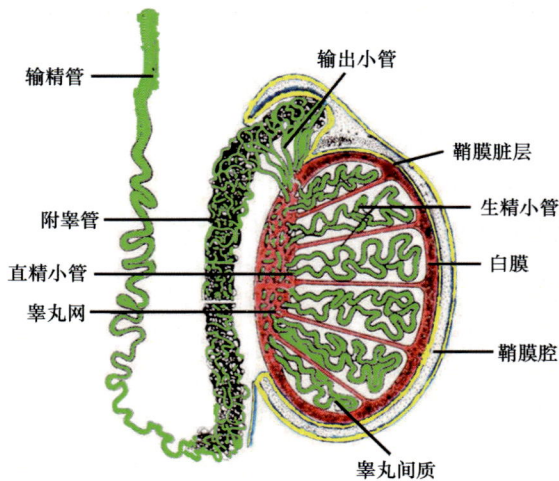
彩图 -26　睾丸与附睾模式彩图

输精管
附睾管
直精小管
睾丸网

输出小管
鞘膜脏层
生精小管
白膜
鞘膜腔
睾丸间质

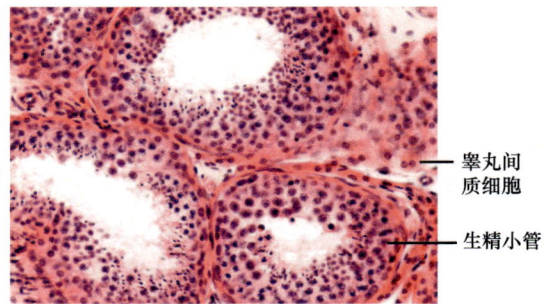
彩图 -27　生精小管（高倍）

睾丸间质细胞
生精小管

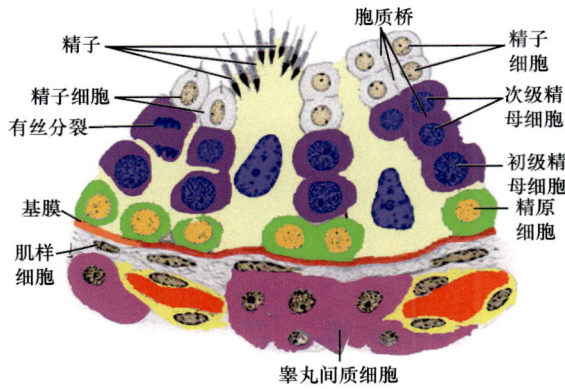

彩图 -28　生精细胞和间质细胞模式彩图

精子
胞质桥
精子细胞
精子细胞
次级精母细胞
有丝分裂
初级精母细胞
基膜
精原细胞
肌样细胞
睾丸间质细胞

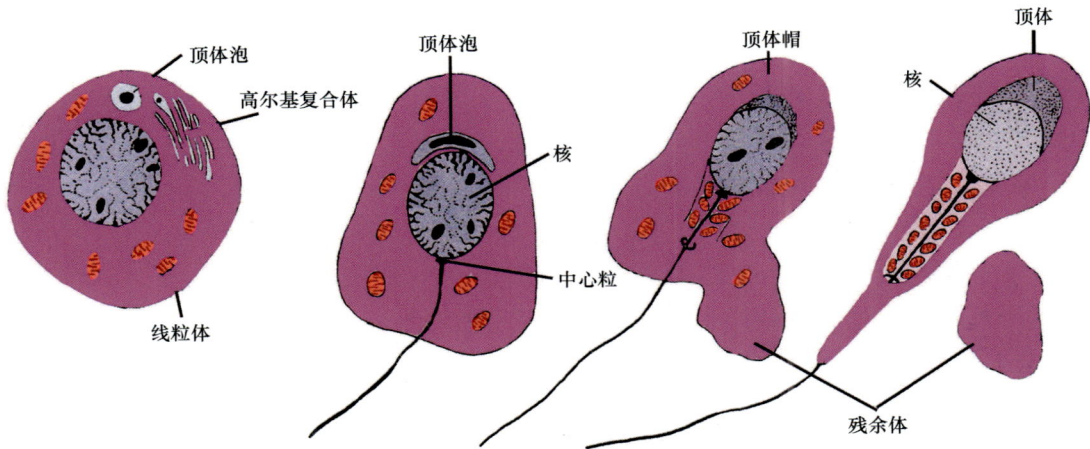

彩图 -29　精子形成过程模式彩图

顶体泡
高尔基复合体
顶体泡
核
顶体帽
顶体
核
线粒体
中心粒
残余体

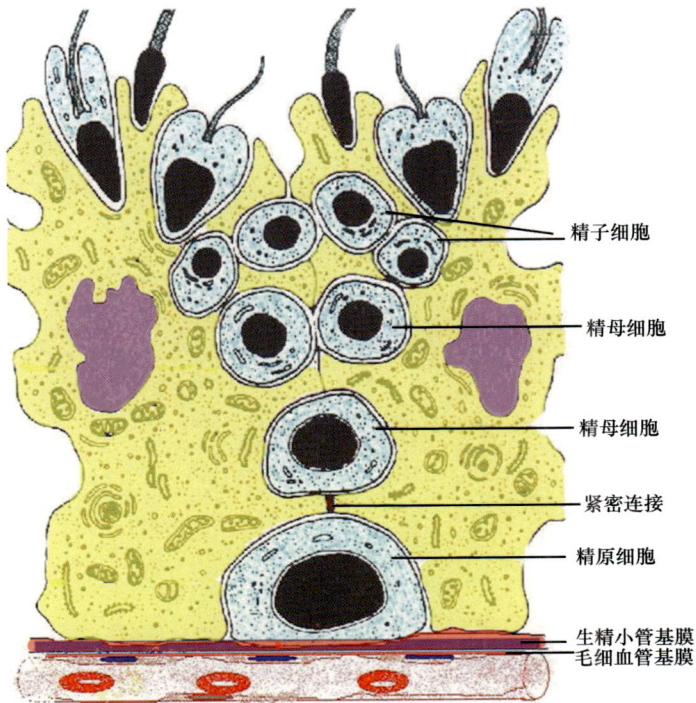

彩图 -30　支持细胞超微结构及其与生精细胞的关系

精子细胞
精母细胞
精母细胞
紧密连接
精原细胞
生精小管基膜
毛细血管基膜

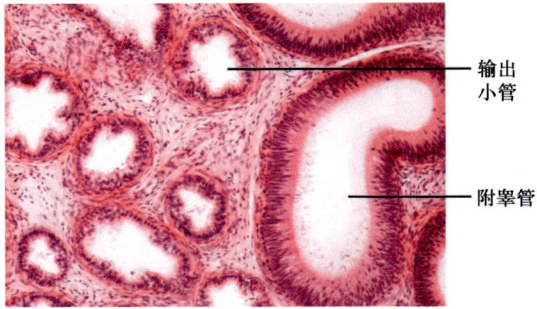

彩图 -31　附睾头部（低倍）

输出
小管

附睾管

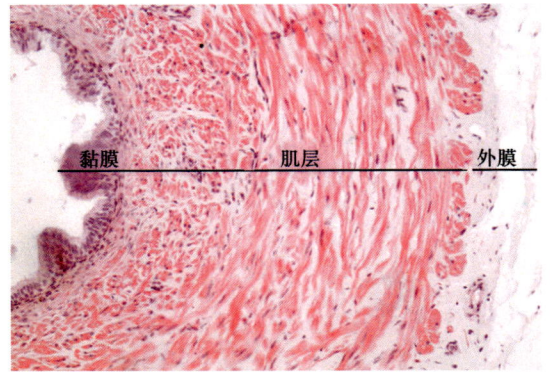

黏膜　　　　肌层　　　　外膜

彩图 -32　输精管（低倍）

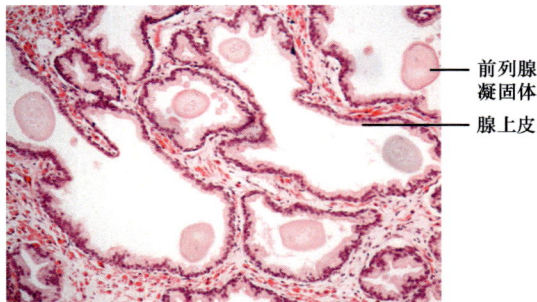

前列腺
凝固体

腺上皮

彩图 -33　前列腺（低倍）

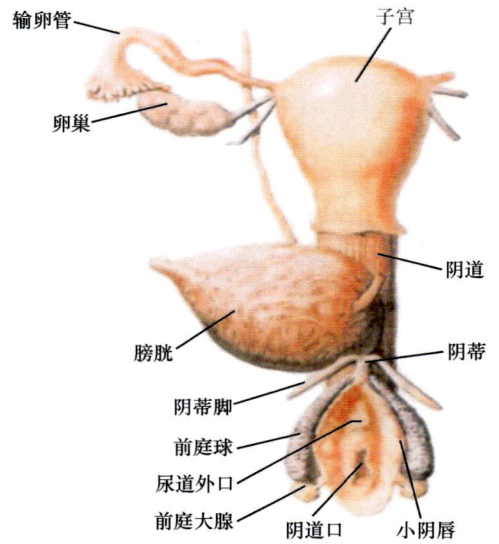

输卵管

子宫

卵巢

阴道

膀胱

阴蒂

阴蒂脚

前庭球

尿道外口

前庭大腺

阴道口

小阴唇

彩图 -34　女性生殖系统

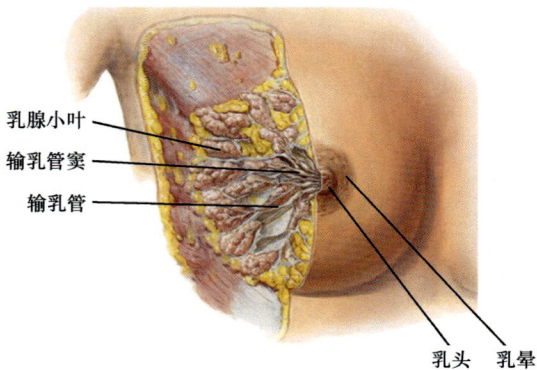

乳腺小叶

输乳管窦

输乳管

乳头　乳晕

彩图 -35　女性乳房模式彩图

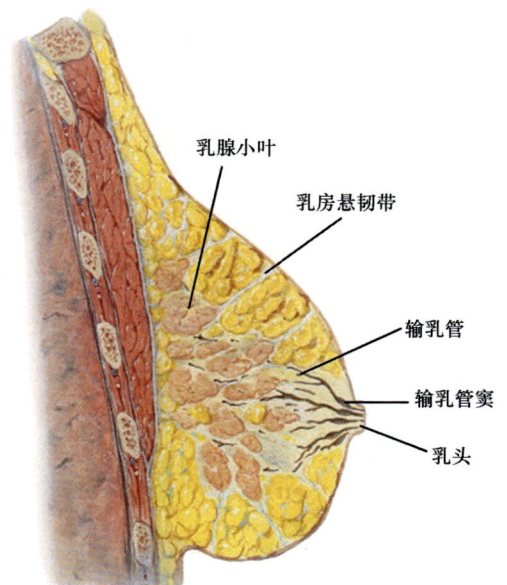

乳腺小叶

乳房悬韧带

输乳管

输乳管窦

乳头

彩图 -36　女性乳房矢状切面

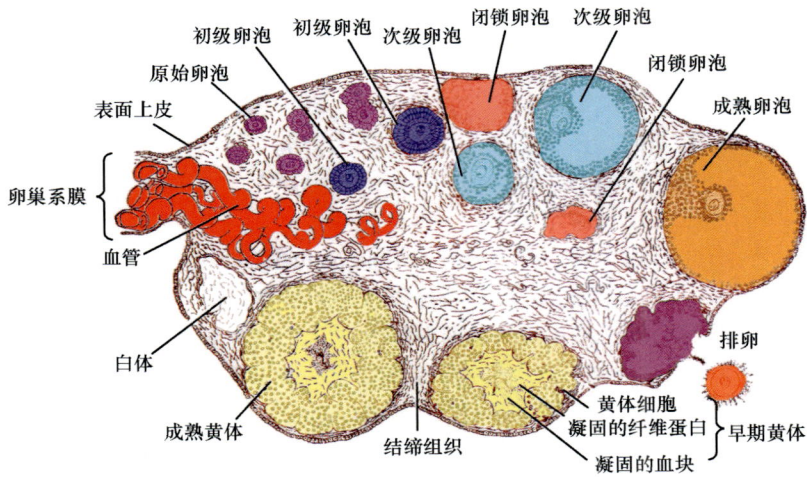

彩图 -37 卵巢结构模式彩图

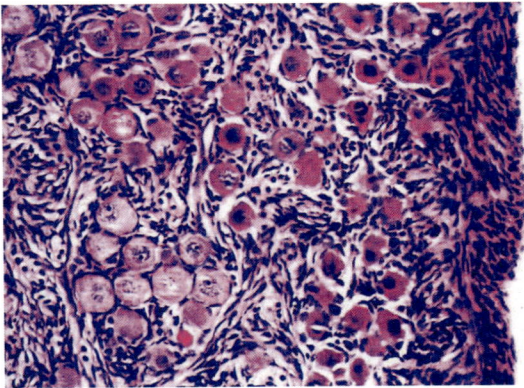

彩图 -38 原始卵泡

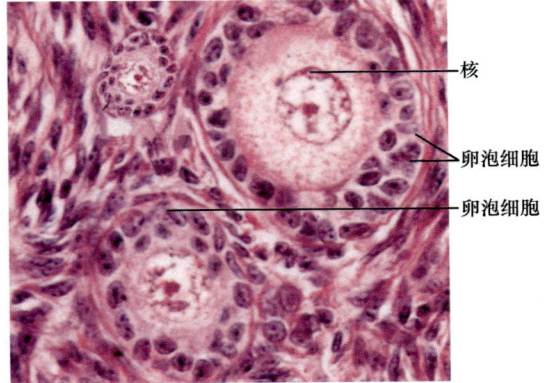

彩图 -39 初级卵泡

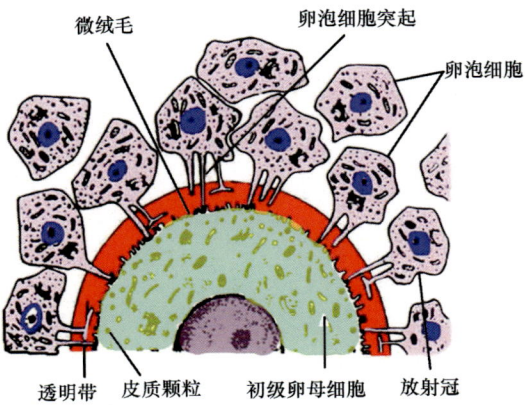

彩图 -40 卵母细胞及卵泡细胞超微结构模式彩图

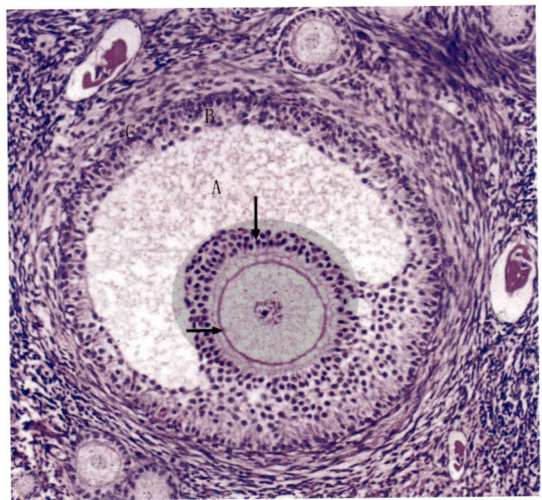

彩图 -41 次级卵泡

A.卵泡腔；B.颗粒层；C.卵泡膜→透明带；

↓放射冠；阴影为卵丘

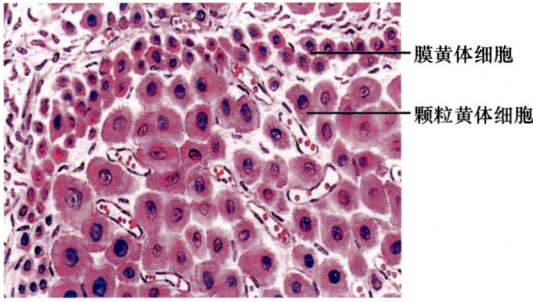

膜黄体细胞

颗粒黄体细胞

彩图 -42　黄体光镜图（高倍）

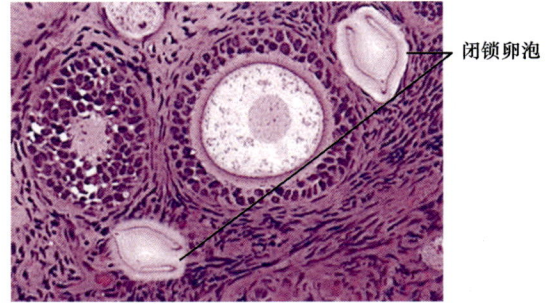

闭锁卵泡

彩图 -43　闭锁卵泡光镜图（低倍）

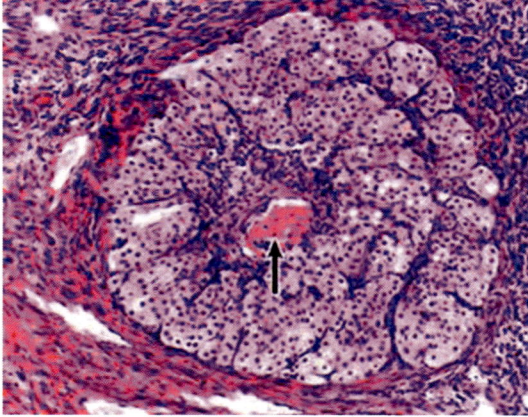

彩图 -44　间质腺光镜图（低倍）

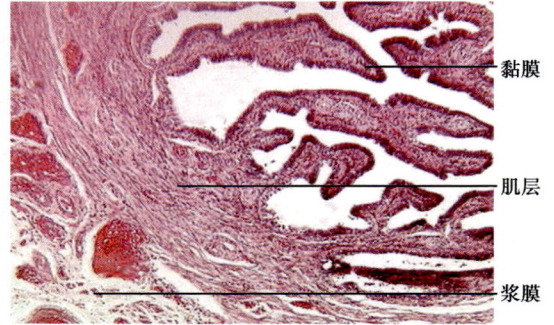

黏膜

肌层

浆膜

彩图 -45　输卵管光镜图（低倍）

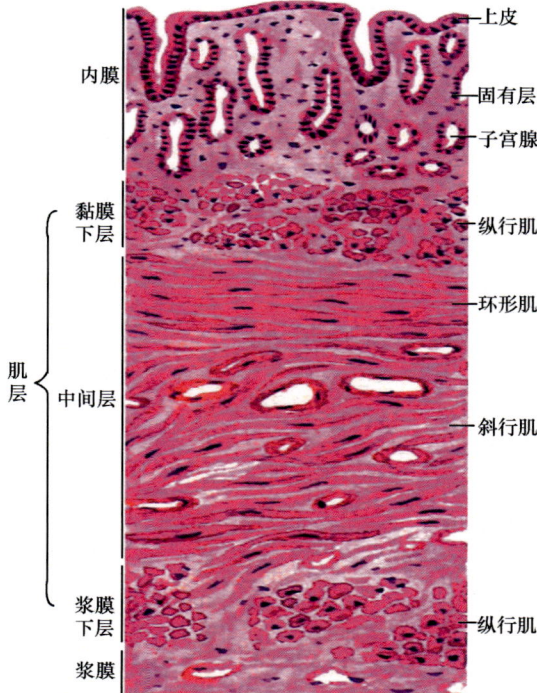

内膜

上皮

固有层

子宫腺

黏膜
下层

纵行肌

环形肌

肌
层

中间层

斜行肌

浆膜
下层

纵行肌

浆膜

彩图 -46　子宫壁结构模式图

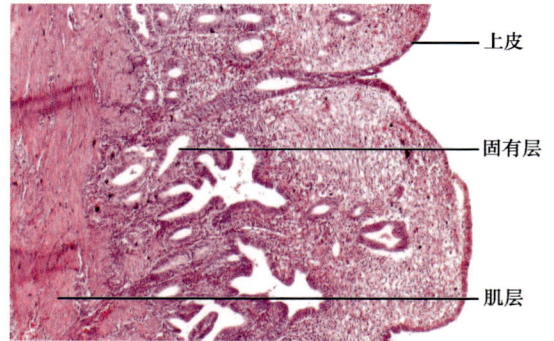

上皮

固有层

肌层

彩图 -47　子宫壁结构光镜图（低倍）

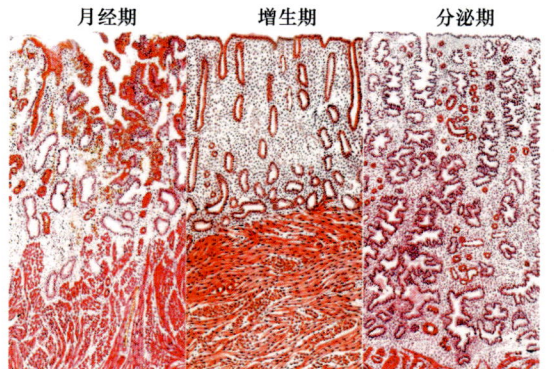

月经期　　　　　增生期　　　　分泌期

彩图 -48　月经周期子宫内膜光镜彩图（低倍）

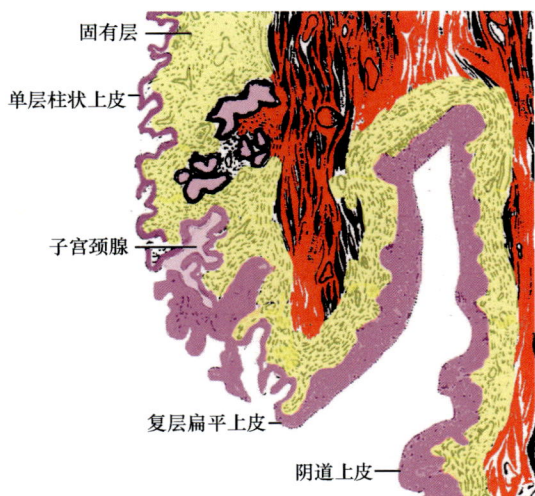

固有层

单层柱状上皮

子宫颈腺

复层扁平上皮

阴道上皮

彩图 -49　成人子宫颈及阴道切面模式图

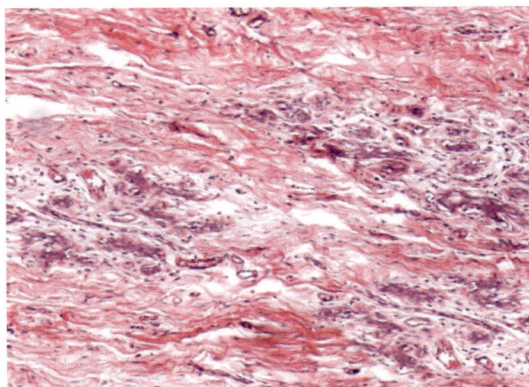

彩图 -50　静止期乳腺光镜彩图（低倍）

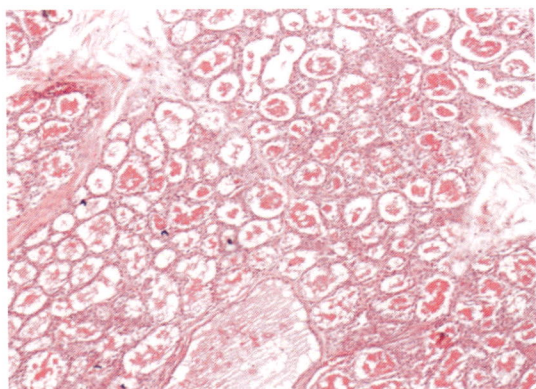

彩图 -51　授乳期乳腺光镜彩图（低倍）

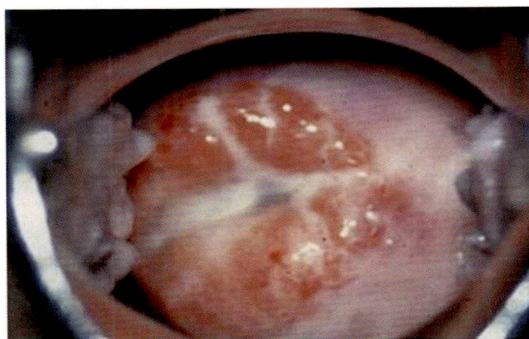

彩图 -52　慢性子宫颈炎

子宫颈黏膜充血，颗粒状

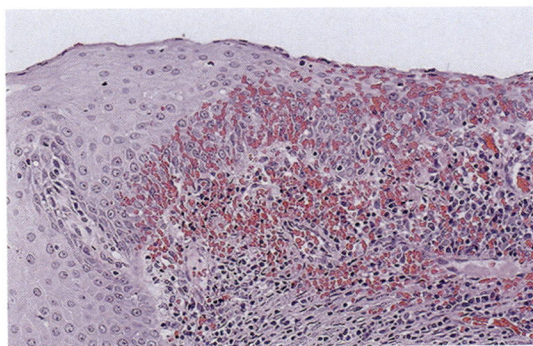

彩图 -53　慢性子宫颈炎

子宫颈充血伴有出血，淋巴细胞浸润

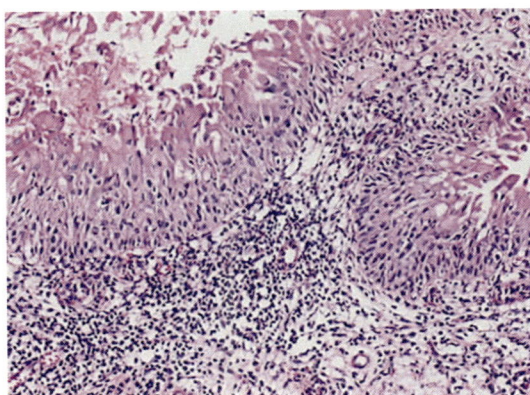

彩图 -54　慢性子宫颈炎

子宫颈间质内有淋巴细胞、浆细胞及单核细胞浸润，子宫颈
上皮鳞状上皮化生

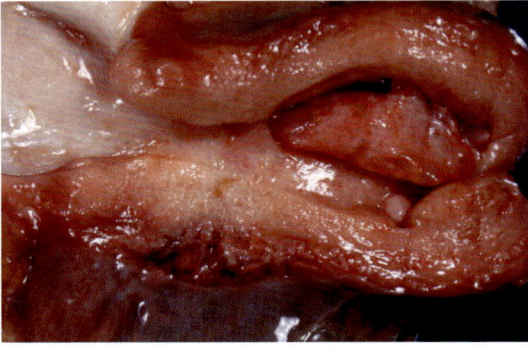

彩图 -55　子宫颈息肉

子宫颈内可见一炎性息肉，椭圆形，粉色

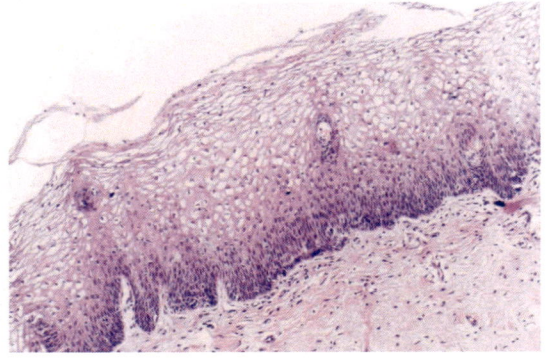

彩图 -56　子宫颈上皮内肿瘤 I 级（轻度非典型增生）

异型细胞局限于上皮的下 1/3

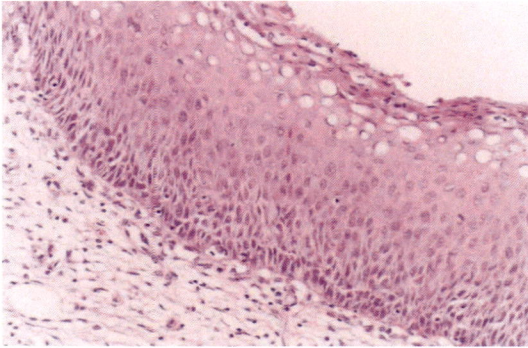

彩图 -57　子宫颈上皮内肿瘤 II 级（中度非典型增生）

异型细胞局限于上皮的下 1/3 至 2/3

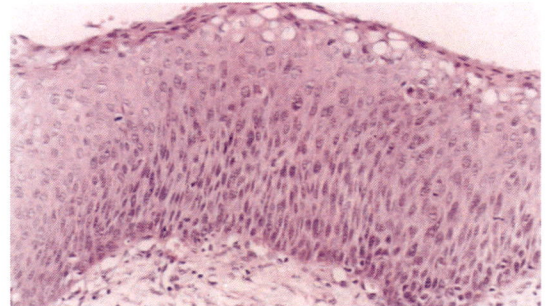

彩图 -58　子宫颈上皮内肿瘤Ⅲ级（重度非典型增生）

异型细胞超过全层的 2/3，但还未累及上皮全层

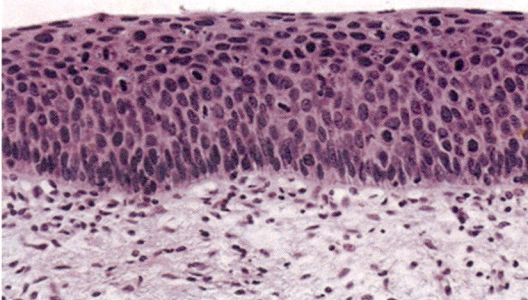

彩图 -59　子宫颈上皮内肿瘤Ⅲ级（宫颈原位癌）

异型细胞累及上皮全层，但未突破基底膜

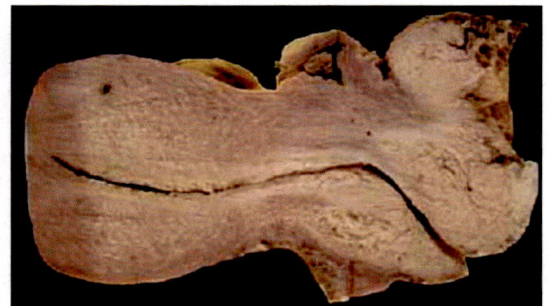

彩图 -60　子宫颈癌

癌组织向子宫颈壁内浸润，宫颈肥厚

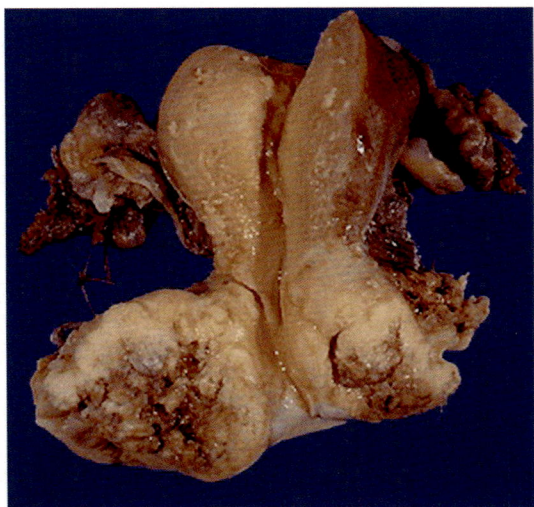

彩图 -61　子宫颈癌
癌组织呈菜花状生长，表面坏死、出血

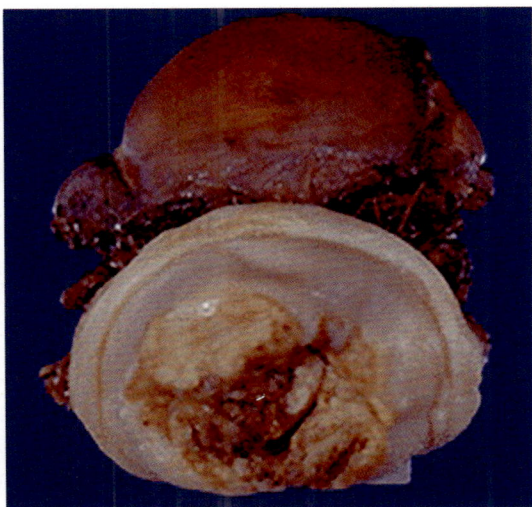

彩图 -62　子宫颈癌
癌组织坏死脱落形成溃疡，溃疡底有出血

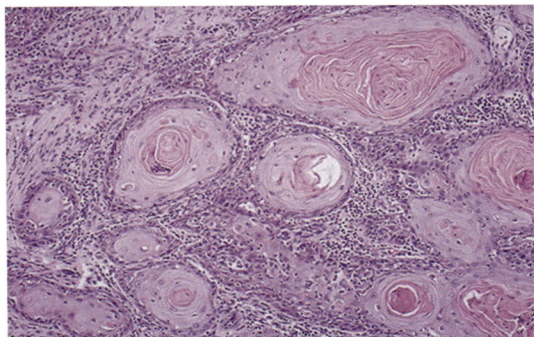

彩图 -63　子宫颈癌
高分化鳞癌，癌巢中多数有角化珠形成，与间质分界清楚

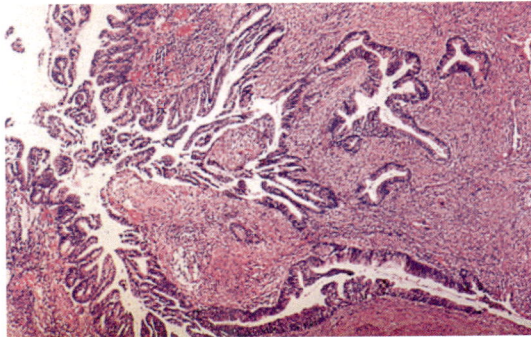

彩图 -64　子宫颈癌
癌组织向深层浸润

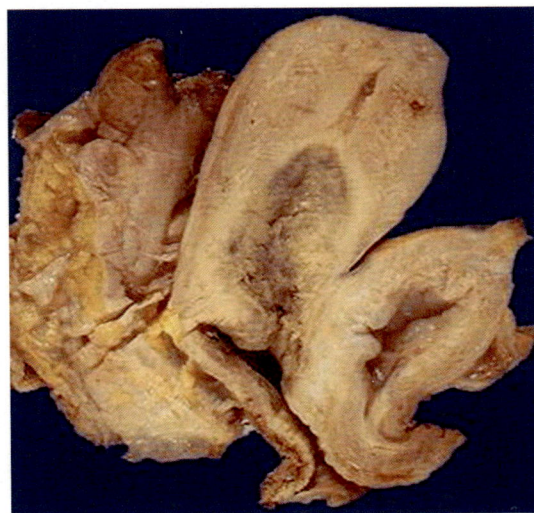

彩图 -65　子宫颈癌
癌组织破坏子宫颈，累及宫体，侵及膀胱

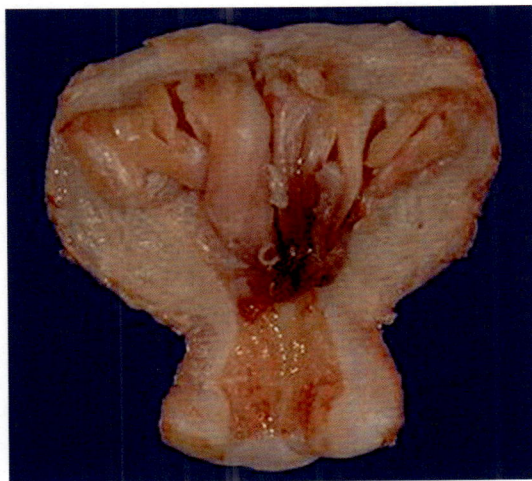

彩图 -66　子宫内膜增生症
子宫内膜增厚，并突向宫腔内生长

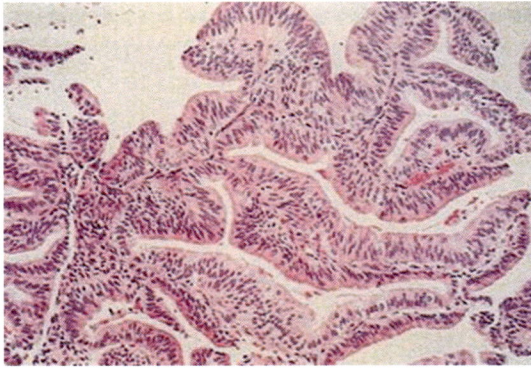

彩图 -67　子宫内膜增生症

复杂性增生，子宫内膜腺体呈乳头状增生，腺体拥挤，腺上
皮极性轻度紊乱

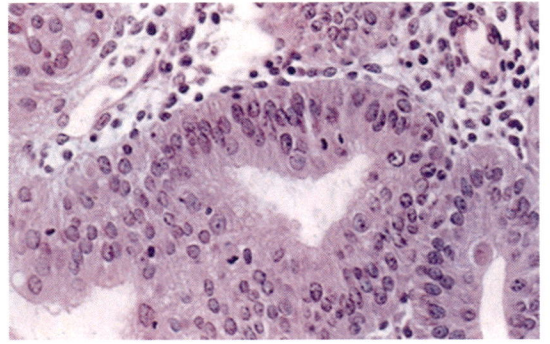

彩图 -68　子宫内膜增生症

子宫内膜呈不规则增生，腺体不规则增大，可见背靠背现象
和多少不等的核分裂象

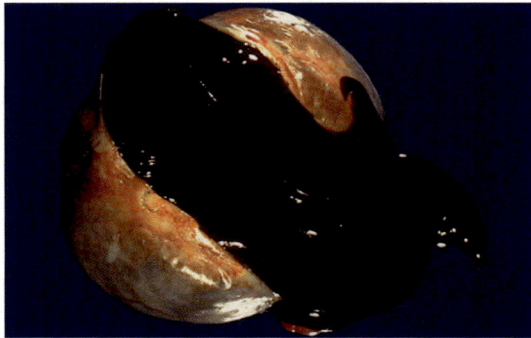

彩图 -69　巧克力囊肿

囊肿流出暗褐色黏糊状陈旧血液，如巧克力液体

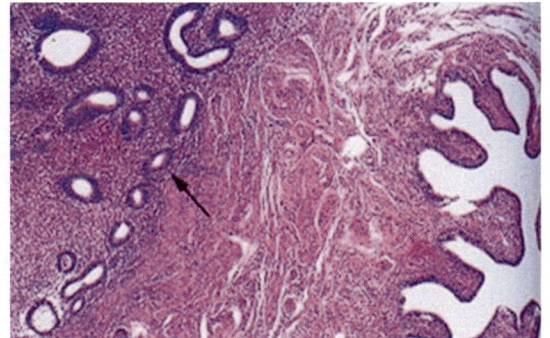

彩图 -70　输卵管子宫内膜异位症

输卵管浆膜侧见子宫内膜组织（彩图中箭头处所示）

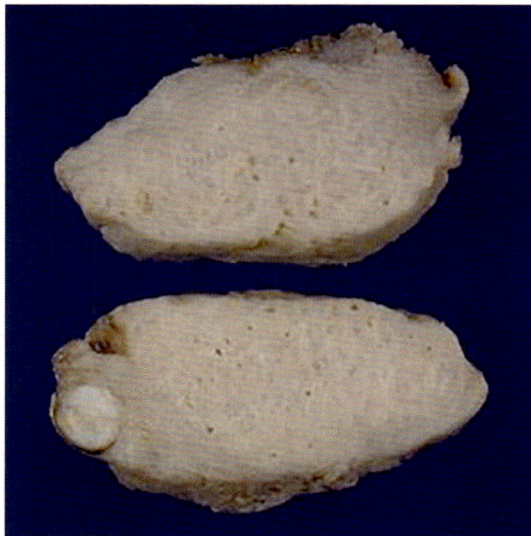

彩图 -71　子宫腺肌病

在子宫肌壁中出现粗厚和海绵状的团块，子宫腺肌病的典型
表现　左下方可见平滑肌瘤

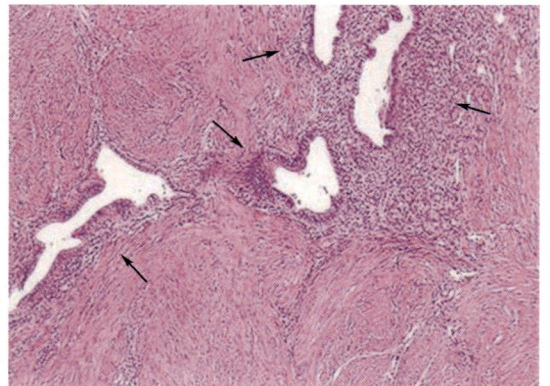

彩图 -72　子宫腺肌病

子宫内膜组织异位至肌层内（如彩图中箭头处所示）

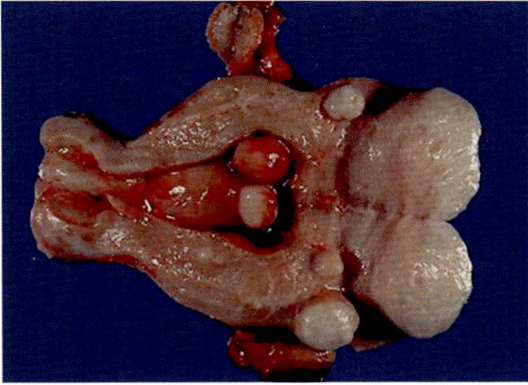
彩图 -73　子宫平滑肌瘤
多发性子宫肌瘤

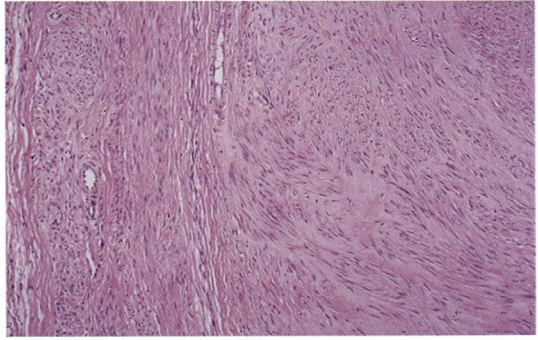
彩图 -74　子宫平滑肌瘤
左侧正常子宫壁，右侧为肌瘤组织

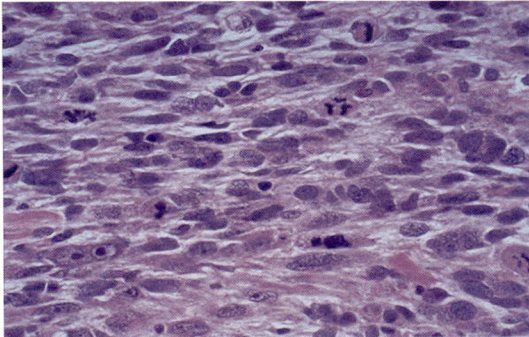
彩图 -75　子宫平滑肌肉瘤
细胞异型性明显，并可见较多的病理性核分裂象

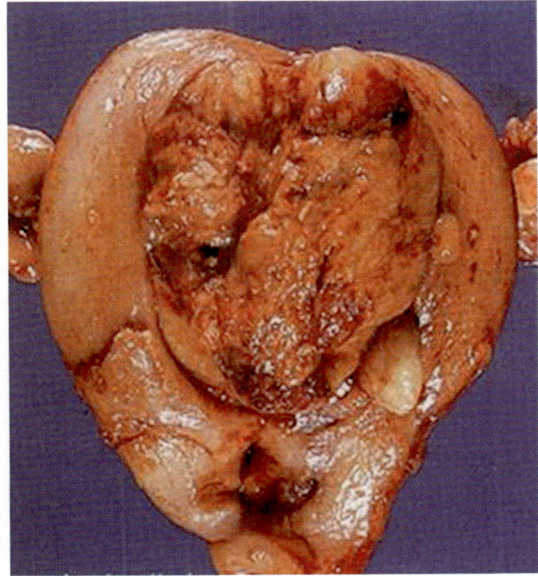
彩图 -76　子宫内膜癌
宫腔内充填大块癌组织，可见出血、坏死

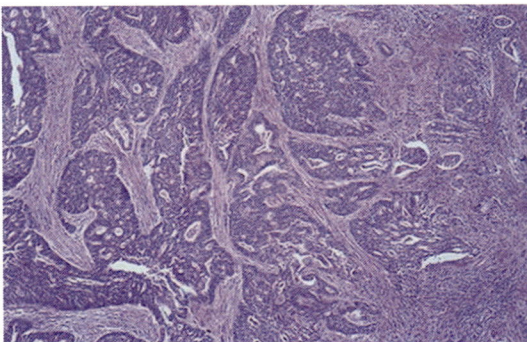
彩图 -77　子宫内膜癌
癌组织形态不规则，腺体密集，排列失常，子宫壁内浸润

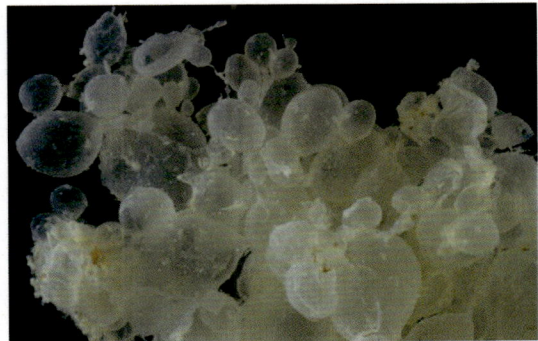
彩图 -78　葡萄胎
绒毛高度水肿，有细蒂相连如葡萄状

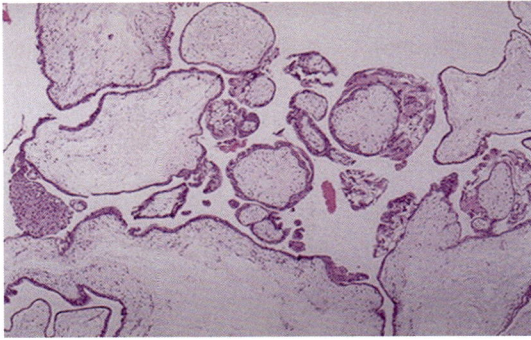

彩图 -79　葡萄胎

葡萄胎有粗大无血管的绒毛和增生的滋养层

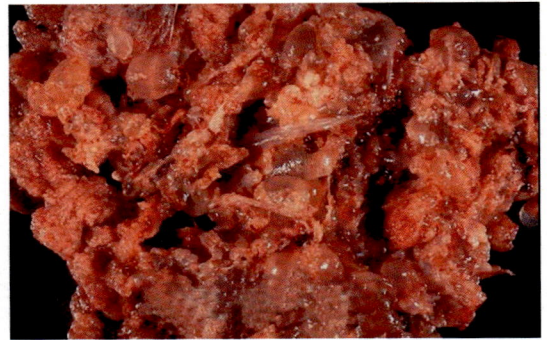

彩图 -80　葡萄胎

显示有分散的葡萄状团块，内有正常外观的胎盘组织

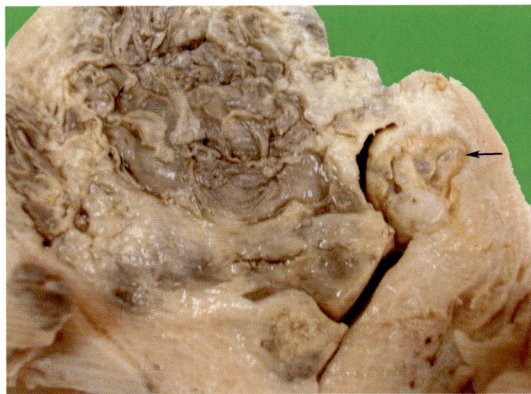

彩图 -81　侵蚀性葡萄胎

子宫肌层内可见水泡状物

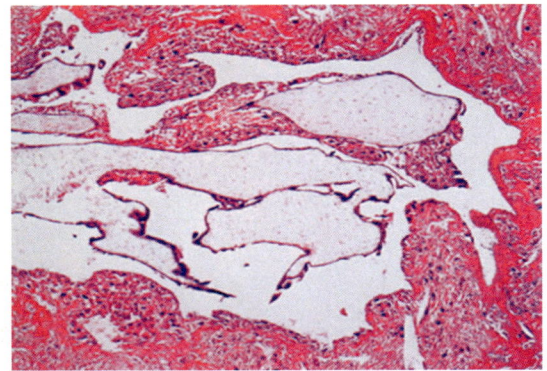

彩图 -82　侵蚀性葡萄胎

子宫肌层内可见水肿的绒毛

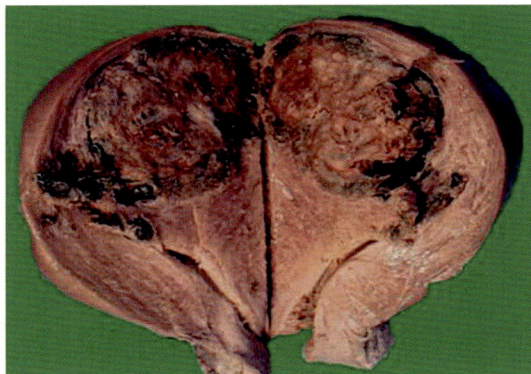

彩图 -83　绒毛膜癌

肿瘤的中央有明显出血坏死，同时侵入深肌层

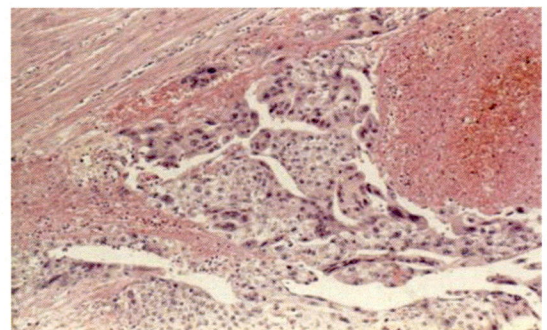

彩图 -84　绒毛膜癌

两种癌细胞混合排列成巢状或条索状，无绒毛结构、无间质、无血管

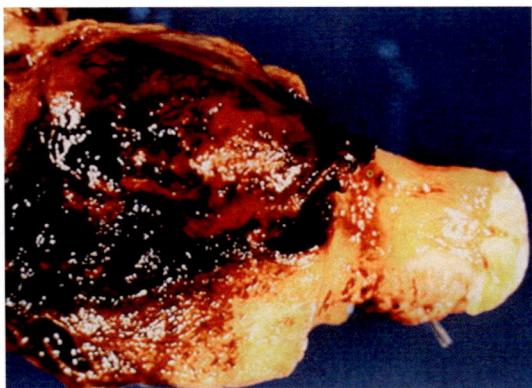

彩图 -85　胎盘部位滋养细胞肿瘤
息肉样肿物充满子宫内膜腔，可伴出血

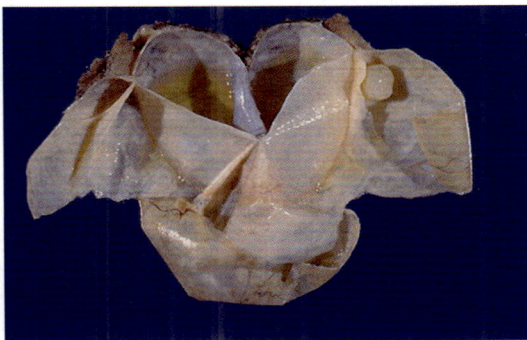

彩图 -86　卵巢浆液性囊腺瘤
可见多个囊腔，腔内含有浆液，内壁较薄，光滑

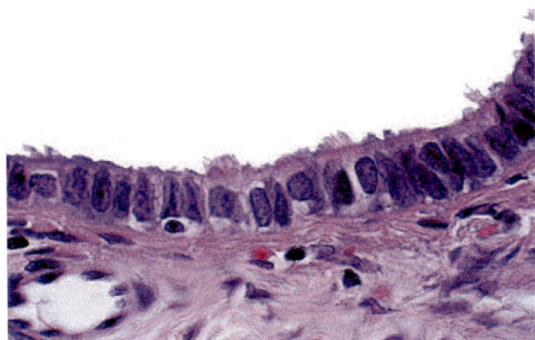

彩图 -87　卵巢浆液性囊腺瘤
腺腔表面衬覆单层或假复层上皮，柱状或纤毛柱状

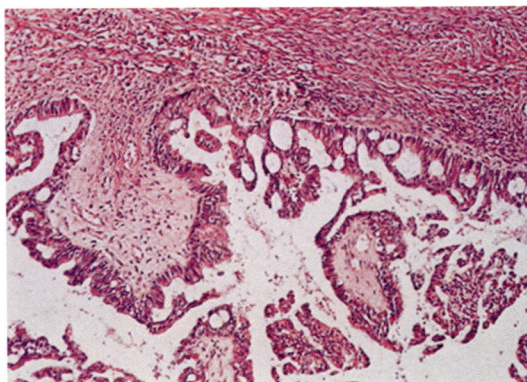

彩图 -88　交界性浆液性囊腺瘤
瘤细胞增生，乳头分支增多，无间质浸润

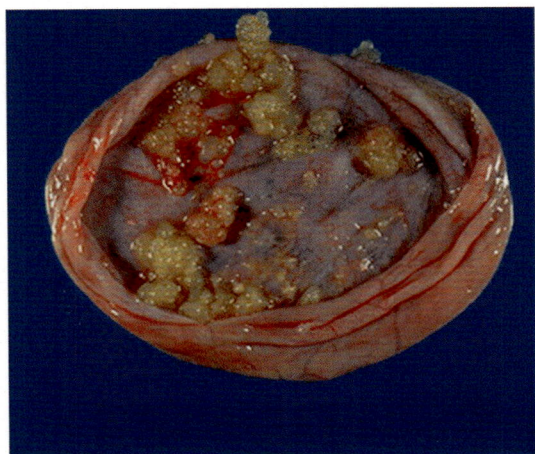

彩图 -89　卵巢浆液性囊腺癌
囊内多含混浊血性液体，部分或大部囊内或囊外有乳头状物
多为实性菜花状

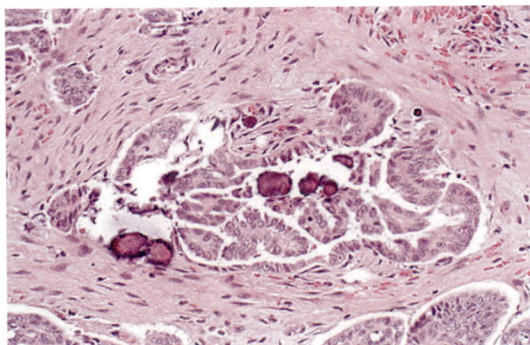

彩图 -90　卵巢浆液性囊腺癌
可见砂粒体

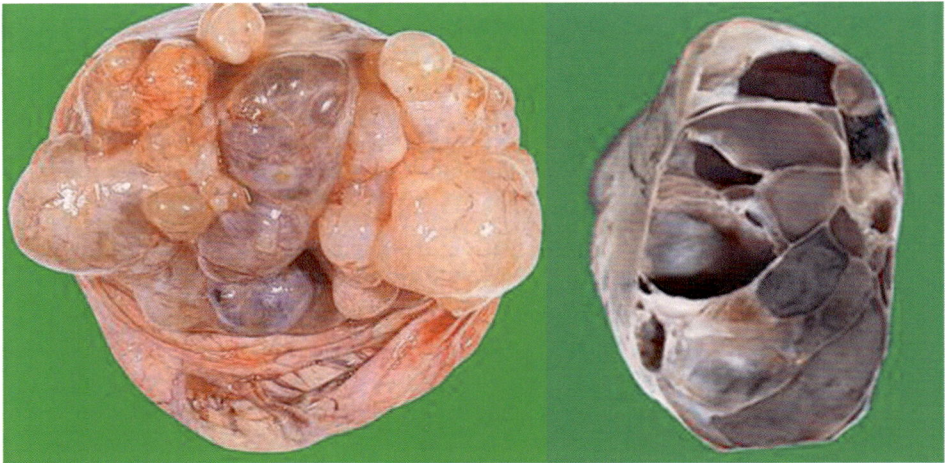

彩图 -91　黏液性囊腺瘤

肿瘤为圆形或卵圆形，表面光滑，可为单房或多房，囊内含半透明胶冻状黏液

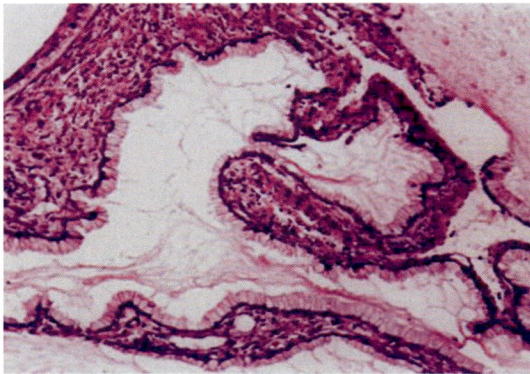

彩图 -92　黏液性囊腺瘤

瘤细胞单层排列，胞质含清亮黏液，核扁平位于基底部，大小形状比较一致

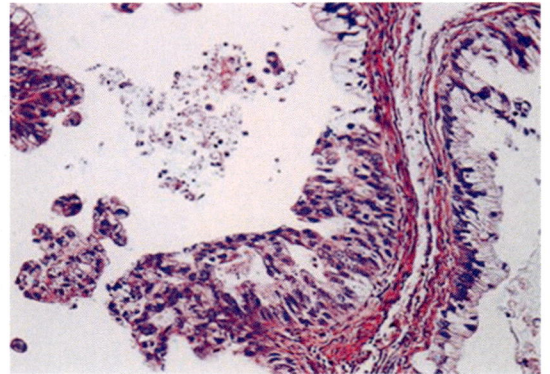

彩图 -93　黏液性囊腺癌

腺体结构复杂，肿瘤细胞增生，出现明显的核分裂

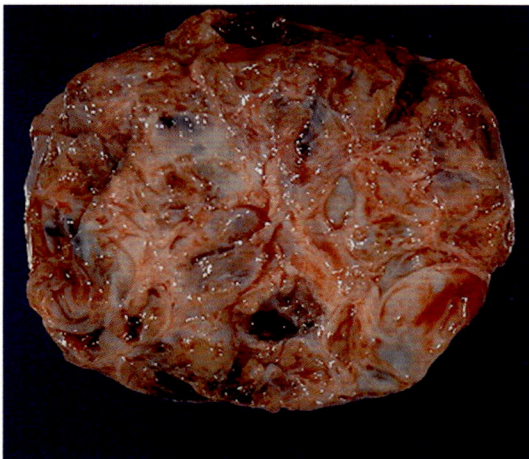

彩图 -94　卵巢粒层细胞瘤

切面多为囊性或实性或二者并存，囊腔内含有浆液或陈旧性出血，肿瘤实性区呈黄色或灰白色，质可硬可软

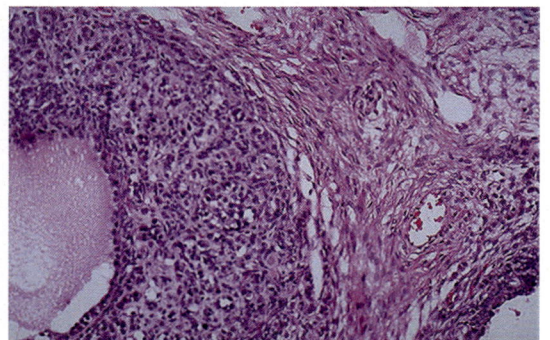

彩图 -95　卵巢粒层细胞瘤

颗粒细胞瘤趋向于形成类似于原始的滤泡的结构

彩图-126 阴茎癌
癌组织位于龟头，呈菜花状，并侵犯阴茎海绵体和尿道

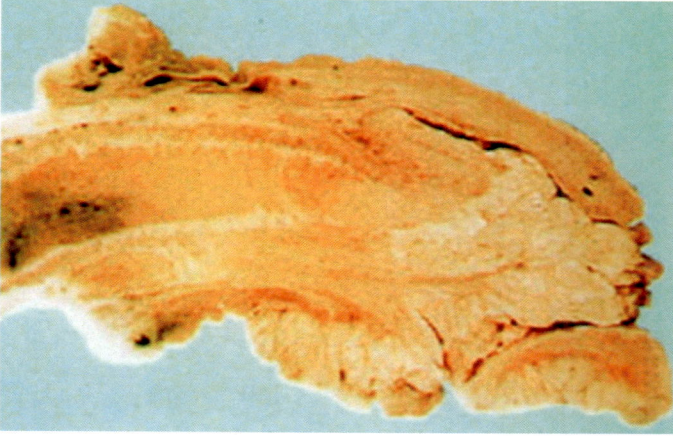

彩图-125 睾丸精原细胞瘤
卵圆状，可有包膜，切面肿瘤呈实性，灰白或灰黄色，有出血坏死

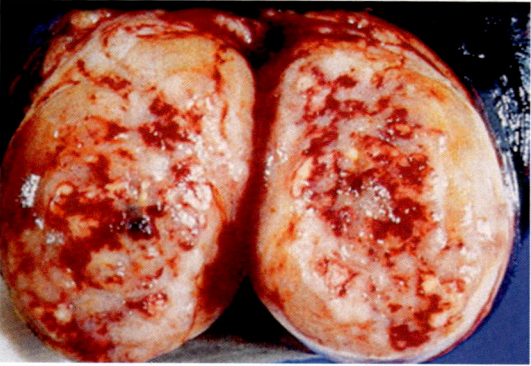

彩图-124 睾丸精原细胞瘤
左侧正常睾丸，右侧为精原细胞瘤，肿瘤大小约为右侧之一，呈结节状。瘤周伴有淡色结缔组织增生

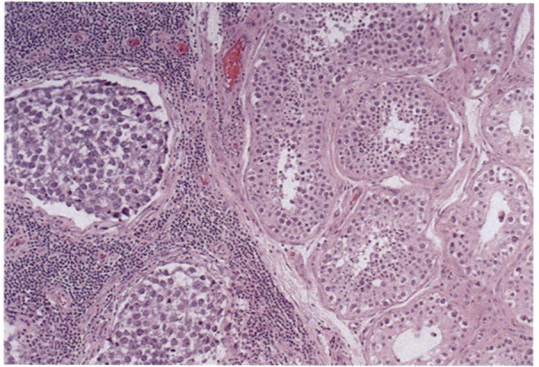

彩图-123 睾丸精原细胞瘤
肿瘤呈黄褐色，分叶状，仅右侧见有少量正常睾丸组织

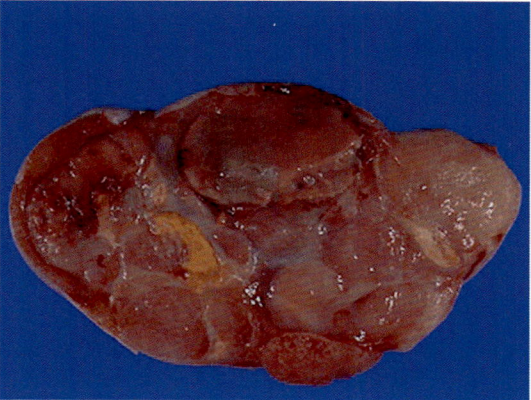

彩图-122 前列腺癌
癌组织呈腺泡样结构，排列紧密，细胞核深染，间质较少

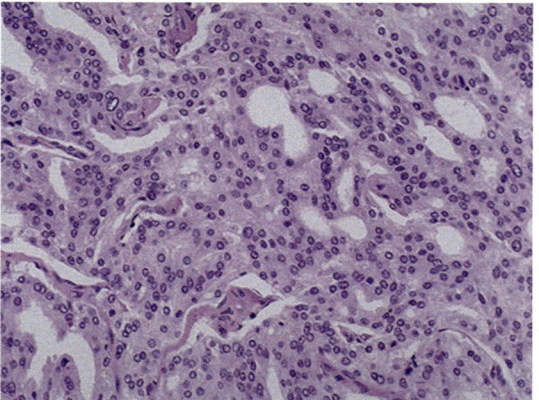

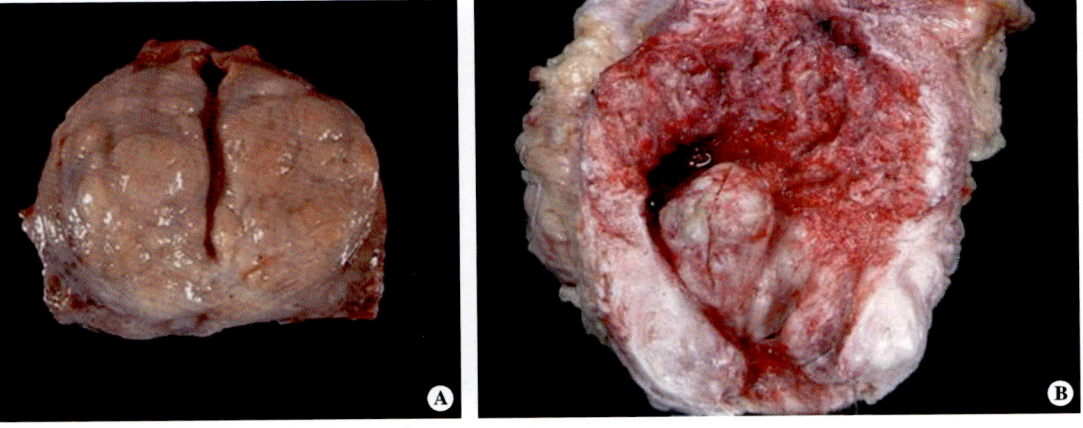

彩图 -119　前列腺增生症

A. 前列腺明显肿大；B. 膀胱扩张肥厚，黏膜面可见代偿肥大的平滑肌条索呈梁状

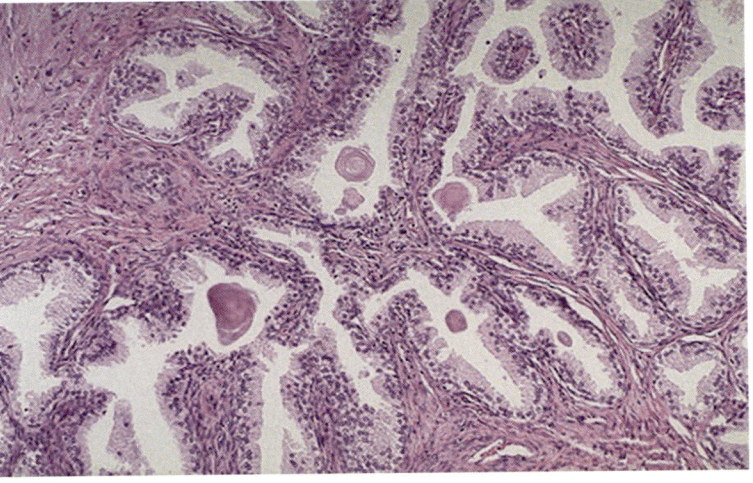

彩图 -120　前列腺增生症

前列腺的腺体、平滑肌和纤维结缔组织呈不同程度增生，囊内含淀粉样小体

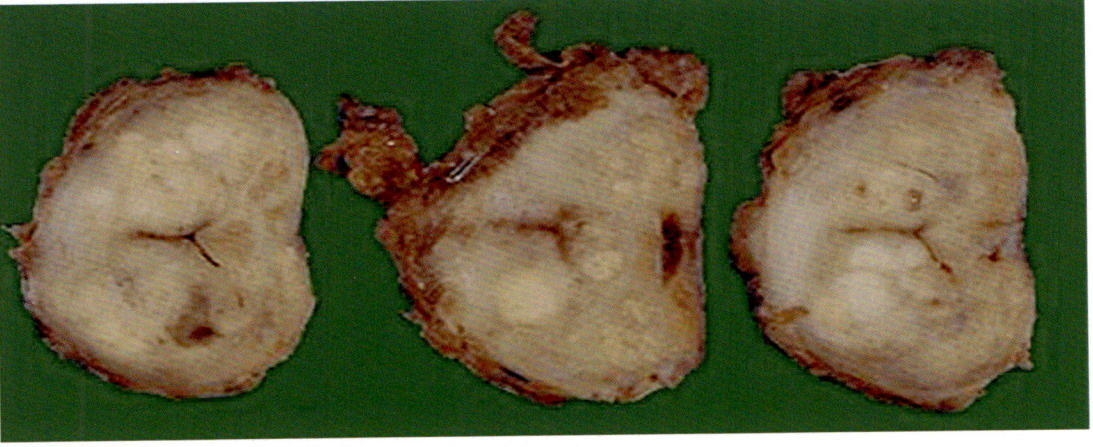

彩图 -121　前列腺癌可见多个小癌结节，质地较坚实，灰白或浅黄色

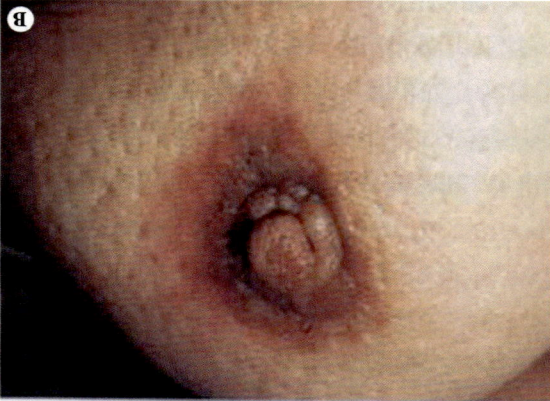 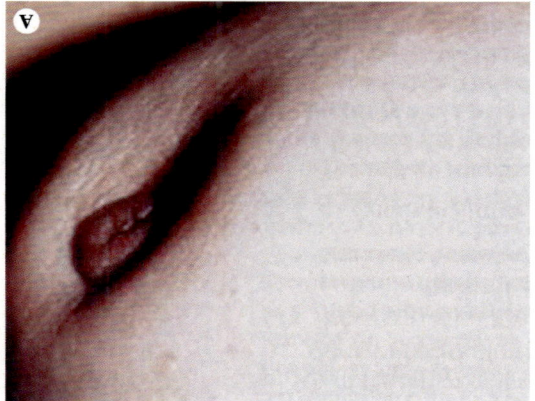

彩图-114　乳腺癌
乳头下陷(A)，橘皮样外观(B)

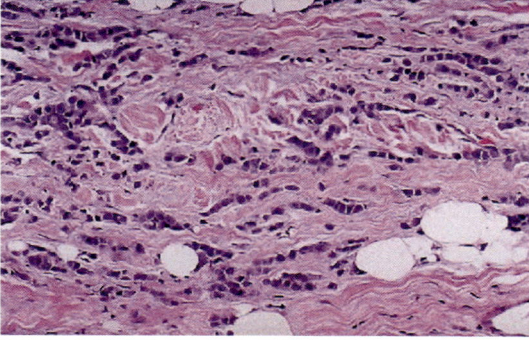 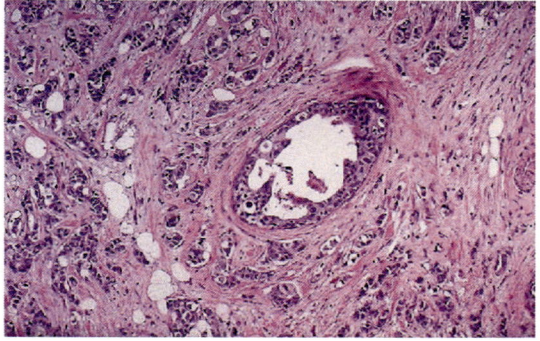

彩图-116　浸润性小叶癌
癌细胞呈单行列状排列或单行排列呈细条索样

彩图-115　浸润性导管癌
癌细胞排列成实性条索状、团案状，癌细胞在结缔组织内呈浸润性生长

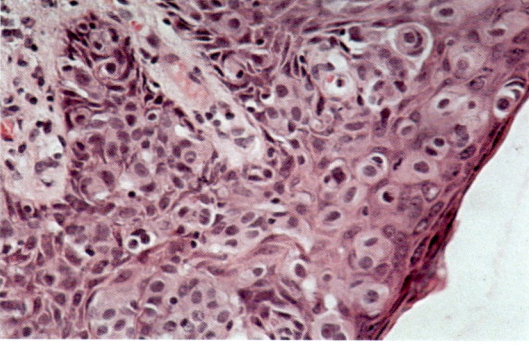 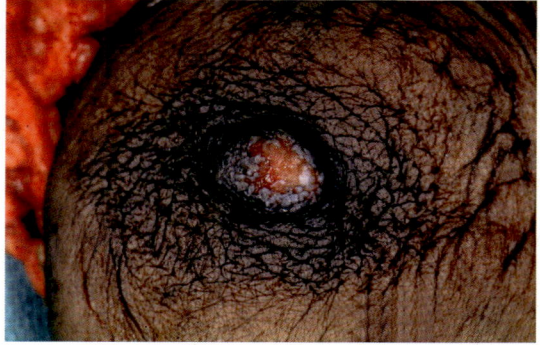

彩图-118　乳腺癌
可见单个散在或小簇状癌细胞称为Paget细胞

彩图-117　乳腺癌
乳头表皮红润，皮肤粗糙、糜烂，渗出和痂皮形成，乳头湿疹和糜烂

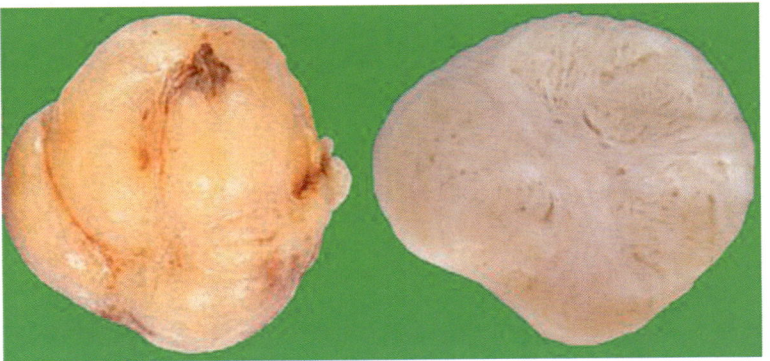

彩图-107 乳腺纤维腺瘤
肿瘤外周纤维组织圆形包绕结节状核,表面光滑,切面灰白色,可见裂隙状光区。

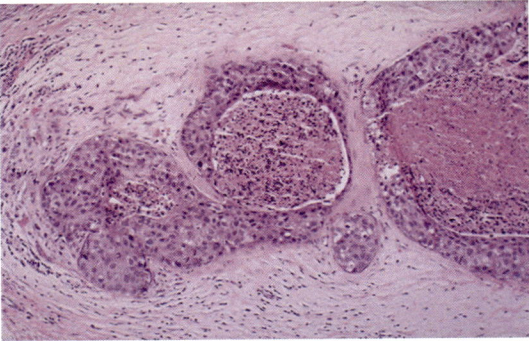

彩图-108 乳腺纤维腺瘤
肿瘤主要由增生的结缔组织和腺体组成

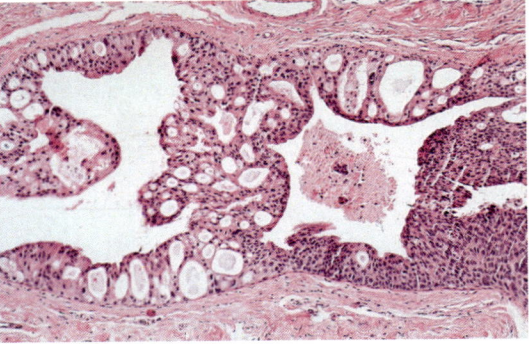

彩图-109 青春期内瘤(细胞型)
青春期,增生乳腺内主要为细胞团,增生团中央见扩张囊状样结构

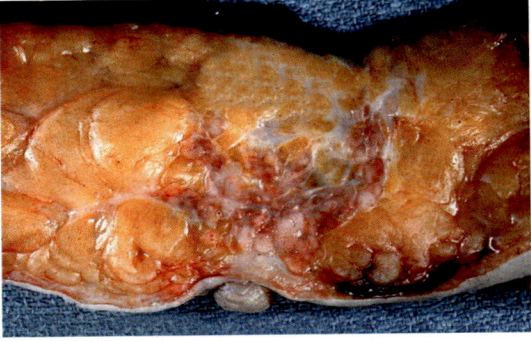

彩图-110 青春期内瘤(旺炽型)
青春期乳腺,伴有旺炽增生现象,增生腺细胞充满囊腔

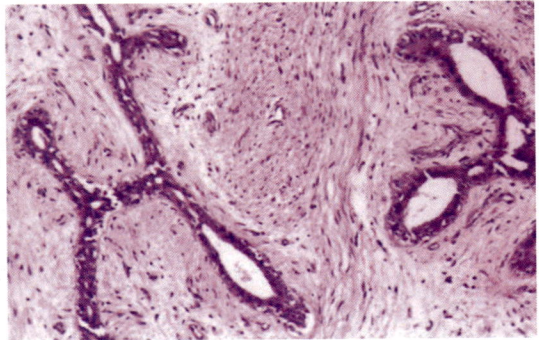

彩图-111 青春期内瘤(腺病型)
非粘液性青春期内瘤,青春期,增生腺团内有很多分泌物,是一张典型的乳图片

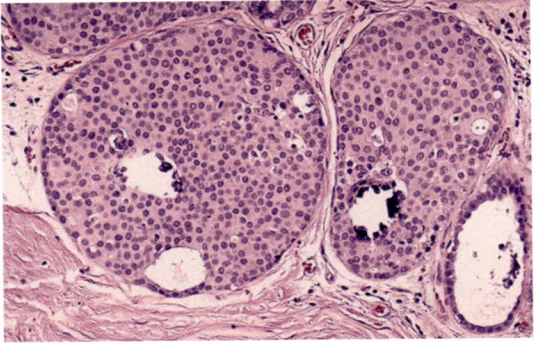

彩图-112 小叶原位癌
扩张的乳腺小叶末梢导管和腺泡内充满癌细胞,排列成乳腺腺体

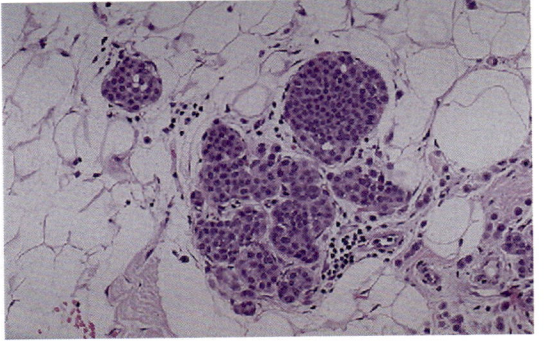

彩图-113 乳腺癌
无包膜,与周围组织分界不清,癌组织呈树根状向周围浸润生长

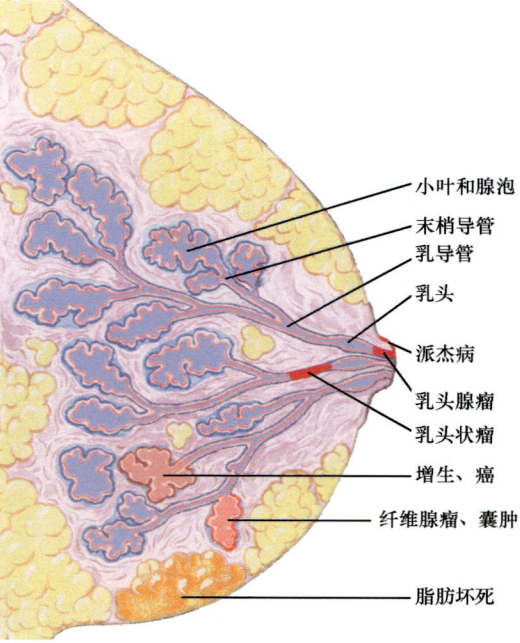

小叶和腺泡
末梢导管
乳导管
乳头
派杰病
乳头腺瘤
乳头状瘤
增生、癌
纤维腺瘤、囊肿
脂肪坏死

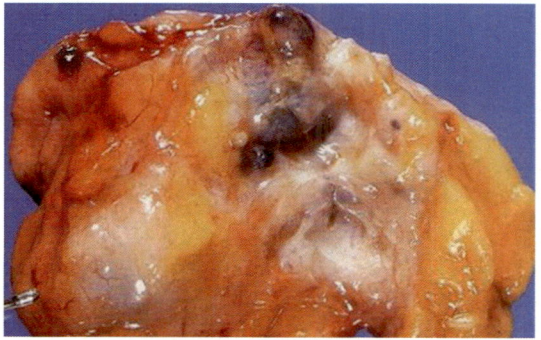

彩图 -102　卵巢的转移性肿瘤

腺癌种植在子宫和卵巢表面

彩图 -103　乳腺结构和各部位主要病变模式图

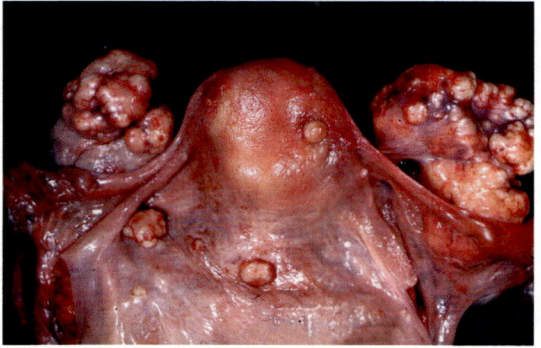

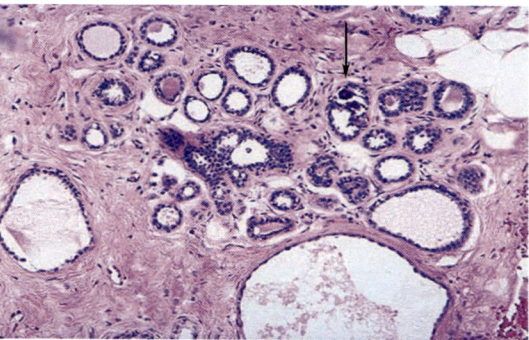

彩图 -104　乳腺纤维囊性变

囊肿因内含有半透明的浑浊液体，外表面呈蓝色，称为蓝顶
囊肿

彩图 -105　乳腺纤维囊性变

可见到囊性扩张导管、小叶区伴纤维结缔组织增生、间质纤
维化玻璃样变性

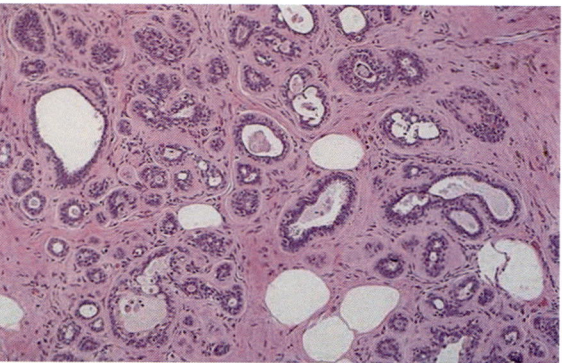

彩图 -106　硬化性腺病

纤维间质中小导管增生显示显著的硬化性腺病

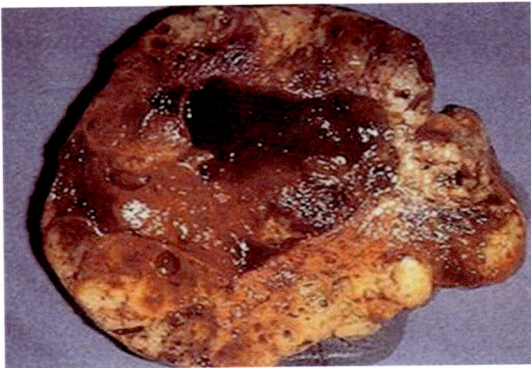

彩图-101　卵黄囊瘤

瘤组织形成裂隙，围绕血管呈乳头状突起，中心为毛细血管，为 Schiller-Duval 小体

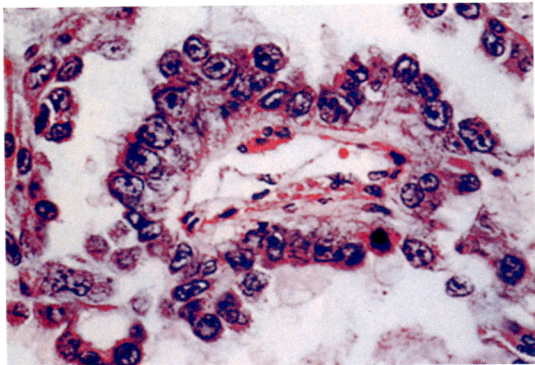

彩图-100　卵黄囊瘤

来自尸检，黄豆囊瘤侵犯肾脏，切面囊实性，灰黄色，坏死

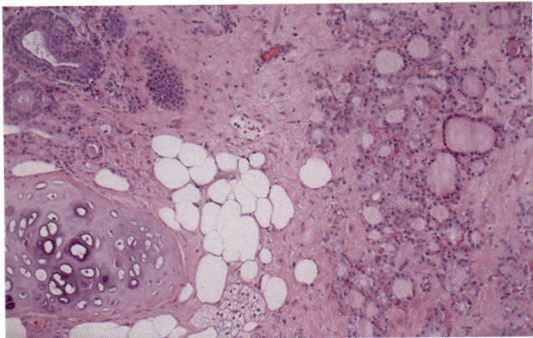

彩图-99　无性细胞瘤

肿瘤为实性，剖面光滑，呈鱼肉样，切面多灰白色，有灶状坏死，奶油色，其右侧为睾丸

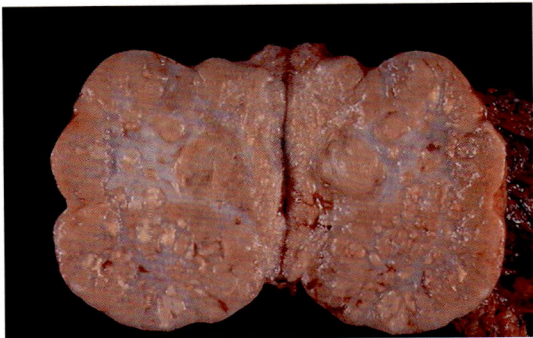

彩图-98　脑膜瘤

瘤细胞呈漩涡状、束状排列，胞膜，由此演变而成

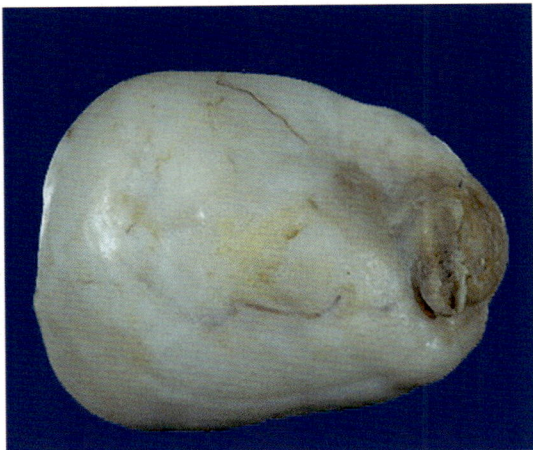

彩图-97　囊性畸胎瘤

囊体内可见牙齿，毛发等

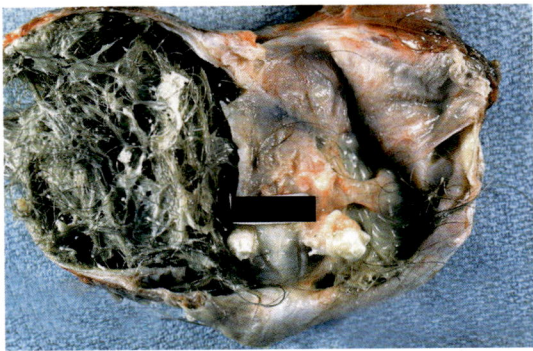

彩图-96　卵巢纤维瘤

肿瘤表面光滑灰白伴分叶状，质地硬韧